生猪屠宰行政处罚案卷选编

中国动物疫病预防控制中心
（农业农村部屠宰技术中心）　主编

中国农业出版社
北　京

编 写 委 员 会

主　　编：张　杰　关婕葳　张宁宁
副 主 编：（按姓氏笔画排序）
　　　　　李　鹏　李艳华　张劭俣　陈向武
编写人员：（按姓氏笔画排序）
　　　　　王江涛　冯　凯　冯丽霞　毕一鸣　曲　萍
　　　　　任　禾　任晓玲　齐　鲁　孙晓东　李　婷
　　　　　肖　宇　吴忠亮　宋永杰　张　倩　张志帅
　　　　　范钦磊　单佳蕾　洪　光　袁忠勋　郭红军
　　　　　黄启震　董俊伟　雷春娟　穆佳毅

序

　　生猪屠宰是一项重要的民生工程，生猪屠宰行业管理是保障肉品质量安全的重要组成部分。《生猪屠宰管理条例》作为行政法规，在严格生猪屠宰行业管理，规范生猪屠宰行为，促进行业健康发展等方面都提出了明确要求。法律的生命力在于实施，法律的权威也在于实施。因此，按照《生猪屠宰管理条例》，严格、规范地开展各项行政执法工作，是各级畜牧兽医主管部门推进依法行政的重要体现。

　　行政处罚作为行政执法的表现之一，是行政主体依照法定职权和程序，对违反行政法规但尚未构成犯罪的相对人，给予行政制裁，兼有惩戒和教育的双重功能。生猪屠宰行政处罚是规范生猪屠宰行业经营秩序，维护和保障合法生猪定点屠宰厂（场）正当权利和合法权益的重要手段。畜牧兽医行政主管部门的执法人员，只有通过全面、客观、公正地调查，收集有关证据，确认生猪屠宰违法事实确凿并有法定依据，在遵守法定程序的条件下，才能对当事人作出生猪屠宰的行政处罚决定。但通过从各地收集的一些生猪屠宰行政处罚案卷来看，我们的执法人员在违法事实认定、执法文书制作，以及对行政处罚程序的遵守等方面，仍然存在一些瑕疵或有待商榷的地方。

　　为了进一步规范生猪屠宰行政处罚，提高执法人员办案水平和质量，我们对收集的案卷进行了分类，挑选出一些典型案例并对其进行了详细分析，希望能为广大生猪屠宰执法人员提供一些借鉴和思考。由于编者知识掌握不够全面，本书难免有疏漏和不足之处，敬请大家批评指正。

编　者
2020 年 9 月

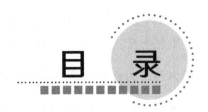

目 录

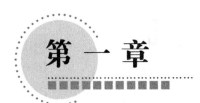

第一章

未经定点从事生猪屠宰活动案

案例一 韩××未经定点从事生猪屠宰案

一、案例概述

(一)案件来源

接群众举报,2016年7月6日,××县畜牧业管理局与公安局、市场监督管理局、行政执法局联合检查发现,当事人韩××未经定点从事生猪屠宰。

(二)案件经过及事实认定

2016年7月6日8:01—8:30,执法人员现场检查发现:在××镇××村××社当事人家西头房屋内,有水泥锅台,锅内有热水,台面有血迹,门口有卖肉摊床。

2016年7月6日8:02—8:35,执法人员对当事人韩××进行了询问,并制作了《询问笔录》。

2016年7月15日8:50—9:15,执法人员对案件相关人员赵××(卖猪给当事人)进行了询问,并制作了《询问笔录》。

2016年7月15日9:20—9:35,执法人员对案件相关人员潘××(卖猪现场证人)进行了询问,并制作了《询问笔录》。

2016年7月20日10:30—10:45,执法人员对市场卖肉人员夏××进行了询问,并制作了《询问笔录》。

2016年7月15日9:20—9:35,执法人员对市场卖肉人员徐××进行了询问,并制作了《询问笔录》。

经调查,认定本案当事人未取得《生猪定点屠宰证》,在家私自屠宰生猪,且将屠宰的肉品用于经营的事实。

(三)适用法律及处罚决定

××县畜牧业管理局认定当事人的行为违反了《生猪屠宰管理条例》第二条第二款的规定,应当依照《生猪屠宰管理条例》第二十四条第一款的规定予以处罚。

2016年8月5日,××县畜牧业管理局给当事人送达了《行政处罚事先告知书》。2016年8月9日,××县畜牧业管理局对当事人作出了没收违法所得130元和罚款5406元的行政处罚决定,并于当日将《行政处罚决定书》送达当事人。2016年8月10日,当事人履行了行政处罚决定。

二、案卷

██中县畜牧业管理局

<table>
<tr>
<td colspan="3" align="center">畜禽屠宰行政处罚案卷</td>
</tr>
<tr>
<td align="center">案由</td>
<td colspan="2">██镇███村█社韩██

未经定点从事生猪屠宰案</td>
</tr>
<tr>
<td align="center">处理结果</td>
<td colspan="2">1、没收违法所得 130.00 元。

2、罚款人民币 5406.00 元</td>
</tr>
<tr>
<td>自 2016 年 8 月 10 日
开始</td>
<td>保管期限</td>
<td align="center">长期</td>
</tr>
<tr>
<td>本卷共 件 45 页</td>
<td>归档号</td>
<td align="center">05</td>
</tr>
<tr>
<td colspan="3">归档日期

 2016 年 8 月 11 日 </td>
</tr>
</table>

顺序号	文件编号	文件日期	标题	文件所在页码	备注
1		8月11日	畜禽屠宰违法案件卷内目录	1-2	
2		7月13日	行政处罚立案审批表	3-4	
3			证据材料身份证复印件1份	5	
4		7月6日	询问笔录	6-13	
5		7月6日	现场检查笔录	14	
6		7月20日	市场调查询问笔录2份	15-18	
7			证据材料身份证复印件2份	19-20	
8		7月22日	案件处理意见书	21-24	
9		7月6日	证据材料照片3张	25-27	
10	■■屠罚〔2016〕5号	8月1日	行政处罚事先告知书	28-29	
11		8月5日	送达文书	30	
12		8月9日	集体讨论结果	31-32	
13		8月9日	行政处罚决定审批表	33-34	
14	■■屠罚〔2016〕5号	8月9日	行政处罚决定书	35-37	
15			送达文书	38	

顺序号	文件编号	文件日期	标题	文件所在页码	备注
16			证据材料照片 2 张	39-40	
17		8 月 10 日	行政处罚结案报告	41	
18		8 月 10 日	罚没票据原件	42	
19		8 月 10 日	现金交款单	43	
20		8 月 11 日	卷内备考表	44	
21					
22					
23					
24					
25					
26					
27					
28					
29					
30					

行政处罚立案审批表

案情来源	群众举报		受案时间	2016.07.13	
案由	██镇██村五社韩██未经定点从事生猪屠宰				
当事人	个人	姓名	韩██	电话	150████████
		性别	男	年龄	41	身份证号码	██197508013513
		住址	██县██镇██村█社			
	单位	名称		法人代表（负责人）	
		地址		电话	
简要案情	接到群众举报，2016年7月6日，我局与公安局、市场监督管理局、行政执法局联合检查发现，██镇██村█社韩██未经定点从事生猪屠宰，经核查情况属实。当事人的行为，涉嫌违反了国务院《生猪屠宰管理条例》第二条规定。为查清案件事实，拟立案查处，请审批。 受案人签名：韩██ 2016年7月13日				

执法 机构 意见	同意 签名：张██ 2016年 7 月 13 日
法制 机构 意见	签名： 年 月 日
执法 机关 意见	同意、 签名：██ 2016年 7 月 13 日
备注	

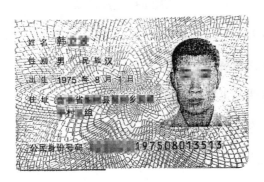

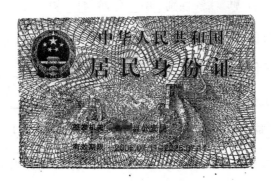

▨▨县▨牧▨管▨局
询问笔录1

询问时间：<u>2016</u>年<u>7</u>月<u>6</u>日<u>8</u>时 <u>02</u> 分至<u>8</u> 时 <u>35</u> 分

询问地点：<u>▨▨镇▨▨▨村▨社 韩▨▨商店</u>

询问机关：<u>▨▨县畜牧业管理局</u>

询问人：<u>沈▨▨</u> 执法证号：<u>C▨▨▨0021</u>

       <u>宋▨▨</u> 执法证号：<u>C▨▨▨0023</u>

记录人：<u>沈▨▨</u>

被询问人：姓名<u>韩▨▨</u> 性别 <u>男</u> 年龄 <u>41</u> 岁

      身份证号：<u>▨▨▨197508013513</u> 联系电话 <u>150▨▨▨▨▨</u>

      工作单位：<u>   </u>职务<u>   </u>

      住　　址：<u>▨▨镇▨▨▨村▨社</u>

问：我们是 <u>▨▨县畜牧业管理局</u> 执法人员（出示执法证件），现依法向你进行询问调查。你应当如实回答我们的询问并协助调查，作伪证要承担法律责任，你听清楚了吗？

答：<u>听清楚了。</u>

问：<u>你叫什么名字？</u>

答：<u>我叫韩▨▨</u>

被询问人姓名签名或盖章：

笔 录 纸

问：今天集市上肉摊上买的猪肉是谁的？

答：　是我的。

问：你买的猪肉是哪来的？

答：自己在家杀的。

问：以前在家杀过猪吗？

答：没有，就今天杀了一头。

问：杀的猪是哪来的？

答：在███村一社赵██（赵██）家买的。

问：今天杀的猪多少斤？多少钱一斤买的？

答：这头猪 190 斤，花 8.80 元一斤买的。

问：你卖一头猪的肉能赚多少钱？

答：大约能挣一百叁拾肆元左右。

问：你能联系上赵██吗？

答：能。

　　以上记录我看过了，和我说的一样。

被询问人签名或盖章：韩██

执法人员签名或盖章：姚██　宋██

（第 2 页共 2 页）

询问笔录2

询问时间：<u>2016</u> 年 <u>7</u> 月 <u>15</u> 日 <u>8</u> 时 <u>50</u> 分至 <u>9</u> 时 <u>15</u> 分

询问地点：<u>██镇██村█社韩██商店</u>

询问机关：<u>██县畜牧业管理局</u>

询问人：<u>沈██</u> 执法证号：<u>C██0021</u>

　　　　<u>宋█</u> 执法证号：<u>C██0023</u>

记录人：<u>沈██</u>

被询问人：姓名 <u>赵███</u> 性别 <u>男</u> 年龄 <u>47</u> 岁

　　　　身份证号：<u>████197101203534</u> 联系电话 <u>135███████</u>

　　　　工作单位：_____ 职务 _____

　　　　住　　址：<u>██镇██村一社</u>

问：我们是 <u>██县畜牧业管理局</u> 执法人员（出示执法证件），现依法向你进行询问调查。你应当如实回答我们的询问并协助调查，作伪证要承担法律责任，你听清楚了吗？

答：<u>听清楚了。</u>

问：<u>你叫什么名字？</u>

答：<u>我叫 赵██</u>

被询问人姓名签名或盖章：赵██（武██）

（第 1 页共 2 页）

笔 录 纸

问： 你卖给过韩███生猪吗？

答： 卖过。

问：什么时候买的，多大体重，多少钱一斤？

答：216年7月6日卖的，190斤，8.8元一斤卖的。

问：在哪给猪称的猪体重，当时称重时，还有谁？

答：在我自己家，还有杜██、潘███在现场。

问：以前养猪都卖给谁了？为什么这次卖给韩███？

答：卖给收猪车了，这次大的都卖给收猪车了，嫌这头猪小不买，所以
就卖给韩███了。

问：以上所说属实吗？

答： 属实。

以上记录我看过了，和我说的一样。

被询问人签名或盖章： 赵██（武██）

执法人员签名或盖章： 施███ 宋██

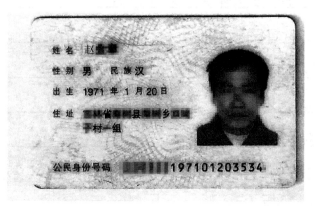

询问笔录3

询问时间：__2016__年__7__月__15__日__9__时　__20__分至__9__时__35__分

询问地点：__████镇████子村五社__

询问机关：__████县畜牧业管理局__

询问人：__沈███__执法证号：__C███-0021__

　　　　__宋██__执法证号：__C███-0023__

记录人：__宋██__

被询问人：姓名__潘███__性别__男__年龄__66__岁

　　　　　身份证号：联系电话__██████195103273510__

　　　　　工作单位：_____职务_____

　　　　　住　　址：__████镇████子村六组__

问：我们是__████县畜牧业管理局__执法人员（出示执法证件），现依法向你进行询问调查。你应当如实回答我们的询问并协助调查，作伪证要承担法律责任，你听清楚了吗？

答：__听清楚了。__

问：__你叫什么名字？__

答：__我叫潘███__

被询问人姓名签名或盖章：潘███（韩███代笔）

（第1页共2页）

笔 录 纸

问：赵██卖给韩███生猪称重时，你在现场吗？

答：我在现场。

问：什么时候卖的，多大体重，多少钱一斤？

答：2016 年 7 月 6 日卖的，190 斤，8.8 元一斤。

问：以上所说属实吗？

答：属实。

以上记录我看过了，和我说的一样。

被询问人签名或盖章：潘██（韩██代签

执法人员签名或盖章：██ 宋██

（第 2 页共 2 页）

现场检查（勘验）笔录

时间： 2016 年 7 月 6 日 08 时 01 分至 08 时 30 分

检查（勘验） 地点： ███县███镇███于村█社 韩███家

当事人： 韩███

检查（勘验）机关： ███县畜牧业管理局

检查（勘验）人员： 沈███ 执法证号 C███0021

　　　　　　　　　　 宋 █ 执法证号 C███0037

记录人： 宋█

现场检查（勘验）情况： ███镇███于村█社，韩███家西头房屋内有水泥锅台，锅内有热水，台面有血迹，门口有卖肉摊床。执法工作人员拍摄相片，经当事人核对，无异议，且不能提供合法屠宰手续，承认在家私自杀猪，肉已卖完。

当事人签名或盖章：韩███　　　（见证人签名或盖章：　　　　　）

执法人员签名或盖章：沈███ 宋███

（第 1 页共 1 页）

询问笔录4

询问时间： <u>2016</u>年<u>7</u>月<u>20</u>日<u>10</u>时 <u>30</u>分至<u>10</u>时<u>45</u>分

询问地点： <u>▇▇镇▇▇▇肉熟食水果店</u>

询问机关： <u>▇▇县畜牧业管理局</u>

询问人： <u>沈▇▇</u> 执法证号： <u>C0▇▇0021</u>

<u>张▇▇</u> 执法证号： <u>C0▇▇0037</u>

记录人： <u>沈▇▇</u>

被询问人：姓名 <u>夏▇▇</u> 性别 <u>女</u> 年龄 <u>42</u> 岁

身份证号： <u>▇▇▇197512025621</u> 联系电话 <u>138▇▇▇▇▇▇</u>

工作单位： <u>　　　　　　</u> 职务 <u>　　　　</u>

住 址： <u>▇▇镇▇▇家园小区</u>

问：我们是 <u>▇▇县畜牧业管理局</u> 执法人员（出示执法证件），现依法

向你进行询问调查。你应当如实回答我们的询问并协助调查，作伪证要

承担法律责任，你听清楚了吗？

答：<u>听清楚了。</u>

问：<u>你叫什么名字？</u>

答：<u>我叫夏▇▇</u>

被询问人姓名签名或盖章：夏▇▇

（第1页共2页）

笔 录 纸

问：你是做什么工作的？

答： 卖猪肉。

问：你卖的猪肉是哪来的？

答：在屠宰场杀的。

问：卖一头体重 190 斤猪的猪肉能赚多少钱？

答：大约能赚 130 元钱。

问：你说的属实吗？

答：属实，不信，你可以调查别的卖猪肉的人。

以上记录我看过了，和我说的一样

。

被询问人签名或盖章：夏 ▇▇

执法人员签名或盖章：魏 ▇ 张 ▇

（第 2 页共 2 页）

询问笔录5

询问时间：<u>2016</u> 年 <u>7</u> 月 <u>20</u> 日 <u>8</u> 时 <u>02</u> 分至 <u>8</u> 时 <u>35</u> 分

询问地点：<u>■■■县畜牧业管理局六楼</u>

询问机关：<u>■■■县畜牧业管理局</u>

询问人：<u>沈■■</u> 执法证号：<u>C■■0021</u>

<u>张■■</u> 执法证号：<u>C■■0037</u>

记录人：<u>沈■■</u>

被询问人：姓名 <u>徐■■</u> 性别 <u>男</u> 年龄 <u>50</u> 岁

身份证号：<u>■■■196702114276</u> 联系电话 <u>138■■■■</u>

工作单位：_____ 职务 _____

住　　址：<u>■■镇</u>

问：我们是 <u>■■■县畜牧业管理局</u> 执法人员（出示执法证件），现依法向你进行询问调查。你应当如实回答我们的询问并协助调查，作伪证要承担法律责任，你听清楚了吗？

答：<u>听清楚了。</u>

问：<u>你叫什么名字？</u>

答：<u>我叫徐■■</u>

被询问人姓名签名或盖章：<u>徐■■</u>

（第 1 页共 2 页）

笔　录　纸

问：今你是做什么工作的？

答：　在市场卖猪肉。

问：你卖的猪肉是哪来的？

答：在屠宰场杀的。

问：卖一头体重 190 斤猪的猪肉能赚多少钱？

答：大约 130 元。

问：以上所说属实吗

答：属实。

　　　以上记录我看过了，和我说的一样。

被询问人签名或盖章：

执法人员签名或盖章：

（第 2 页共 2 页）

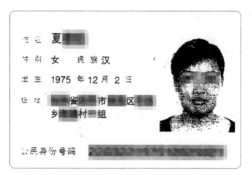

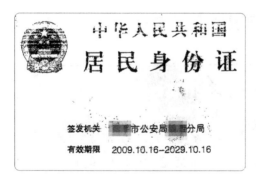

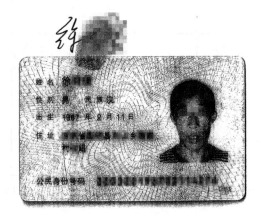

案件处理意见书

案由		▇▇镇▇▇▇村▇社韩▇▇未经定点从事生猪屠宰					
当事人	个人	姓名	韩▇▇				
		性别	男	年龄	41	电话	
							150▇▇▇▇▇
		住址	▇▇镇▇▇▇村▇社				
	单位	名称			法定代表人		
		地址			电话		
	案件调查经过	1、　接到群众举报，我局与公安局、市场监督管理局、行政执法局于 2016 年 7 月 6 日早晨联合检查，发现▇▇镇▇▇▇村▇社韩▇▇未经定点从事生猪屠宰活动。我局执法人员现场勘验发现，▇▇镇▇▇▇村▇社集市上有人正在卖猪肉，猪肉基本卖光。经询问，卖猪肉人是▇▇▇村▇社韩▇▇，不能提供生猪合法屠宰手续，承认未经定点从事生猪屠宰一事。并且带领执法人员查看了屠宰锅台等设备。执法人员现场制作了询问笔录和现场检查（勘验）笔录并且拍摄了照片。					

	2、　经调查，卖猪人以及卖猪称重人证实，屠宰的生猪体重 190 斤，每斤价格为 8.8 元，合计人民币 1672.00 元。。 3、　市场调查卖猪肉人，卖屠宰体重 190 斤猪的猪肉可获利 130 元整。
所附 证据 材料	1、　未经定点屠宰生猪照片 4 张。 2、　当事人笔录一份。 3、　当事人身份证复印件一份。 4、　卖猪肉笔录一份。 5、　给卖猪肉人帮忙检斤人笔录一份。 6、　给卖猪肉人帮忙检斤人身份证复印件一份。 7、　现场检查(勘验)记录一份。 8、　市场肉店卖猪肉人询问笔录二份。 9、　市场肉店卖猪肉人身份证复印件二份。 执法人员签名：施□□　张□□

调查结论及处理意见	韩██未经定点从事屠宰生猪的行为违反了国务院《生猪屠宰管理条例》第市场肉店卖猪肉人二条"根据实行生猪定点屠宰、集中检疫制度。未经定点，任何单位和个人不得从事生猪屠宰活动。但是，农村地区个人自宰自食的除外。……"。 　　根据国务院《生猪屠宰管理条例》第二十四条"违法本条例规定，未经定点从事生猪屠宰活动的，由畜牧兽医行政主管部门予以取缔，没收生猪、生猪产品、屠宰工具和设备以及违法所得，并处货值金额3倍以上5倍以下的罚款；货值金额难以确定的，对单位并处10万以上20万以下的罚款，对个人并处5000元以上1万元以下的罚款；构成犯罪的，依法追究刑事责任。……"。 　　建议对韩██作出如下处罚： 　　1、　　没收违法所得130.00元。 　　2、　　给予货值金额1,802.00元的三倍罚款，合计人民币5,406.00元。
执法机构意见	同意.　　　　　签名：张██ 　　　　　　　2016年7月22日

法制 机构 意见	签名： 年 月 日
执法 机关 意见	*同意* 签名： 张×× *2016*年*7*月*22*日

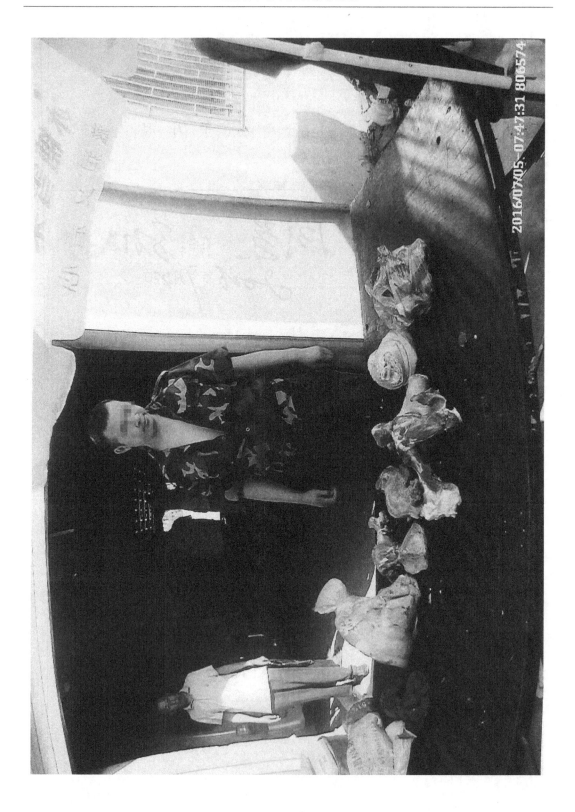

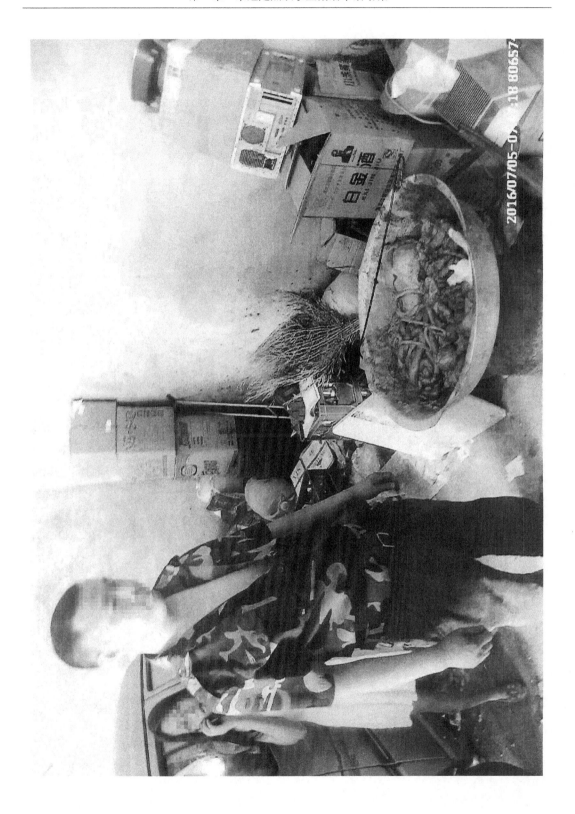

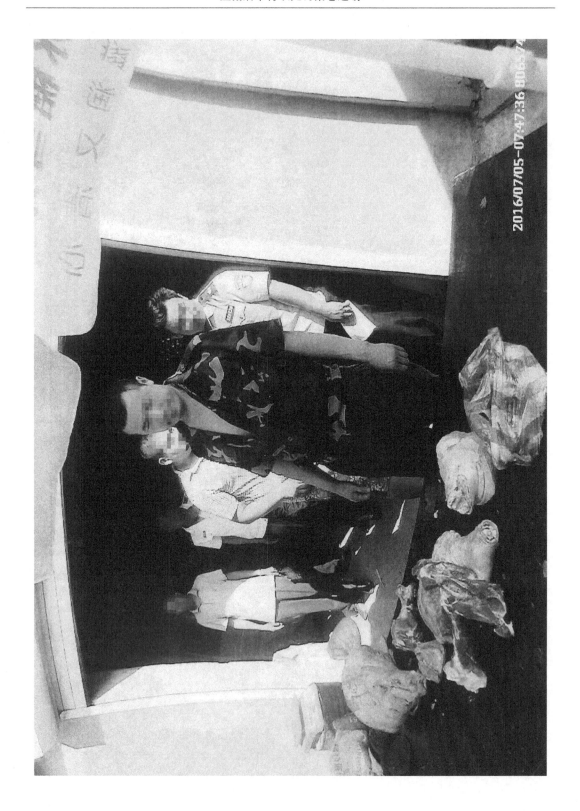

■■县■■■■■■局

重大案件集体讨论记录

案由：韩■■■未经定点从事生猪屠宰活动案

时间：2016 年 7 月 26 日

地点：■■县畜牧业管理局小会议室

主持人：张■■■ 记录人：张■■

出席人员：刘■■■、王■■、王■■■、张■■、车■■、
邵■■■、张■■■、

讨论记录：

张■■■：今天咱们开会，共同讨论韩■■■未经定点从事生猪屠宰案的处理，首先由案件经办负责人张■■介绍案件调查经过、处罚理由、法律依据以及处理建议。

张■■：这个案件 是 2016 年 7 月 6 日我单位和公安局、市场监督管理局、行政执法局联合检查时发现的，2016 年 7 月 13 日立案，7 月 6 日对当事人进行了询问并制作了询问笔录，同时对现场进行了检查拍照制作了现场检查（勘验）笔录，当时对没收猪肉进行了检斤。7 月 15 日对卖猪人进行了询问并制作了询问笔录。同时也对卖猪人帮忙检斤人潘■■■进行了询问并制作了笔录。韩■■■买的生猪体重 190 斤，每斤花 8.80 元从赵■

█家购买的，潘██也证实了此件事情。另外还在猪肉经营业户进行了调查，证明卖一头体重 190 斤生猪的猪肉可以获利 130 元。这就能证明韩█

█违法所得为 130.00 元，货值为 190x8.80+130=1802.00 元。以上证据足以证明当事人违反了国务院《生猪屠宰管理条例》第二条的规定，事实清楚，证据确凿。依据国务院《生猪屠宰管理条例》第二十四条的规定对当事人拟处罚如下：

1、**没收违法所得人民币 130.00 元。**

2.处货值金额 1802.00 元的 3 倍罚款 5406.00 元

张███： 案件事实清楚，当事人承认违法，配合调查取证，本着教育与处罚相结合，同意以低限处罚意见。

王██：处罚在规定范围内，同意处理意见。

王███：符合办案程序，同意处理意见。

车██：按照国务院《生猪屠宰管理条例》处罚。同意处理意见。

冯█：事实、证据清楚 ，同意处罚。

邵██：同意处理意见。

刘██：1、正常依法行政处罚，打击私屠乱宰。2、按程序办案。3、必须人证、物证、法理清楚。4、办成完整的案卷。

我同意处理意见。

参加讨论人员阅讨论记录并签名：

■■■县■■■■■■局
行政处罚事先告知书

■畜屠罚告〔2016〕 5 号

韩■■：

经调查：你（单位）于 2016 年 7 月 6 日早晨在■■镇■■村■社未经定点从事生猪屠宰，现已查清，事情属实。

你（单位）违反了国务院《生猪屠宰管理条例》第二条"根据实行生猪定点屠宰、集中检疫制度。未经定点，任何单位和个人不得从事生猪屠宰活动。但是，农村地区个人自宰自食的除外。……"。

依据国务院《生猪屠宰管理条例》第二十四条"违法本条例规定，未经定点从事生猪屠宰活动的，由畜牧兽医行政主管部门予以取缔，没收生猪、生猪产品、屠宰工具和设备以及违法所得，并处货值金额 3 倍以上 5 倍以下的罚款；货值金额难以确定的，对单位并处 10 万以上 20 万以下的罚款，对个人并处 5000 元以上 1 万元以下的罚款；构成犯罪的，依法追究刑事责任。……"。

本机关拟做出如下处罚决定：

1、没收违法所得人民币 130 元。

2、决定对当事人处以货值的三倍罚款。货值 1，802.00 元，罚款三倍金额为 5，406.00 元。（五千四百零六园整）。

根据《中华人民共和国行政处罚法》第三十一条、第三十二条和第四十二条之规定，你（单位）可在收到本告知书之日起三日内向本机关进行陈述申辩，逾期不陈述申辩的，视为你（单位）放弃上述权利。

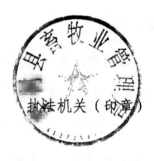

执法机关（印章）

2016 年 8 月 1 日

执法机关地址：■■县■■大街 15 号。

联系人：张■■　　　　电话：■■■■■■■■

（本文书一式两联，一联送交当事人，一联归档。）

送达文书 名称及文号	████县畜牧业管理局行政处罚事先告知书 █████屠罚告〔2016〕5号
受送达人	韩████
送达时间	2016年8月5日
送达地点	████镇████村██社
送达方式	直接送达
收件人	
见证人	
送达人	沈████　　张███
备注	

行政处罚决定审批表

案由						▉▉镇▉▉村▉社韩▉▉未经定点屠宰生猪案	
当事人	个人	姓名			韩▉▉		
		性别	男	年龄	41	电话	1500▉▉▉▉▉
		住址			▉▉县▉▉镇▉▉村▉社		
	单位	名称		法定代表人（负责人）			
		地址		电话			
陈述申辩或听证情况		当事人对我局所作出的行政处罚事先告知书，▉▉畜屠罚告〔2016〕5 号认定的违法行为无异议。接受处罚，放弃听证。					
处理意见		1、 拆毁屠宰锅台等设备设施并没收违法所得 130.00 元。 2、 罚款人民币 5406.00 元。 执法人员签名：▉▉▉　▉▉ 2016 年 8 月 9 日					

执法机构意见	同意 签名：张██
	2016 年8月9日
法制机构意见	同意 签名：██
	2016 年8月9日
执法机关意见	同意 签名：██
	2016 年8月9日

██县畜牧业管理局
行政处罚决定书

██畜屠罚〔2016〕5号

当事人：韩██

当事人韩██未经定点从事生猪屠宰一案，经本机关依法调查，现查明：

接到群众举报，我局联合公安局、市场监督管理局、行政执法局与2016年7月6日联合检查，现场发现██镇███村█社韩██在本村集市上出售猪肉，经询问是未经定点从事生猪屠宰，我局于7月13日立案调查。经查：2016年7月6日早晨，韩██在家从事生猪屠宰，屠宰之后就在门口集市上出售。执法人员发现，韩██家西头房屋内有水泥锅台，锅内有热水，台面有血迹，门口有卖肉摊床，猪肉基本卖光。韩██承认在擅自屠宰生猪，不能提供合法手续。以上违法事实主要证据如下：第一组证据包括四张现场拍摄的照片和现场检查笔录一份，共同证明了未经定点屠宰生猪的事实。第二组证据《询问笔录》一份，2016年7月6日对当事人询问制作的《询问笔录》一份，其中供诉了：当事人购买本村赵██生猪一头回家屠宰的事实。第三组证据为卖猪肉赵██和卖猪人请帮忙检斤人潘██的笔录及身份证复印件，证明了韩██购买生猪的体重和价格，为货值确定提供了证据。第四组证据为当事人身份证复印件：当事人与2016年8月5日向本机关出示了身份证复印件，证明其身份。与第二组证据中对当事人制作的《询问笔录》询问内容相印证，身份证复印件就是当事人本人的，共同证明违法主体的适合性。第五组证据为肉店经营者的询问笔录，为当事人违法所得数额提供了证明。

本机关认为：

韩■■违反了国务院《生猪屠宰管理条例》第二条"国家实行生猪定点屠宰、集中检疫。

未经定点，任何单位和个人不得从事生猪屠宰活动。但是，农村地区个人自食自宰的除外。……"。

本机关已于2016年8月5日已经把行政处罚事先告知书《■■罚告〔2016〕5号》送达给当事人。当事人表示不进行陈述申辩和听证。

依照国务院《生猪屠宰管理条例》第二十四条第一款之规定"违反本条例规定，未经定点从事生猪屠宰活动的，由畜牧行政主管部门予以取缔，没收生猪、生猪产品、屠宰工具和设备以及违法所得，并处货值金额3倍以上5倍以下的罚款；货值金额难以确定的，对单位并处10万以上20万以下的罚款，对个人并处5000以上1万以下的罚款；构成犯罪的，依法追究刑事责任。……"。之规定，本机关(责令你立即拆除水泥锅台，并)作出如下处罚决定：

1、没收违法所得130.00元。

2、罚款人民币5406.00元。

当事人必须在收到本处罚决定书之日起15日内持本决定书到下列指定银行缴清罚款。逾期不缴纳罚款的，按照《中华人民共和国行政处罚法》第五十一条（一）项的规定，每日按罚款数额的3%加处罚款。

开户行：中国建设银行█████支行

户名：待报解预算收入专户

开户行地址：████镇内

当事人如不服本处罚决定，可在接到处罚决定书之日起 60 日内向█████县人民政府申请复议；也可依法在六个月内直接向████县人民法院提起行政诉讼。行政复议和行政诉讼期间，本处罚决定不停止执行。

当事人逾期不申请行政复议或者提起行政诉讼，也不履行本行政处罚决定的，本机关将申请人民法院强制执行。

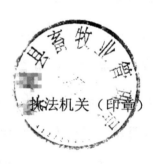

执法机关（印章）

2016 年 8 月 9 日

（本文书一式三联，一联送交当事人，一联交银行，一联归档。）

送达文书名称及文号	▓▓县畜牧业管理局行政处罚决定书
	▓▓▓罚〔2016〕5号
受送达人	韩▓▓
送达时间	2016年8月9日
送达地点	▓▓镇▓▓村▓社
送达方式	直接送达
收件人	韩▓▓
见证人	
送达人	沈▓▓ 张▓▓
备注	

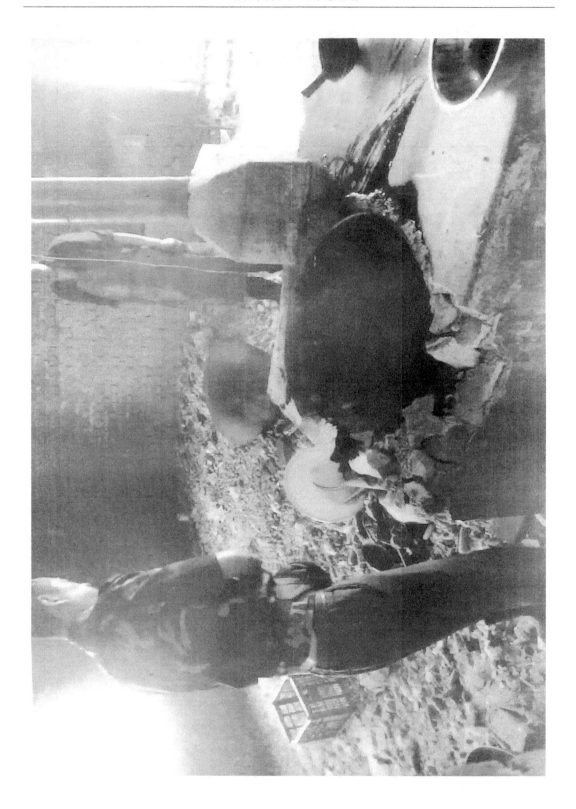

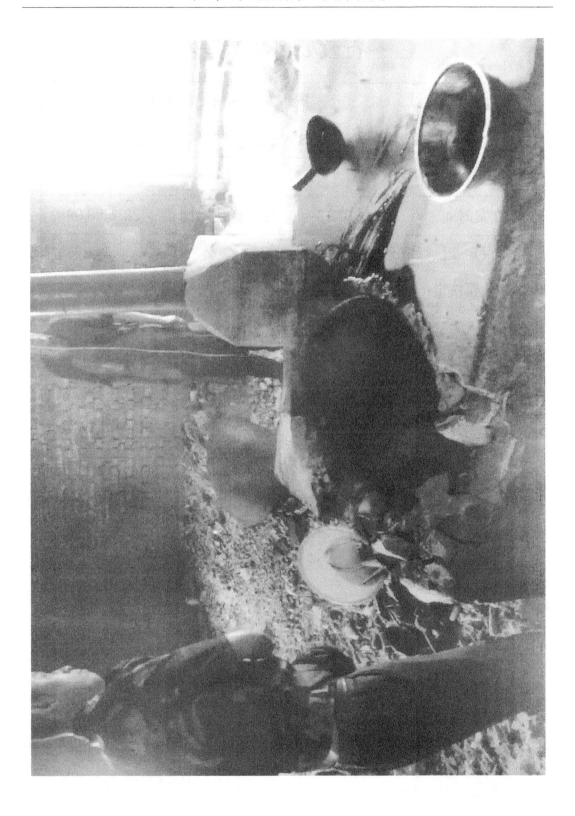

行政处罚结案报告

案由	镇　　村　社韩　　 未经定点从事生猪屠宰案		
当事人	韩		
立案时间	2016.07.13	处罚送达时间	2016.08.09

处罚决定及执行情况：

　　处罚决定：1、没收违法所得 130.00 元。

　　　　　　　2、罚款 5406.00 元。

　　当事人已经执行行政处罚决定，罚没款已经缴清。

执法人员签名：　　　

2016年 8 月 10 日

执法机构意见：	同意执行　　　签名：张　　 2016 年 8 月 10 日
执法机关意见：	同意　签名：　　　 2016 年 8 月 10 日

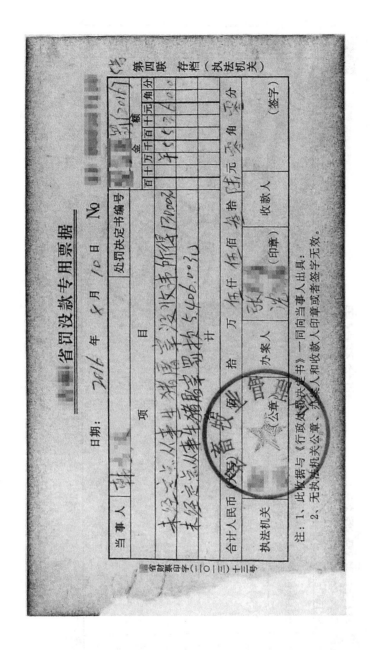

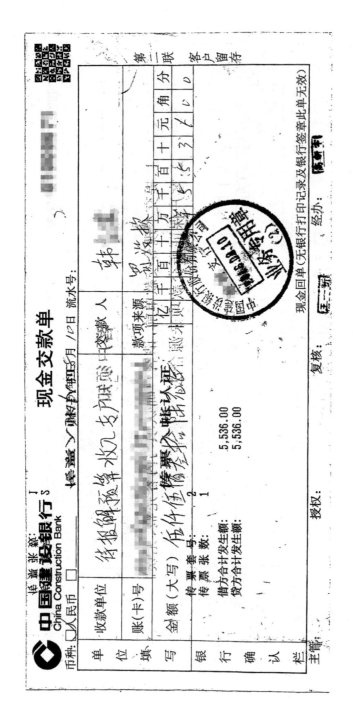

卷内备考表

本案卷共有文件资料 46 页

文字材料 35 页

图样材料 6 页

照片 5 张

说明：图样材料其中身份证复印件 4 张，，收据 2 张（一张原件，一张复印件）。

立卷人：沈■■■

2016 年 8 月 11 日

审核人：张■■

年月日 2016.8.11.

三、评析意见

(一)案由

1. 本案案由

本案行政处罚机关确定的案由为：××镇××村××社韩××未经定点从事生猪屠宰案。

2. 评查意见

本案案由定性准确，表述不规范。

3. 评查理由

一是本案的案由对违法行为的定性符合《生猪屠宰管理条例》第二条第二款的规定，但表述不规范，违法行为应表述为未经定点从事生猪屠宰活动案。二是本案的案由表述形式不符合《农业部关于印发〈农业行政执法文书制作规范〉和农业行政执法基本文书格式的通知（农政发〔2012〕3号）》附件1《农业行政执法文书制作规范》第八条的规定：文书中"案由"填写为"违法行为定性＋案"，例如：无农药登记证生产农药案。在立案和调查取证阶段文书中"案由"应当填写为："涉嫌＋违法行为定性＋案"中规定的要求。本案在立案和调查阶段应表述为"涉嫌未经定点屠宰生猪活动案"。

(二)主体适格方面

1. 处罚主体适格方面

本案的处罚主体是××县畜牧业管理局，处罚主体适格。

2. 被处罚主体适格方面

本案被处罚主体是韩××，被处罚主体适格。

(三)事实认定方面

1. 本案行政处罚机关认定的事实

第一，当事人韩××未取得《生猪定点屠宰证》，在家私自屠宰生猪，且将屠宰的肉品用于经营。

第二，当事人违法所得130元。

2. 评查意见

本案事实认定不清，证据不足。

第一，对违法所得认定错误，应该是当事人卖猪肉所取得的销售收入。

第二，对货值金额认定错误，应按照当事人卖肉时的标价计算或同类检疫检验合格猪肉的市场中间价格计算。

第三，对有无应当没收的生猪产品调查不清，《现场检查（勘验）笔录》中描述"肉已卖完"，《案件处理意见书》中描述为"基本卖光"，现场拍摄照片中显示有尚未卖完的猪肉。

第四，未对涉案屠宰工具和设备进行调查和处理。

第五，现场拍摄的照片及赵××、潘××、夏××三人身份证复印件未经签字确认，证据的形式要件不合法。

第六，现场照片，无拍摄地点、拍摄对象基本要素，且未经当事人、在场见证人和执法人员等签字确认，不具备证据的证明效力。

3. 评查理由

第一，关于违法所得的认定应当参考农业部《关于如何认定违法所得问题请示的复函》（农办政函〔2004〕46号）、《农业部办公厅关于认定违法所得问题意见的函》（农办政函〔2005〕12号）、《关于认定经营假劣饲料产品违法所得问题的复函》（农办政函〔2005〕91号）、《关于认定违法所得问题的复函》（农办政函〔2006〕3号），"违法所得"均指销售收入或"销售额"。此外，《农业部办公厅关于认定种子违法案件中违法所得和货值金额的复函》（农办政函〔2017〕4号）中就"违法所得"进行了解释，即种子违法案件中的"违法所得"，是指违反《中华人民共和国种子法》的规定，从事种子生产、经营活动所取得的销售收入。

第二，关于货值金额的认定应当依据《最高人民法院、最高人民检察院关于办理生产、销售伪劣商品刑事案件具体应用法律若干问题的解释》（法释〔2001〕10号）第二条第三款：货值金额以违法生产、销售的伪劣产品的标价计算；没有标价的，按照同类合格产品的市场中间价格计算。货值金额难以确定的，按照国家计划委员会、最高人民法院、最高人民检察院、公安部1997年4月22日联合发布的《扣押、追缴、没收物品估价管理办法》的规定，委托指定的估价机构确定。

（四）法律适用方面

本案法律适用正确。

（五）程序合法性方面

本案部分执法程序违反法定程序。

1. 评查意见

第一，《现场检查（勘验）笔录》没有执法人员出示执法证件的描述，执法程序违法。

第二，本案中《案件处理意见书》时间为2016年7月22日，行政处罚机关负责人在《案件处理意见书》中签字同意。《重大案件集体讨论》时间为2016年7月26日，执法程序违法。

第三，未告知当事人享有听证权利，执法程序违法。

第四，本案件来源为群众举报，对当事人韩××现场检查时间及询问调查时间均为2016年7月6日，而立案时间为2016年7月13日，未立案先调查，执法程序违法。

第五，未责令当事人立即（限期）改正违法行为。

2. 评查理由

第一，《农业行政处罚程序规定》第十九条规定，执法人员调查处理农业行政处罚案件时，应当向当事人或者有关人员出示执法证件。有统一执法服装或执法标志的应当着装或佩戴执法标志。农业行政执法证件由农业部统一制定，省级以上农业行政主管部门法制工作机构负责执法证件的发放和管理工作。

第二，《农业行政处罚程序规定》第三十七条规定，执法人员在调查结束后，认为案件事实清楚，证据充分，应当制作《案件处理意见书》，报农业行政处罚机关负责人审批。案情复杂或者有重大违法行为需要给予较重行政处罚的，应当由农业行政处罚机关负责人集体讨论决定。《农业行政执法文书制作规范》第二十八条规定，案件处理意见书是指案件调查结束后，执法人员就案件调查经过、证据材料、调查结论及处理意见报请执法机关负责人审批的文书。"执法机关意见"栏，由农业执法机关负责人写明意见。对重大、复杂或者争议较大的案件，应当注明经执法机关负责人集体讨论。因此，应在出具《案件处理意见书》之前开展重大案件集体讨论。

第三，《农业行政处罚程序规定》第三十八条规定，在作出行政处罚决定之前，农业行政处罚机关应当制作《行政处罚事先告知书》，送达当事人，告知拟给予的行政处罚内容及其事实、理由和依据，并告知当事人可以在收到告知书之日起三日内进行陈述、申辩。符合听证条件的，告知当事人可以要求听证。

《农业行政处罚程序规定》第四十二条规定，农业行政处罚机关作出责令停产停业、吊销许可证或者执照、较大数额罚款的行政处罚决定前，应当告知当事人有要求举行听证的权利。当事人要求听证的，农业行政处罚机关应当组织听证。前款所指的较大数额罚款，地方农业行政处罚机关按省级人大常委会或者人民政府规定的标准执行；农业部及其所属的经法律、法规授权的农业管理机构对公民罚款超过三千元、对法人或其他组织罚款超过三万元属较大数额罚款。本案对当事人作出5406元罚款，符合听证条件。

第四，《农业行政处罚程序规定》第二十六条规定，除依法可以当场决定行政处罚的外，执法人员经初步调查，发现公民、法人或者其他组织涉嫌有违法行为依法应当给予行政处罚的，应当填写《行政处罚立案审批表》，报本行政处罚机关负责人批准立案。第二十七条规定，农业行政处罚机关应当对案件情况进行全面、客观、公正地调查，收集证据；必要时，依照法律、法规的规定，可以进行检查。

第五，《中华人民共和国行政处罚法》第二十三条规定，行政机关实施行政处罚时，应当责令当事人改正或者限期改正违法行为。

（六）本案中存在的其他问题

1. 文书归档的问题

一是案卷装订《封面》办案起止时间填写不全、卷内页数件数、保管日期未填写。二是装订顺序混乱，且有遗漏现象，案卷文书缺少《行政处罚决定书》的第一页。《农业行政执法文书制作规范》第四十五条规定，案件文书材料按照下列顺序整理归档：（一）案卷封面；（二）卷内目录；（三）行政处罚决定书；（四）立案审批表；（五）当事人身份证明；（六）询问笔录、现场检查（勘验）笔录、抽样取证凭证、证据登记保存清单、登记物品处理通知书、查封（扣押）决定书、解除查封（扣押）决定书、鉴定意见等文书；（七）检验报告、销售单据、许可证等有关证据材料；（八）案件处理意见书、行政处罚事先告知书等；（九）行政处罚听证会通知书、听证笔录、行政处罚听证会报告书等听证文书；（十）行政处罚决定审批表；（十一）送达回证等回执证明文件；（十二）执行的票据等材料；（十三）罚没物品处理记录等；（十四）履行行政处罚决定催告书、强制执行申请书、案件移送函等；（十五）行政处罚结案报告；（十六）备考表。《农业行政执法文书制作规范》第六条规定，文书设定的栏目，应当逐项填写，不得遗漏和随意修改。无需填写的，应当用斜线划去。

2. 当事人年龄计算的问题

《询问笔录》《立案审批表》等相关文书中年龄多处计算错误，如：当事人韩××年龄应为40岁。《农业行政执法文书制作规范》第十条规定第（二）项的规定：（二）当事人为个人的，姓名应填写身份证或户口簿上的姓名；住址应填写常住地址或居住地址；"年龄"应以公历周岁为准。

3.《封面》题名的问题

本案《封面》题名为"××县××镇××村××社韩××未经定点从事生猪屠宰案"。《农业行政执法文书制作规范》第四十四条第二款规定，……封面提名应当由当事人和违法行为定性两部分组成，如关于×××无农药登记证生产农药案。本案《封面》题名应为"韩××未经定点从事生猪屠宰活动案"。

4. 部分文书时间填写不当

7月6日的《现场检查（勘验）笔录》中记录时间为8：01—8：30分，对韩××的《询问笔录》中记录时间为8：02—8：35，执法人员均为沈××和宋××，时间重合、存在矛盾。

（七）思考与探索

（1）本案在调查过程中，行政处罚机关未排除可能存在的多个违法行为人的问题，比如：应当对韩××、赵××屠宰、经营、运输依法应当检疫而未经检疫的动物、动物产品的行为进行深入调查，并依法处理。

（2）本案中未对屠宰工具及设备进行没收处理。

案例二　夏××未经定点从事生猪屠宰活动案

一、案例概述

(一)案件来源

2015年11月3日凌晨3时，××市××局会同市场监督管理局、××派出所、××镇人民政府联合执法检查时，发现当事人未取得《生猪定点屠宰证》进行生猪屠宰活动。

(二)案件经过及事实认定

2015年11月3日凌晨3时，××市××局会同市场监督管理局、××派出所、××镇人民政府联合执法检查时，在××市××镇××村××号房内发现，有一人正在屠宰生猪，屋内地上有大量的猪血和猪毛，有猪肉和5个猪头；有屠宰生猪的电麻机、塑料桶、刀具、钩子、磨刀棒等设备；屋门口有运输猪肉的三轮车2辆和面包车1辆，车上均装有猪肉，有电子秤2台。

2015年11月3日05:25—07:30、2015年11月4日13:45—14:30，执法人员对当事人夏××进行了两次询问，并制作了《询问笔录》。

2015年11月3日03:50—05:10、2015年11月4日14:35—16:05，执法人员对案件相关人员游××(给当事人帮忙杀猪，并计划购入1头进行销售)进行了两次询问，并制作了《询问笔录》。

2015年11月10日11:06—11:45，执法人员对案件相关人员舒××(卖猪人)进行了询问，并制作了《询问笔录》。

经调查，认定当事人未取得《生猪定点屠宰许可证》从事生猪屠宰活动的事实；当事人屠宰生猪场地是租用的，屠宰了5头生猪，屠宰后重量为460.8公斤*，屠宰后的生猪是用来销售的。

(三)适用法律及处罚决定

××市××局认定当事人的行为违反了《生猪屠宰管理条例》第二条第二款的规定，应当依照《生猪屠宰管理条例》第二十四条第一款的规定予以处罚。

2015年12月9日，××市××局给当事人送达了《行政处罚事先告知书》。2015年12月17日，××市××局对当事人作出了没收359.7公斤猪肉、5个猪头、9只钩子、5把屠宰道具、2台电子秤、1台麻电机和罚款26977.5元的行政处罚决定，并于当日送达了《行政处罚决定书》。2016年1月7日，当事人履行了行政处罚决定。

二、案卷

具体卷宗请扫二维码。

---

* 公斤为非法定计量单位，1公斤＝1千克。

案例二

三、评析意见

(一)案由

本案行政处罚机关确定的案由为：未经定点从事生猪屠宰活动案，定性准确，表述规范。

(二)主体适格方面

1. 处罚主体适格方面

本案的处罚主体是××县农业局，处罚主体适格。

2. 被处罚主体方面

本案的被处罚主体不适格。

（1）本案的被处罚主体

本案的被处罚主体是：夏××。

（2）评查意见

本案的被处罚主体应为夏××和游××二人，系共同违法。

（3）评查理由

《行政处罚法》第三条规定，公民、法人或者其他组织违反行政管理秩序的行为，应当给予行政处罚的，依照本法由法律、法规或者规章规定，并由行政机关依照本法规定的程序实施。没有法定依据或者不遵守法定程序的，行政处罚无效。本案中游××与夏××一起屠宰生猪，且用于销售，应构成共同违法。

(三)事实认定方面

1. 本案行政处罚机关认定的事实

第一，当事人夏××未取得《生猪定点屠宰证》，从事生猪屠宰活动，且将屠宰的肉品用于经营。

第二，当事人未经定点从事生猪屠宰活动的货值金额为8992.5（即359.7公斤猪肉价格）。

2. 评查意见

本案事实认定不清，货值金额认定有误。

3. 评查理由

第一，本案事实是当事人夏××和游××一同购买5头生猪，双方约定，夏××购买4头，游××购买1头，二人共同屠宰（有夏××2015年11月3日的《询问笔录》为证）。因此，《行政处罚决定书》中认定的当事人夏××屠宰4生猪的违法事实错误，应为5头。

第二，本案货值金额认定有误。一是认定夏××屠宰4头生猪，数量错误，应为5头，共计460.8公斤。二是未对屠宰后的猪副产品（猪头、猪心等）的货值金额进行认定。《现场检查笔录》显示，屠宰后未劈半的生猪1头，已劈半的生猪4头（8片），5个猪头、5个猪心、猪肝和猪大肠5付。本案的货值金额计算应包括5头生猪屠宰后的所有生猪产品。

（四）法律适用方面

本案法律适用正确。

（五）程序合法方面

本案部分执法程序违反法定程序。

1. 评查意见

第一，未制作《行政处罚决定审批表》，未履行行政处罚决定审批程序。

第二，行政处罚机关在未作出行政处罚决定前，对本案的重要证据——屠宰后的生猪产品进行没收销毁，执法程序违法。

2. 评查理由

第一，《农业行政执法文书制作规范》第三十四条规定，行政处罚决定审批表是指事先告知后，执法人员就当事人陈述申辩或听证情况及处理意见报请执法机关负责人审批的文书。"陈述申辩或听证情况"栏应当如实写明当事人陈述申辩意见或听证情况。"处理意见"栏，由执法人员提出维持或变更行政处罚事先告知书所拟作处罚决定的处理意见。《农业行政处罚程序规定》第三十九条规定，农业行政处罚机关应当及时对当事人的陈述、申辩或者听证情况进行审查，认为违法事实清楚，证据确凿，决定给予行政处罚的，应当制作《行政处罚决定书》。本案应当在行政处罚事先告知之后，行政处罚决定之前，进行行政处罚决定审批。

第二，《中华人民共和国行政处罚法》第三十七条第二款规定，行政机关在收集证据时，可以采取抽样取证的方法；在证据可能灭失或者以后难以取得的情况下，经行政机关负责人批准，可以先行登记保存，并应当在七日内及时作出处理决定，在此期间，当事人或者有关人员不得销毁或者转移证据。

（六）本案中存在的其他问题

1. 案卷封面中存在的问题

一是未使用规定格式。《农业行政执法文书制作规范》第四十四条规定，案卷应当制作封面、卷内目录和备考表。封面应当包括执法机关名称、题名、办案起止时间、保管期限、卷内件（页）数等。封面题名应当由当事人和违法行为定性两部分组成，如关于×××无农药登记证生产农药案。本案卷封面题名应为：夏××未经定点从事生猪屠宰活动案。二是未标明归档号。

2.《行政处罚决定书》中存在的问题

一是案号"×农（屠宰）罚决字〔2015〕01号"书写不规范，应为"×农（屠宰）罚〔2015〕1号"。《农业行政执法文书制作规范》第九条第二款规定，"案号"为"行政区划简称＋执法机关简称＋执法类别＋行为种类简称（如立、告、罚等）＋年份＋序号"。如××市延庆县农业局制作的文书，行政处罚立案审批表"案号"可编写为"延农（农药）立〔2012〕1号"。特殊情况下，"执法类别"可以省略。二是列举的部分证据与本案无关，例如证据7、8、9，证据7是否能补检，与本案案由"未经定点从事生猪屠宰活动"无关；证据8是××市病死动物及动物产品无害化处理凭据，应在《罚没物品处理记录》中体现，而非本案证据；证据9是执法主体资格，不需要在案卷中证明。

3.《现场检查（勘验）笔录》中存在的问题

当事人已经在《现场检查（勘验）笔录》上签字，不需要见证人签字。《农业行政执法文书制作规范》第十一条规定，询问笔录、现场检查（勘验）笔录、查封（扣押）现场笔录、听证笔录等文书，应当场交当事人阅读或者向当事人宣读，并由当事人逐页签字盖章或按指印确认。当事人拒绝签字盖章或拒不到场的，执法人员应当在笔录中注明，并可以邀请在场的其他人员签字。记录有遗漏或者有差错的，可以补充和修改，并由当事人在改动处签章或捺指印确认。

4. 夏××两份《询问笔录》中存在的问题

一是本案的屠宰地点是租赁的，应当在笔录中调查了解出租人的情况，并对出租人涉嫌为未经定点违法从事生猪屠宰活动的个人提供生猪屠宰场所的行为另案调查。二是未采用一问一答的方式。《农业行政执法文书制作规范》第十八条第三款规定，询问时应当有两名以上执法人员在场，并做到一个被询问人一份笔录，一问一答。

5. 游××两份《询问笔录》中存在的问题

一是本案游××违法屠宰生猪的事实未得到充分证明，仅证明了一起购买生猪和与陶××老婆一起屠宰生猪，而陶××老婆是否是夏××，并无相关证明材料。二是未采用一问一答的方式。

6. 舒××《询问笔录》中存在的问题

一是该份笔录对于本案当事人夏××屠宰生猪的违法事实无证明力，仅证明了"游××和一个女性购买5头生猪"的事实。二是未采用一问一答的方式。

7. 证据登记保存中存在的问题

一是登记保存未经过负责人审批，形式要件不合法。《中华人民共和国行政处罚法》第三十七条第二款规定，行政机关在收集证据时，可采取抽样取证的方法；在证据可能灭失或者以后难以取得的情况下，经行政机关负责人批准，可以先行登记保存，并应在七日内及时作出处理决定，在此期间，当事人或者有关人员不得销毁或者转移证据。二是《登记保存物品处理通知书》中对登记保存的物品全部没收（其中没收猪肉460.8公斤），与《行政处罚决定书》中没收的数量（359.7公斤）数量不符。

8.《责令改正通知书审批表》中存在的问题

责令改正不需要审批。《中华人民共和国行政处罚法》第二十三条规定，行政机关实施行政处罚时，应当责令当事人改正或者限期改正违法行为。

9.《罚没物品处理记录》中存在的问题

一是无害化处理的猪肉357公斤与《行政处罚决定书》中没收的359.7公斤不符。二是处理地点应填写为"××市病死动物无害化处理场"；处理方式是对猪肉357公斤和猪头5只进行无害化处理。三是《罚没物品处理记录》不需要见证人签字。

10.《重大案件集体讨论记录》中存在的问题

一是重大案件集体讨论的参加人员应有行政处罚机关负责人，本案的参加人员无法确定是否有行政处罚机关负责人。《中华人民共和国行政处罚法》第三十八条第二款规定，对情节复杂或者重大违法行为给予较重的行政处罚，行政机关的负责人应当集体讨论决定。二是《重大案件集体讨论记录》应放置在《案件处理意见书》之后。

11.《行政处罚事先告知书》中存在的问题

一是下达《行政处罚事先告知书》不需要审批。二是告知当事人行使权力的方式错误。当事人进行陈述申辩，既可以是书面的也可以是口头，而本案要求当事人陈述申辩必须是书面的。三是告知当事人陈述申辩的期限错误，应是三日内而非五日内。《农业行政处罚程序规定》第三十七条第一款规定，执法人员在调查结束后，认为案件事实清楚，证据充分，应当制作《案件处理意见书》，报农业行政处罚机关负责人审批。第三十八条规定，在作出行政处罚决定之前，农业行政处罚机关应当制作《行政处罚事先告知书》，送达当事人，告知拟给予的行政处罚内容及其事实、理由和依据，并告知当事人可以在收到告知书之日起三日内，进行陈述、申辩。符合听证条件的，告知当事人可以要求听证。四是案号"×农（屠宰）罚先告字〔2015〕01 号"填写错误，应为"×农（屠宰）告〔2015〕1 号"。《农业行政执法文书制作规范》第九条第二款规定，"案号"为"行政区划简称＋执法机关简称＋执法类别＋行为种类简称（如立、告、罚等）＋年份＋序号"。如××市延庆县农业局制作的文书，行政处罚立案审批表"案号"可编写为"延农（农药）立〔2012〕1 号"。特殊情况下，"执法类别"可以省略。

12.《送达回证》中存在的问题

《行政处罚事先告知书》和《行政处罚决定书》两份文书在送达时，本案当事人拒绝签收，案卷填写送达方式"直接送达（留置）"不正确，应为"留置送达"。《农业行政处罚程序规定》第五十二条第二款规定，当事人或者代收人拒绝接收、签名、盖章的，送达人可以邀请有关基层组织或者其所在单位的有关人员到场，说明情况，把《行政处罚决定书》留在其住处或者单位，并在送达回证上记明拒绝的事由、送达的日期，由送达人、见证人签名或者盖章，即视为送达。

13.《行政处罚决定书》中存在的问题

时间使用汉字书写错误，应为阿拉伯数字。《农业行政执法文书制作规范》第六条第二款规定，文书中的编号、时间、价格、数量等应当使用阿拉伯数字。

14. 其他问题

一是本案使用的全部文书都不是农业部规定的执法文书。《农业部关于印发〈农业行政执法文书制作规范〉和农业行政执法基本文书格式的通知》（农政发〔2012〕3 号）中规定了农业行政执法文书的基本格式。二是本案案卷装订顺序错误，不符合《农业行政执法文书制作规范》的装订要求。《农业行政执法文书制作规范》第四十五条规定，案件文书材料按照下列顺序整理归档：（一）案卷封面；（二）卷内目录；（三）行政处罚决定书；（四）立案审批表；（五）当事人身份证明；（六）询问笔录、现场检查（勘验）笔录、抽样取证凭证、证据登记保存清单、登记物品处理通知书、查封（扣押）决定书、解除查封（扣押）决定书、鉴定意见等文书；（七）检验报告、销售单据、许可证等有关证据材料；（八）案件处理意见书、行政处罚事先告知书等；（九）行政处罚听证会通知书、听证笔录、行政处罚听证会报告书等听证文书；（十）行政处罚决定审批表；（十一）送达回证等回执证明文件；（十二）执行的票据等材料；（十三）罚没物品处理记录等；（十四）履行行政处罚决定催告书、强制执行申请书、案件移送函等；（十五）行政处罚结案报告；（十六）备考表。

（七）思考与探索

（1）《无法补检证明》的使用。依据《生猪屠宰管理条例》第二十四条第一款，行政处罚机关可以没收生猪、生猪产品。但案件查办结束后，如果要对没收的生猪、生猪产品实施销毁，则需要有相应的法律依据。本案中，行政处罚机关灵活地应用了《中华人民共和国动物防疫法》第五十九条第（四）项的规定，及《动物检疫管理办法》第四十三条的规定，对没收的依法应当检疫而未经检疫的生猪产品进行补检，并出具了《无法补检证明》，为无害化处理没收的生猪产品提供了法律依据，值得借鉴。

（2）其他违法行为的调查。本案中当事人还存在其他违法行为，行政处罚机关应依法处理。一是运输依法应当检疫而未经检疫生猪。二是屠宰依法应当检疫而未经检疫生猪。三是收购未加施标识生猪。四是生猪饲养户存在经营依法应当检疫而未经检疫生猪的违法行为。

案例三　马××未经定点屠宰生猪活动案

一、案例概述

（一）案件来源

2017年6月21日接群众举报，××县××镇××村有一猪肉经营户夜间在家中屠宰生猪。

（二）案件经过及事实认定

2017年6月21日接群众举报，××县××镇××村有一猪肉经营户夜间在家中屠宰生猪。6月22日凌晨，××县畜牧兽医局执法人员检查发现，××县××镇××村的马××正在家中屠宰1头生猪，已去头蹄，地面有血水；东厢房有褪毛用的电热锅；院中冰柜中有部分生猪产品，附有检疫证明。

2017年6月26日14：30—15：10，执法人员对当事人马××进行了询问，并制作了《询问笔录》。

经调查，认定当事人马××在家中自宰生猪；屠宰生猪后，准备上市销售；屠宰后猪肉重量134公斤。

（三）适用法律及处罚决定

××县畜牧兽医局认定当事人的行为违反了《生猪屠宰管理条例》第二条第二款的规定，应当依照《生猪屠宰管理条例》第二十四条第一款的规定予以处罚。

2017年6月26日，××县畜牧兽医局对当事人作出了没收生猪产品134公斤和罚款4104元的行政处罚决定。2017年6月27日，将《行政处罚事先告知书》送达至当事人。2017年6月27日，将《行政处罚决定书》送达至当事人。2017年6月27日，当事人履行了行政处罚决定。

二、案卷

具体卷宗请扫二维码。

案例三

三、评析意见

（一）案由

本案行政处罚机关确定的案由为：未经定点屠宰生猪活动案，定性准确，表述规范。

（二）主体适格方面

1. 处罚主体适格方面

本案的处罚主体是××县畜牧兽医局，主体适格。

2. 被处罚主体适格方面

本案的被处罚主体是马××，被处罚主体适格。

（三）事实认定方面

1. 本案行政处罚机关认定的事实

第一，当事人马××在家中自宰生猪。

第二，屠宰生猪后，准备上市销售。

第三，屠宰后猪肉重量 134 公斤。

2. 评查意见

本案事实认定不清，货值金额认定证据不足。

3. 评查理由

第一，《农业行政执法文书制作规范》第十条第（二）项规定，（二）当事人为个人的，姓名应填写身份证或户口簿上的姓名；住址应填写常住地址或居住地址；"年龄"应以公历周岁为准。本案中当事人马××说明本人身份证已丢失，行政处罚机关应收集当事人户口本，或从公安部门调取马××的身份信息加盖公安部门公章，以证明当事人的主体资格。

第二，未对当事人是否取得了生猪定点屠宰许可资格进行调查，违法行为认定证据不足。

第三，货值认定证据不足。一是关于货值金额的认定。应当依据《最高人民法院、最高人民检察院关于办理生产、销售伪劣商品刑事案件具体应用法律若干问题的解释》（法释〔2001〕10 号）第二条第三款：货值金额以违法生产、销售的伪劣产品的标价计算；没有标价的，按照同类合格产品的市场中间价格计算。货值金额难以确定的，按照国家计划委员会、最高人民法院、最高人民检察院、公安部 1997 年 4 月 22 日联合发布的《扣押、追缴、没收物品估价管理办法》的规定，委托指定的估价机构确定。本案行政处罚机关认定当事人屠宰的生猪为 152 公斤，价格认定为每公斤 9 元，所依据证据材料为当事人的《询问笔录》和《物品价格确定书》，但《物品价格确定书》中存在 3 个日期，3 种价格，无法代表同类合格产品的市场中间价格，应当调查违法行为发生当日即：2017 年 6 月 22 日，检疫合格生猪的市场中间价格。二是根据当事人马××的《询问笔录》所述，执法人员扣押带回的是 134 公斤猪肉，与当事人屠宰的生猪为 152 公斤的情况不符，案卷中未就此进行说明，货值金额认定依据没有查清。三是执法过程中未对屠宰后的生猪及其副产品进行称重，导致货值金额认定不清。

（四）法律适用方面

本案法律适用准确。

（五）程序合法性方面

本案部分执法程序违反法定程序。

1. 评查意见

第一，《行政处罚事先告知书》时间为 2017 年 6 月 26 日，《行政处罚决定书》时间为 2017 年 6 月 27 日，未保障当事人陈述、申辩、听证权利。

第二，本案实施查封（扣押）强制措施，未经行政处罚机关负责人批准；未制作《查封（扣押）现场笔录》；未制作《解除查封（扣押）决定书》。

第三，本案行政处罚机关在作出行政处罚决定之前未制作《行政处罚决定审批表》。

第四，本案行政处罚机关作出行政处罚时，未向当事人下达《责令整改通知书》。

2. 评查理由

第一，《农业行政处罚程序规定》第三十八条规定，在作出行政处罚决定之前，农业行政处罚机关应当制作《行政处罚事先告知书》，送达当事人，告知拟给予的行政处罚内容及其事实、理由和依据，并告知当事人可以在收到告知书之日起三日内，进行陈述、申辩。符合听证条件的，告知当事人可以要求听证。

第二，《中华人民共和国行政强制法》第十八条规定，行政机关实施行政强制措施应当遵守下列规定：（一）实施前须向行政机关负责人报告并经批准；（二）由两名以上行政执法人员实施；（三）出示执法身份证件；（四）通知当事人到场；（五）当场告知当事人采取行政强制措施的理由、依据以及当事人依法享有的权利、救济途径；（六）听取当事人的陈述和申辩；（七）制作现场笔录；（八）现场笔录由当事人和行政执法人员签名或者盖章，当事人拒绝的，在笔录中予以注明；（九）当事人不到场的，邀请见证人到场，由见证人和行政执法人员在现场笔录上签名或者盖章；（十）法律、法规规定的其他程序。第二十七条规定，行政机关采取查封、扣押措施后，应当及时查清事实，在本法第二十五条规定的期限内作出处理决定。对违法事实清楚，依法应当没收的非法财物予以没收；法律、行政法规规定应当销毁的，依法销毁；应当解除查封、扣押的，作出解除查封、扣押的决定。

第三，《农业行政执法文书制作规范》第三十四条规定，行政处罚决定审批表是指事先告知后，执法人员就当事人陈述申辩或听证情况及处理意见报请执法机关负责人审批的文书。"陈述申辩或听证情况"栏应当如实写明当事人陈述申辩意见或听证情况。"处理意见"栏，由执法人员提出维持或变更行政处罚事先告知书所拟作处罚决定的处理意见。《农业行政处罚程序规定》第三十九条规定，农业行政处罚机关应当及时对当事人的陈述、申辩或者听证情况进行审查，认为违法事实清楚，证据确凿，决定给予行政处罚的，应当制作《行政处罚决定书》。

第四，《中华人民共和国行政处罚法》第二十三条规定，行政机关实施行政处罚时，应当责令当事人改正或者限期改正违法行为。

（六）本案中存在的其他问题

1.《立案审批表》中存在的问题

案由未加"涉嫌"。《农业行政执法文书制作规范》第八条规定，文书中"案由"填写为"违法行为定性＋案"，例如：无农药登记证生产农药案。在立案和调查取证阶段文书中"案由"应当填写为："涉嫌＋违法行为定性＋案"。

2.《案件处理意见书》中存在的问题

一是调查结论叙述均错误地使用了第二人称，此处应使用第三人称予以表述。二是处罚内容中表述"没收生猪产品及部分屠宰工具"不准确，且在其他文书中无没收屠宰工具的相关描述。《生猪屠宰管理条例》第二十四条第一款规定，违反本条例规定，未经定点从事生猪屠宰活动的，由畜牧兽医行政主管部门予以取缔，没收生猪、生猪产品、屠宰工具和设备以及违法所得，并处货值金额3倍以上5倍以下的罚款；货值金额难以确定的，对单位并处10万以上20万元以下的罚款，对个人并处5000元以上1万元以下的罚款；

构成犯罪的，依法追究刑事责任。

3. 当事人住址和年龄的问题

一是当事人的住址应为常住地址，即：××县××小区×号楼×单元××房间。二是当事人年龄多处计算错误，当事人年龄应为42岁。《农业行政执法文书制作规范》第十条规定第（二）项的规定，（二）当事人为个人的，姓名应填写身份证或户口簿上的姓名；住址应填写常住地址或居住地址；"年龄"应以公历周岁为准。

4. 其他问题

一是未对屠宰工具和设备进行查封扣押。二是案卷目录中未体现《查封（扣押）决定书》。三是《询问笔录》中第1页无执法人员及当事人签字，《照片》《驾驶证》《物品价格确认书》等证据材料无执法人员签字。四是《现场检查（勘验）笔录》和现场拍摄照片显示当事人屠宰后的生猪为未劈半的整头生猪，但《封存扣押的生猪产品照片》显示为劈半后几片生猪产品，前后矛盾。

（七）思考与探索

（1）《现场检查（勘验）笔录》中表述，冰柜中有部分剩余的生猪产品，附有检疫证明，但未进行深入调查。

（2）本案应对当事人是否长期从事私屠滥宰行为进行调查，进一步认定违法情节，确定自由裁量和处罚幅度。

（3）本案应对当事人购买此批淘汰母猪的情况进行核实，并查证是否持有《动物检疫合格证明》，排除存在其他违法行为。

案例四 杨××未经定点屠宰生猪屠宰活动案

一、案例概述

（一）案件来源

2015年12月24日凌晨5点，××区水产畜牧兽医局执法人员监督检查发现，××区××镇××路口居民楼杨××家有人在屠宰生猪。

（二）案件经过及事实认定

2015年12月24日凌晨5点，××区水产畜牧兽医局执法人员监督检查发现，××区××镇××路口居民楼杨××家有人在屠宰生猪，有4头生猪已杀死，旁侧3个猪栏分别圈着11头、4头、6头共21头待宰生猪，地面散落着屠宰工具，血污横流。当事人杨××未能提供《生猪定点屠宰证》。

2015年12月24日14:42—17:29、2015年12月25日10:55—12:00、2015年12月28日10:40—12:15，执法人员对当事人杨××进行了3次询问，并分别制作了《询问笔录》。

2015年12月24日09:01—09:32、2015年12月28日16:20—17:20，执法人员对案件相关人员（场地所有人）陈××进行了2次询问，并分别制作了《询问笔录》。

2015年12月24日11:48—12:30，执法人员对案件相关人员（杀猪人）潘××进行了询问，并制作了《询问笔录》。

2015年12月24日11:20—12:00，执法人员对案件相关人员（杀猪人）韦××进行了询问，并制作了《询问笔录》。

2015年12月24日09:41—10:40，执法人员对案件相关人员（杀猪人）黄××进行了询问，并制作了《询问笔录》。

2015年12月24日12:06—12:22，执法人员对案件相关人员（卖肉人）朱某进行了询问，并制作了《询问笔录》。

2015年12月24日10:43—11:47，执法人员对案件相关人员（杀猪人）韦××进行了询问，并制作了《询问笔录》。

经调查，认定本案当事人杨××未取得《生猪定点屠宰证》从事生猪屠宰活动的事实。宰杀后的生猪用于销售；宰杀的4头生猪货值6780元。

（三）适用法律及处罚决定

××区水产畜牧兽医局认定当事人杨××的行为违反了《生猪屠宰管理条例》第二条第二款的规定，应当依照《生猪屠宰管理条例》第二十四条第一款的规定予以处罚。

2015年12月24日，××区水产畜牧兽医局对当事人杨××的屠宰工具（屠宰刀、钩、磨刀棒、账本）和生猪（21头生猪和屠宰的4头生猪）作出查封（扣押、隔离）决定。

2015年12月24日，××区水产畜牧兽医局对已屠宰的4头生猪作出解除查封（扣押、隔离）决定。

2015年12月24日，××区水产畜牧兽医局对当事人杨××作出了《病害动物（动物产品）无害化处理通知书》，对已屠宰的4头生猪进行无害化处理。

2015 年 12 月 30 日，××区水产畜牧兽医局对 21 头生猪作出解除查封（扣押、隔离）决定。

2015 年 12 月 30 日，××区水产畜牧兽医局给当事人杨××送达了《行政处罚事先告知书》。当日，当事人书面表示自愿放弃陈述、申辩及听证权利。

2015 年 12 月 30 日，××区水产畜牧兽医局给当事人杨××送达了《行政处罚决定书》。当事人按期履行了行政处罚决定。

二、案卷

具体卷宗请扫二维码。

案例四

三、评析意见

（一）案由

本案行政处罚机关确定的案由为：未经定点从事生猪屠宰活动案，定性准确，表述规范。

（二）主体适格方面

1. 处罚主体适格方面

本案的行政处罚机关是××市××区畜牧水产兽医局，处罚主体适格。

2. 被处罚主体适格方面

（1）本案的被罚主体

本案的被处罚主体是杨××。

（2）评查意见

本案的被处罚主体不适格，处罚主体应该是杨××和陈××。

（3）评查理由

被处罚主体不适格。《询问笔录》材料显示，当事人杨××和陈××为共同违法行为人，在本案中仅将杨××作为被处罚主体，未将陈××列为被处罚主体。

（三）事实认定方面

1. 本案行政处罚机关认定的事实

第一，当事人杨××未经定点从事生猪屠宰活动。

第二，宰杀后的生猪用于销售。

第三，宰杀后的 4 头生猪货值 6780 元。

第四，其余 21 头生猪是当事人打算拉到××屠宰场宰杀的。

2. 评查意见

本案事实认定不清，证据不足。

3. 评查理由

第一，本案事实认定不清。本案中对杨××和陈××的询问能够证明涉案的屠宰地点归陈××所有，杨××和陈××合伙经营，但本案行政处罚机关未将陈××列为共同违法行为人，未对其违法行为进行处罚。更重要的是，当事人杨××及相关人员的《询问笔录》均指出当事人从事生猪屠宰已有一段时间，但本案行政处罚机关未根据《询问笔录》及账本线索对当事人是否存在其他违法行为进行深入调查，如：从事生猪屠宰活动的时间、屠宰生猪的数量、货值金额和参与人等，缺少对当事人未经定点从事生猪屠宰活动的社会危害性和严重程度的定性定量证据，事实认定不清。

第二，货值金额认定不清。一是对货值金额认定错误，应按照当事人卖肉时的标价计算或同类检疫检验合格猪肉的市场中间价格计算。关于货值金额的认定应当依据《最高人民法院、最高人民检察院关于办理生产、销售伪劣商品刑事案件具体应用法律若干问题的解释》（法释〔2001〕10号）第二条第三款：货值金额以违法生产、销售的伪劣产品的标价计算；没有标价的，按照同类合格产品的市场中间价格计算。货值金额难以确定的，按照国家计划委员会、最高人民法院、最高人民检察院、公安部1997年4月22日联合发布的《扣押、追缴、没收物品估价管理办法》的规定，委托指定的估价机构确定。二是对当事人屠宰的4头生猪，未进行称重，仅凭《询问笔录》就确认4头生猪屠宰后生猪产品的数量及货值金额。三是《现场检查（勘验）笔录》中仅记录了屠宰的生猪数量，没有关于屠宰后4头生猪产品的具体数量，影响了货值金额认定。四是本案行政处罚机关虽然查封（扣押）当事人的账本，但没有对账本中有关本案货值金额信息进行描述。

（四）法律适用方面

本案适用法律正确。

（五）程序合法性

本案部分执法程序违反法定程序。

1. 评查意见

第一，实施查封扣押行政强制措施程序违法。一是本案中实施查封、扣押措施时，无审批程序。二是未制作《查封（扣押）现场笔录》。

第二，未保障当事人的陈述、申辩权利。本案属于听证类案件，《行政处罚事先告知书》中告知当事人有听证权利，在当事人声明放弃听证权利后，执法机关在《行政处罚事先告知书》送达当日送达了《行政处罚决定书》，未留足3天，执法程序违法。

第三，重大案件集体讨论决定程序违法。本案进行了重大案件集体讨论，但重大案件集体讨论的时间在《案件处理意见书》之前，执法程序违法。重大案件集体讨论的时间，应当在执法人员提出拟处理意见之后，执法机关负责人签署意见之前。

第四，未作出对屠宰后的4头生猪产品进行没收的行政处罚决定就进行销毁，程序违法。《行政处罚事先告知书》、《行政处罚决定书》送达时间为2015年12月30日，4头屠宰后的生猪销毁时间为12月24日，销毁时间在未作出行政处罚前，执法程序违法。

2. 评查理由

第一，《中华人民共和国行政强制法》第十八条规定，行政机关实施行政强制措施应当遵守下列规定：（一）实施前须向行政机关负责人报告并经批准；（二）由两名以上行政执法人员实施；（三）出示执法身份证件；（四）通知当事人到场；（五）当场告知当事人采取行政强制措施的理由、依据以及当事人依法享有的权利、救济途径；（六）听取当事人的陈述和申辩；（七）制作现场笔录；（八）现场笔录由当事人和行政执法人员签名或者盖章，当事人拒绝的，在笔录中予以注明；（九）当事人不到场的，邀请见证人到场，由见证人和行政执法人员在现场笔录上签名或者盖章；（十）法律、法规规定的其他程序。

第二，《农业行政处罚程序规定》第三十八条规定，在作出行政处罚决定之前，农业行政处罚机关应当制作《行政处罚事先告知书》，送达当事人，告知拟给予的行政处罚内容及其事实、理由和依据，并告知当事人可以在收到告知书之日起三日内，进行陈述、申辩。符合听证条件的，告知当事人可以要求听证。当事人无正当理由逾期未提出陈述、申辩或者要求听证的，视为放弃上述权利。《农业行政处罚程序规定》第三十九条规定，农业行政处罚机关应当及时对当事人的陈述、申辩或者听证情况进行审查，认为违法事实清楚，证据确凿，决定给予行政处罚的，应当制作《行政处罚决定书》。

第三，《农业行政处罚程序规定》第三十七条规定，执法人员在调查结束后，认为案件事实清楚，证据充分，应当制作《案件处理意见书》，报农业行政处罚机关负责人审批。案情复杂或者有重大违法行为需要给予较重行政处罚的，应当由农业行政处罚机关负责人集体讨论决定。

第四，《中华人民共和国行政强制法》第二十七条规定，行政机关采取查封、扣押措施后，应当及时查清事实，在本法第二十五条规定的期限内作出处理决定。对违法事实清楚，依法应当没收的非法财物予以没收；法律、行政法规规定应当销毁的，依法销毁；应当解除查封、扣押的，作出解除查封、扣押的决定。

（六）本案中存在的其他问题

1.《行政处罚决定书》中存在的问题

一是未列举相关证据，未对证据证明的内容进行说明。二是依据《生猪屠宰管理条例》第二十一条第（三）项"（三）查阅、复制有关记录、票据以及其他资料"，执法人员可以查阅和复制账本，但不可没收，更不能作为行政处罚的内容。三是《行政处罚决定书》中表述《行政处罚事先告知书》的送达日期、当事人放弃陈述申辩和听证权利的日期为 2015 年 12 月 29 日，与后边案卷中 2015 年 12 月 30 日不符。

2.《行政处罚立案审批表》中存在的问题

一是执法机关负责人签署意见不准确，未指定执法人员办案。二是《行政处罚立案审批表》空白处未做处理。《农业行政执法文书制作规范》第六条规定，文书设定的栏目，应当逐项填写，不得遗漏和随意修改。无需填写的，应当用斜线划去。

3.《询问笔录》中存在的问题

一是韦××2015 年 12 月 24 日、朱××2015 年 12 月 24 日、韦××2015 年 12 月 24 日、杨××2015 年 12 月 25 日、陈××2015 年 12 月 28 日和 2015 年 12 月 24 日的 6 份《询问笔录》中，均未填写被询问人身份证号码。二是《询问笔录》中第 1 页均无执法人员签字，第 2 页及第 3 页，执法人员未签署日期。《农业行政执法文书制作规范》第十二条规定，执法文书首页不够记录时，可以附纸记录，但应当注明页码，由相关人员签名并注明日期。三是 2015 年 12 月 24 日黄××的《询问笔录》中，黄××年龄填写"26 岁"错误，应为"35 岁"。《农业行政执法文书制作规范》第十条规定第（二）项的规定，（二）当事人为个人的，姓名应填写身份证或户口簿上的姓名；住址应填写常住地址或居住地址；"年龄"应以公历周岁为准。

4.《案件处理意见书》中存在的问题

一是在当事人一栏中未将对应单位的表格划掉。二是本案附有对 7 个不同的人作出的 10 个询问笔录，案件调查经过中并未说明被询问人之间的关系。三是所附证据材料中表明《询问笔录》为 9 个，但实际附有 10 个《询问笔录》。四是未将当事人身份证复印件作为证据列出；证据材料中列出的现场照片未附在案卷中；《查封扣押决定书》并不是证据材料，不应当列出。五是案件中收集有当事人杨××的身份证复印件，也有当事人按指印确认，但在《案件处理意见书》中未在"所附证据材料"中列出此身份证复印件。六是调查结论中，未将证据进行列出并进行分析。七是未说明《××区水产畜牧兽医局主要职责内设机构和人员编制规定》列出的目的。八是执法机关负责人未注明"经执法机关负责人集体讨论"的意见。

5. 查封扣押的有关问题

一是《生猪屠宰管理条例》第二十一条第四项规定为"（四）查封与违法生猪屠宰活动有关的场所、设施，扣押与违法生猪屠宰活动有关的生猪、生猪产品以及屠宰工具和设备"，执法人员不能对当事人的账本实施查封、扣押措施。可依据《生猪屠宰管理条例》第二十一条第（三）项"（三）查阅、复制有关记录、票据以及其他资料"对账本实施查阅和复制。二是《查封（扣押、隔离）决定书》未使用规范的农业行政执法文书。三是《解除查封（扣押、隔离）审批表》不是农业行政执法基本文书，两份《解除查封（扣押、隔离）审批表》文号重复。

6.《送达回证》中存在的问题

一是送达回证中"送达文书及文号"一栏只列出了文号，文书名称未填写。二是未记录《病害动物无害化处理通知书》是否向当事人送达。

7. 其他问题

一是案卷封面中案由一栏表述不准确。二是对没收的屠宰工具未制作《罚没物品处理记录》。三是《行政处罚结案报告》中未写明处罚决定的内容，执行情况表述不规范。四是《现场检查（勘验）笔录》中提到现场附有照片，但案卷中未附现场检查时的照片。五是案卷中附有 2 张执法人员进行生猪无害化处理的照片，仅标注了时间和地点，无当事人或提供人的签名确认。

（七）思考与探索

（1）案件是否应当移交的问题。本案执法现场涉及 25 头生猪，货值已经超过 5 万元，且案件相关人员《询问笔录》中表明，该屠宰点已经营数月，本案是否应当移交公安部门，值得思考。

（2）当事人还涉嫌存在其他违法行为。本案行政处罚机关未调取 25 头涉案生猪的产地检疫合格证明，当事人涉嫌屠宰应当检疫而未经检疫的生猪，应当按照《中华人民共和国动物防疫法》进行处罚。

（3）对涉案的其余 21 头生猪应做进一步调查。本案执法现场涉及 25 头猪，其中 4 头猪已经屠宰，其余 21 头待宰生猪，仅有当事人供述要到其他定点屠宰场进行屠宰，无相关证据证明其真实用途。

（4）本案遗憾的地方是，执法人员未对当事人的 5 本台账进行调查分析，应将其作为重要的确定违法事实的证据列入案卷中。

案例五　蒋××未经定点从事生猪屠宰活动案

一、案例概述

（一）案件来源

2016 年 8 月 23 日凌晨，××市水产畜牧兽医局会同××市公安局××分局执法人员依法对位于××市××镇××村××的 1 个屠宰点（当事人蒋××）进行突击检查。

（二）案件经过及事实认定

2016 年 8 月 23 日凌晨，执法人员现场检查发现：（1）屠宰点内有 6 人，1 人在清洗内脏，3 人在屠宰水池边工作；（2）已劈半的猪胴体 5 片，合计 426.4 斤[*]，3 个猪头和 3 副内脏合计 90.4 斤，已刮毛未开膛的猪胴体 277.4 斤，待宰生猪 8 头，均无畜禽标识；（3）记账本 1 本，记账单 8 张，刀具 14 把，钩 18 把，电子秤 1 台。现场未发现生猪定点屠宰许可牌照、工商营业执照、动物防疫条件合格证、动物检疫合格证明和生猪养殖档案等相关材料，当事人也无法提供，遂于同日进行立案和调查。

2016 年 8 月 23 日 04:30—05:30 对当事人、2016 年 8 月 23 日 4:47—5:23 对当事人屠宰生猪帮工白××、2016 年 8 月 23 日 5:03—5:22 对当事人屠宰生猪帮工蒋××、2016 年 8 月 23 日 5:42—6:13 对猪肉商贩胡××、2016 年 8 月 23 日 6:00—6:30 对猪肉商贩杨××等、2016 年 8 月 23 日 6:30—6:58 对当事人妻子钟××等 6 人分别进行询问。

2016 年 8 月 23 日，××市动物卫生监督所出具了《检疫结果认定书》，判定该批次生猪及产品检疫不合格。同日，××市水产畜牧兽医局对该批生猪产品的猪肺、猪肝及淋巴结等进行采样 6 份，送××动物疫病控制中心进行检测。

经调查，认定本案当事人未经定点从事生猪屠宰活动，同时认定本案当事人生产、销售不符合卫生标准的食品。

（三）适用法律及处罚决定

××市水产畜牧兽医局认定当事人的行为违反了《生猪屠宰管理条例》第二条第二款的规定，应当依照《生猪屠宰管理条例》第二十四条第一款的规定予以处罚。认定当事人的行为违反了刑法第一百四十三条和第二百二十五条的规定，应当依照两高院《关于办理危害食品安全刑事案件适用法律若干问题的解释》第一条第二项的规定移送公安机关。

2016 年 8 月 23 日，××市水产畜牧兽医局对涉案的相关物品（猪胴体、生猪、台账、刀具等）进行了没收处理，向当事人送达了《没收决定书》。同日，对涉案生猪及产品进行了无害化处理，制作了《处理记录》。同日，××市水产畜牧兽医局以"生产、销售不符合食品安全标准的食品"为由将本案移送至××市公安局××分局。××市公安局××分局于当日立案并出具了回执。

2016 年 9 月 7 日，××动物疫病控制中心出具《检测报告》，报告显示，所送样品中有 4 份检出猪圆环病毒阳性，其余均为阴性。

---

[*]　斤为非法定计量单位，1 斤＝500 克。

二、案卷

具体卷宗请扫二维码。

案例五

三、评析意见

（一）案由

本案处罚机关确定的案由为：未经定点从事生猪屠宰活动案，定性准确、表述规范。

（二）主体适格方面

1. 处罚主体适格方面

本案的处罚主体是××市水产畜牧兽医局，处罚主体适格。

2. 被罚主体适格方面

（1）本案的被罚主体

本案的被处罚主体是：蒋××。

（2）评查意见

被罚主体不够明确。

（3）评查理由

本案中认定当事人蒋××为自然人，但未依法提取其身份证复印件并由其签字确认，未能完全核实其个人基本信息。《农业行政执法文书制作规范》第十条规定，文书中当事人情况应当按如下要求填写：（二）当事人为个人的，姓名应填写身份证或户口簿上的姓名；住址应填写常住地址或居住地址；"年龄"应以公历周岁为准。

（三）事实认定方面

1. 本案行政处罚机关认定的事实

第一，当事人蒋××在未取得《生猪定点屠宰证》的情况下，私自在位于××市××镇××村××屠宰加工生猪。

第二，现场已开边的生猪胴体 5 边，合计 426.4 斤，3 个猪头和 3 副内脏合计 90.4 斤，已刮毛未开膛的猪胴体 277.4 斤，待宰生猪 8 头为涉案物品。

第三，案情重大，符合两高院《关于办理危害食品安全刑事案件适用法律若干问题的解释》移送标准。

2. 评查意见

本案主要事实基本清楚，但证据不够充分。

3. 评查理由

第一，未核实当事人及现场相关人员基本信息。虽对当事人及现场相关人员逐个进行了询问，制作了《询问笔录》，但未提取、核实相关人员的身份证复印件，又未经相关人员签字和确认，采集的证据证明力不足。《农业行政执法文书制作规范》第十一条规定，询问笔录、现场检查（勘验）笔录、查封（扣押）现场笔录、听证笔录等文书，应当场交当事人阅读或者向当事人宣读，并由当事人逐页签字盖章或捺指印确认。当事人拒绝签字盖章或拒不到场的，执法人员应当在笔录中注明，并可以邀请在场的其他人员签字。记录有遗漏或者有差错的，可以补充和修改，并由当事人在改动处签章或捺指印确认。

第二，案卷中未附具现场照片。在《现场检查（勘验）笔录》中有对现场进行了拍照和摄像的记录，但案卷中未见附具现场照片，证明力不足。

第三，对是否定点问题没有核查到位。在《现场检查（勘验）笔录》中对该屠宰点无生猪定点屠宰许可牌照的情况进行了说明，对当事人的《询问笔录》也能够互相印证该屠宰场未办理相关手续、不具备生猪定点许可相关证照的情况，但最好还能提供辖区内生猪定点屠宰场的汇总数据库查询比对记录进行佐证。

第四，有关线索未进行深入核查。一是本案行政处罚机关开展现场检查过程中，当事人屠宰了4头生猪，有3头劈半，应为6片猪肉及一头未净膛整头，但现场仅发现5片猪肉，执法人员未对另一片猪肉去向开展调查。二是根据相关人员的《询问笔录》，本案中当事人涉嫌从事未经定点屠宰生猪行为存在一定时间，但本案行政处罚机关未开展深入调查，未收集相关证据材料。

（四）法律适用方面

本案法律适用正确。

（五）程序合法性

本案部分执法程序违反法定程序。

1. 评查意见

第一，本案中只有××市动物卫生监督所执法人员的合议记录，参加人员均为××市动物卫生监督所（执法机构）的执法人员，行政处罚机关人员缺席。本案行政执法机关未开展行政处罚机关负责人集体讨论，执法程序违法。

第二，××市水产畜牧兽医局未对涉案物品进行妥善保存，移送案件时未将相关的涉案物品一并移送，执法程序违法。

第三，本案处罚机关未作出行政处罚决定之前，对当事人的涉案物品进行没收。处罚机关没收当事人的非法财物属于行政处罚决定，本案处罚机关未履行告知、审批、决定程序开展行政处罚，执法程序违法。

第四，未制作《结案报告》，未经审批结案，执法程序违法。

2. 评查理由

第一，对当事人涉嫌犯罪案件移送公安部门，属于案情重大复杂，依据《中华人民共和国行政处罚法》第三十八第二款的规定：对情节复杂或者重大违法行为给予较重的行政处罚，行政机关的负责人应当集体讨论决定。

第二，依据《行政执法机关移送涉嫌犯罪案件的规定》（国务院令第310号）第四条第一款、第二款：行政执法机关在查处违法行为过程中，必须妥善保存所收集的与违法行为有关的证据。行政执法机关对查获的涉案物品，应当如实填写涉案物品清单，并按照国家有关规定予以处理。对易腐烂、变质等不宜或者不易保管的涉案物品，应当采取必要措施，留取证据；对需要进行检验、鉴定的涉案物品，应当由法定检验、鉴定机构进行检验、鉴定，并出具检验报告或者鉴定结论。《行政执法机关移送涉嫌犯罪案件的规定》（国务院令第 310 号）第十二条规定：行政执法机关对公安机关决定立案的案件，应当自接到立案通知书之日起 3 日内将涉案物品以及与案件有关的其他材料移交公安机关，并办结交接手续；法律、行政法规另有规定的，依照其规定。

第三，本案中执法人员应当依据《中华人民共和国行政处罚法》第三十七条第二款规定对涉案物品进行先行登记保存，或者依据《中华人民共和国行政强制法》第十八条规定，对涉案物品进行查封扣押。

第四，《农业行政处罚程序规定》第六十三条规定：农业行政处罚案件终结后，案件调查人员应填写《行政处罚结案报告》，经农业行政处罚机关负责人批准后结案。

（六）本案中存在的其他问题

本案部分文书制作不符合《农业行政执法文书制作规范》的要求。

1. 案卷《封面》制作不规范

案卷文号应为"×渔牧（屠宰）移〔2016〕1 号"，档案编号应为 2016001。《农业行政执法文书制作规范》第九条第二款规定，"案号"为"行政区划简称＋执法机关简称＋执法类别＋行为种类简称（如立、告、罚等）＋年份＋序号"。如××市延庆县农业局制作的文书，行政处罚立案审批表"案号"可编写为"延农（农药）立〔2012〕1 号"。特殊情况下，"执法类别"可以省略。

2.《行政处罚立案审批表》的问题

文书编号不规范，应为×渔牧（屠宰）立〔2016〕1 号；案由应为"涉嫌未经定点从事生猪屠宰活动案"，且未填写当事人身份证号。《农业行政执法文书制作规范》第八条规定，文书中"案由"填写为"违法行为定性＋案"，例如：无农药登记证生产农药案。在立案和调查取证阶段文书中"案由"应当填写为："涉嫌＋违法行为定性＋案"。

3.《现场勘验记录》未见记载有执法人员出示执法证件的记录

《农业行政处罚程序规定》第十九条规定，执法人员调查处理农业行政处罚案件时，应当向当事人或者有关人员出示执法证件。有统一执法服装或执法标志的应当着装或佩戴执法标志。农业行政执法证件由农业部统一制定，省级以上农业行政主管部门法制工作机构负责执法证件的发放和管理工作。

4. 蒋××的《询问笔录》的问题

询问逻辑混乱，未进一步核实关键问题。如问："他们是谁?"，答："老婆、儿子、女婿"，没有进一步核实相关人员情况，又如问："你买回来的这些生猪佩戴有耳标及检疫证明吗?"，答"买回来的猪无耳标、无检疫证明"，未进一步核实清楚猪的来源等情况。

5.《没收物品审批表》的问题

一是案由应为"未经定点从事生猪屠宰活动案"；二是未使用规范的农业行政执法文书，为自创格式。

6.《没收决定书》的问题

一是文号不规范，应为"×渔牧（屠宰）没〔2016〕1 号""；二是未使用规范的农业行政执法文书，为自创格式。

7. 关于《案件处理意见书》的问题

一是案由应为"未经定点从事生猪屠宰活动案"；二是在调查结论中及处理意见中，

对经过重大案件集体讨论的情况没有说明；三是执法机关意见填写不规范，未说明"经过班子集体讨论，同意执法机构意见"的字样。

8.《送达回证》的问题

一是案由应为"未经定点从事生猪屠宰活动案"；二是空白处应用斜线划掉或注明"以下空白"字样。《农业行政执法文书制作规范》第六条规定，文书设定的栏目，应当逐项填写，不得遗漏和随意修改。无需填写的，应当用斜线划去。

9.《备考表》的问题

一是标题"××动物卫生监督"字样应删除，二是"立卷人""检查人"应手写签名。《农业行政执法文书制作规范》第四十四条第三款规定，备考表应当填写卷中需要说明的情况，并由立卷人、检查人签名。

10. 页码编写的问题

未按农业部执法文书制作规范要求编写页码。《农业行政执法文书制作规范》第四十八条规定，卷内文件材料应当用阿拉伯数字从"1"开始依次编写页号；页号编写在有字迹页面正面的右上角和背面的左上角；大张材料折叠后应当在有字迹页面的右上角编写页号；A4 横印材料应当字头朝装订线摆放好再编写页号。

案例六 罗××未经定点从事生猪屠宰活动案

一、案情概述

（一）案件来源

2015年5月23日，××市××委员会集中开展"亮剑"行动，行动中，在××市××区××镇××组现场查获未经定点屠宰的当事人罗××的屠宰点。

（二）案件经过及事实认定

2015年5月23日，执法人员现场查获待宰生猪10头，已屠宰生猪5头（4头已加工为胴体，1头未脱毛）。

2015年5月23日分别对当事人罗××进行两次询问，对屠宰工陈××、屠宰及销售人员汪××、屠宰工陈××3人分别进行了一次询问。

2015年5月23日，本案行政机关××市××委员会对涉案10头生猪及650公斤猪产品（5头屠宰后的生猪）进行查封扣押。

2015年5月24日涉案10头生猪在所扣押的场地进行依法拍卖，所拍卖款按照有关规定上缴财政，已屠宰的5头作无害化处理。

经调查，认定本案当事人未经定点从事生猪屠宰活动。

（三）适用法律及处罚决定

本案处罚机关认定当事人违反了《生猪屠宰管理条例》第二条第二款的规定，应按照《生猪屠宰管理条例》第二十四条之规定进行处罚。除没收生猪及生猪产品外，罚款36270元。

2015年7月16日，××市××委员会给当事人送达了《行政处罚事先告知书》，当事人拒绝签字。

2015年8月21日，××市××委员会对当事人作出行政处罚决定。

在案件处理后期，当事人极不配合，拒绝签收执法文书，在当地基层组织配合下，执法人员对《行政处罚事先告知书》《行政处罚决定书》《履行行政处罚催告书》采取留置送达，并录像作证。

2016年3月，××市××委员会依法申请××区人民法院强制执行当事人缴纳罚款的义务。通过法院调查，当事人全额缴纳罚款有一定难度，在法院主持下，本着行政处罚与教育相结合的原则，××市农委与当事人达成协议：收缴罚款25000元。

2016年5月27日当事人缴纳罚款。

二、案卷

具体卷宗请扫二维码。

案例六

三、评析意见

(一)案由

本案处罚机关确定的案由为：罗××未经定点从事生猪屠宰活动案，定性准确、表述规范。

(二)主体适格方面

1. 处罚主体适格方面

本案的处罚主体是××市水产畜牧兽医局，处罚主体适格。

2. 被罚主体适格方面

本案的被处罚主体是罗××，被处罚主体适格。

(三)事实认定方面

1. 本案行政处罚机关认定的事实

第一，本案行政处罚机关认定当事人罗××在未取得《生猪定点屠宰证书》情况下，私自在××市××区××镇××组屠宰生猪。

第二，本案处罚机关认定现场 10 头生猪及 650 公斤猪产品（5 头屠宰后的生猪）为涉案物品，货值金额的认定以 650 公斤猪产品（已宰杀的 5 头生猪）为基准。

第三，本案处罚机关认定当事人违法行为轻微，符合从轻处罚标准。

2. 评查意见

第一，本案货值金额认定不准确。

第二，本案定性不准确，不符合依法从轻处罚的条件。

3. 评查理由

第一，根据当事人罗××以及该屠宰场工人陈××的《询问笔录》内容可知，2015年 5 月 23 日当天是计划杀 15 头猪，执法人员检查时，刚好总共杀了 5 头。因此，对于货值金额的认定应以 15 头生猪的重量为基准。本案行政处罚机关对于货值金额的认定仅以已宰杀的 5 头生猪为基准，显然是错误的。且本案行政处罚机关未对当事人屠宰 5 头生猪后的猪副产品进行货值金额认定。

第二，本案行政处罚机关依据《生猪屠宰管理条例》第二十四条第一款的规定，对当事人处货值金额 3 倍罚款，即罚款 36270 元，属于从轻处罚。根据《中华人民共和国行政处罚法》第二十七条当事人有下列情形之一的，应当依法从轻或者减轻行政处罚：（一）主动消除或者减轻违法行为危害后果的；（二）受他人胁迫有违法行为的；（三）配合行政机关查处违法行为有立功表现的；（四）其他依法从轻或者减轻行政处罚的。当事人不符合依法从轻处罚的条件，并且在案件处理后期，当事人极不配合，拒绝签收执法文书，性质较恶劣。

（四）法律适用方面

本案法律适用正确。

（五）程序合法方面

本案部分执法程序违反法定程序。

1. 评查意见

第一，本案行政处罚机关作出行政处罚前未留足三天当事人陈述申辩及申请听证的时间，执法程序违法。

第二，本案行政处罚机关执法人员使用查封（扣押）行政强制措施未办理审批手续，未制作《行政强制措施现场检查笔录》《查封（扣押）决定书》，执法程序违法。

第三，本案行政处罚机关未作出行政处罚决定前，对当事人屠宰的生猪进行没收处理，且在查封（扣押）期间未作出行政处罚决定，程序违法。

2. 评查理由

第一，依据《农业行政处罚程序规定》第三十八条规定，在作出行政处罚决定之前，农业行政处罚机关应当制作《行政处罚事先告知书》，送达当事人，告知拟给予的行政处罚内容及其事实、理由和依据，并告知当事人可以在收到告知书之日起三日内，进行陈述、申辩。符合听证条件的，告知当事人可以要求听证。当事人无正当理由逾期未提出陈述、申辩或者要求听证的，视为放弃上述权利。《农业行政处罚程序规定》第三十九条规定，农业行政处罚机关应当及时对当事人的陈述、申辩或者听证情况进行审查，认为违法事实清楚，证据确凿，决定给予行政处罚的，应当制作《行政处罚决定书》。

第二，《中华人民共和国行政强制法》第十八条规定，行政机关实施行政强制措施应当遵守下列规定：（一）实施前须向行政机关负责人报告并经批准；（二）由两名以上行政执法人员实施；（三）出示执法身份证件；（四）通知当事人到场；（五）当场告知当事人采取行政强制措施的理由、依据以及当事人依法享有的权利、救济途径；（六）听取当事人的陈述和申辩；（七）制作现场笔录；（八）现场笔录由当事人和行政执法人员签名或者盖章，当事人拒绝的，在笔录中予以注明；（九）当事人不到场的，邀请见证人到场，由见证人和行政执法人员在现场笔录上签名或者盖章；（十）法律、法规规定的其他程序。第十九条规定，情况紧急，需要当场实施行政强制措施的，行政执法人员应当在二十四小时内向行政机关负责人报告，并补办批准手续。行政机关负责人认为不应当采取行政强制措施的，应当立即解除。

第三，《中华人民共和国行政处罚法》第八条规定，行政处罚的种类：（二）罚款；（三）没收违法所得、没收非法财物；《中华人民共和国行政强制法》第二十五条规定：查封、扣押的期限不得超过三十日；情况复杂的，经行政机关负责人批准，可以延长，但是延长期限不得超过三十日。法律、行政法规另有规定的除外。第二十七条规定，行政机关采取查封、扣押措施后，应当及时查清事实，在本法第二十五条规定的期限内作出处理决定。对违法事实清楚，依法应当没收的非法财物予以没收；法律、行政法规规定应当销毁的，依法销毁；应当解除查封、扣押的，作出解除查封、扣押的决定。

（六）本案中存在的其他问题

未对涉案屠宰工具和设备进行调查和处理。《生猪屠宰管理条例》第二十四条第一款规定，违反本条例规定，未经定点从事生猪屠宰活动的，由畜牧兽医行政主管部门予以取缔，没收生猪、生猪产品、屠宰工具和设备以及违法所得，并处货值金额 3 倍以上 5 倍以下的罚款；货值金额难以确定的，对单位并处 10 万以上 20 万元以下的罚款，对个人并处 5000 元以上 1 万元以下的罚款；构成犯罪的，依法追究刑事责任。本案从扣押程序开始，均只对 10 头生猪及 5 头猪胴体进行了扣押及没收，未对屠宰工具和设备进行扣押及没收。

案例七　张××未经定点从事生猪屠宰活动案

一、案例概述

（一）案件来源

2017 年 7 月 14 日，××县农业局动物卫生监督所执法人员在对××县××街农贸市场进行生猪产品经营市场开展联合监督检查过程中发现。

（二）案件经过及事实认定

2017 年 7 月 14 日 08:31，××县××局动物卫生监督所执法人员执法人员在对××县××街农贸市场检查过程中，发现张××家的摊位（有登记经营者为祁××的个体工商户营业执照）经营无检疫标志及《动物检疫合格证明》的猪肉 21.02 公斤。

2017 年 7 月 14 日 15:02—55 执法人员对当事人张××及其妻子祁××进行询问。

2017 年 7 月 14 日 16:26，执法人员对××县××镇××村委会上旧城村当事人张××家老房子进行检查，发现现场有灶台，灶台上有一口大锅，现场未发现屠宰痕迹。

2017 年 7 月 20 日，××县动物卫生监督所委托××县发展和改革局对 2017 年 7 月 14 日涉案生猪进行价格认定。

2017 年 7 月 21 日，××县发展和改革局作出价格认定结论，认定该头 80 公斤生猪价格为 1040 元。

经调查，认定当事人未经定点从事生猪屠宰活动，且将屠宰的肉品用于经营的事实。

（三）适用法律及处罚决定

××县××局认定当事人的行为违反了《生猪屠宰管理条例》第二条第二款的规定，应当依照《生猪屠宰管理条例》第二十四条第一款的规定予以处罚。

2017 年 8 月 3 日，××县××局向当事人下达了《行政处罚事先告知书》，拟作出没收生猪产品 21.02 公斤，并处以货值金额 1040 元的 5 倍计 5200 元罚款，××县××局听取了当事人陈述申辩意见并召开重大案件集体讨论，鉴于当事人能够积极配合案件查处且未造成严重后果，××县××局于 8 月 8 日下达了《行政处罚决定书》，作出没收生猪产品 21.02 公斤，并处以货值金额 1040 元的 4 倍计 4160 元罚款的决定，当事人在规定期限内缴纳了罚款，此案结案。

二、案卷

具体卷宗请扫二维码。

案例七

三、评析意见

(一) 案由

本案行政处罚机关确定的案由为：未经定点从事生猪屠宰活动案，定性准确、表述规范。

(二) 主体适格方面

1. 处罚主体适格方面

本案的处罚主体是××县××局，处罚主体适格。

2. 被罚主体适格方面

本案的被处罚主体是张××，被处罚主体适格。

(三) 事实认定方面

1. 本案行政处罚机关认定的事实

第一，张××家的摊位经营者为其妻子祁××，经营形式为个体工商户。

第二，当事人张××在未取得《生猪定点屠宰证书》情况下，从××镇××村委会小村祁××购买80公斤生猪后私自在××县××镇××村委会上××村家中从事生猪屠宰的活动。

第三，本案行政机关认定涉案生猪为80公斤。

2. 评查意见

本案事实认定不清，证据不足。

第一，对当事人张××家摊位经营形式认定有歧义。

第二，对屠宰事实的认定还不够充分。

3. 评查理由

第一，对摊位经营性质及组成形式的认定。从收集的个体工商户营业执照来看，摊位经营者为祁××，组成形式为个人经营；从案件询问笔录来看，摊位的经营者至少为张××和祁××两人，组成形式为家庭经营。营业执照和笔录两者之间有矛盾，导致对被处罚主体的认定产生疑问。这里需要说明的是，在实际经营过程中夫妻共同经营摊位的事实，不是法律意义上的共同经营，不代表夫妻两人具备同等的法律责任。

第二，对屠宰事实的认定还不够充分。一是对被屠宰生猪的来源××镇××村委会小村祁××出售生猪一事未进行调查核实；二是对运输过程、屠宰过程、屠宰工具未作进一步询问调查。屠宰现场照片有锅碗瓢盆，更像民居，不能与《询问笔录》联合构成证据链，相互印证，不能完全反映屠宰的事实。

第三，对屠宰的生猪及其屠宰后猪肉的性质未作调查认定。种种迹象表明当事人有屠宰病死猪的嫌疑：一是屠宰生猪体重80公斤，明显偏轻；二是经询问宰后猪头、内脏、部分猪肉有异味，只有21.02公斤上摊位售卖；三是第一现场摊位查获的21.02公斤猪肉有腐败变质有异味；四是生猪的买入价706元明显低于官方认定的市场零售价1040元。执法机关对屠宰的生猪及其屠宰后猪肉的性质未作调查认定，对是否应当按照生产、销售不符合安全标准的食品罪行刑衔接未作说明。

第四，本案行政处罚机关在经营环节查获经营依法应当检疫而未经检疫生猪产品应按《中华人民共和国动物防疫法》第二十五条经营依法应当检疫而未经检疫动物产品立案。

(四) 法律适用方面

本案法律适用正确。

(五) 程序合法方面

本案部分执法程序违反法定程序。

1. 评查意见

第一，本案行政处罚机关未作出行政处罚决定对当事人的物品进行没收销毁，执法程序违法。

第二，本案处罚机关对涉案生猪产品进行证据登记保存或行政强制措施未经审批，执法程序违法。

第三，《照片》《居民身份证》《工商营业执照》仅有 1 名执法人员签字，缺乏合法性，执法程序违法。

2. 评查理由

第一，《中华人民共和国行政处罚法》第八规定，行政处罚的种类：(二) 罚款；(三) 没收违法所得、没收非法财物；《中华人民共和国行政强制法》第二十五条的规定，查封、扣押的期限不得超过三十日；情况复杂的，经行政机关负责人批准，可以延长，但是延长期限不得超过三十日。法律、行政法规另有规定的除外。第二十七条规定，行政机关采取查封、扣押措施后，应当及时查清事实，在本法第二十五条规定的期限内作出处理决定。对违法事实清楚，依法应当没收的非法财物予以没收；法律、行政法规规定应当销毁的，依法销毁；应当解除查封、扣押的，作出解除查封、扣押的决定。

第二，《农业行政处罚程序规定》第三十一条第二款规定，在证据可能灭失或者以后难以取得的情况下，经农业行政处罚机关负责人批准，可以先行登记保存。第三款规定，农业行政处罚机关可以依据有关法律、法规的规定，对涉案场所、设施或者财物采取查封、扣押等强制措施。第三十二条规定，农业行政处罚机关对证据进行抽样取证、登记保存或者采取查封、扣押等强制措施，应当通知当事人到场；当事人不到场的，应当邀请其他人员到场见证并签名或盖章；当事人拒绝签名或盖章的，应当予以注明。农业行政处罚机关实施查封、扣押等强制措施的，还应当遵守《中华人民共和国行政强制法》的有关规定。本案行政机关如果使用证据先行登记保存，应制作《先行登记审批表》《证据登记保存清单》《登记保存物品处理通知书》，并在 7 日内作出处理决定。如果本案定性准确，应使用查封 (扣押) 行政强制措施，使用行政强制措施有利于行政机关有时间进行充分调查，及时作出处罚决定。

第三，《农业行政处罚程序规定》第二十七条的、规定：农业行政处罚机关应当对案件情况进行全面、客观、公正地调查，收集证据；必要时，依照法律、法规的规定，可以进行检查。执法人员调查收集证据时不得少于二人。证据包括书证、物证、视听资料、证人证言、当事人陈述、鉴定结论、勘验笔录和现场笔录。

(六) 本案中存在的其他问题

1. 文书规范性

本案部分文书制作不符合《农业行政执法文书制作规范》的要求。比如：《案件处理意见书》中无执法机构和法制机构意见，行政负责人审批意见不规范，未注明是"经重大案件集体讨论"的意见；

2. 当事人年龄计算的问题

本案行政机关认定张××年龄为 45 岁，祁××年龄 47 岁，年龄计算错误。《农业行政执法文书制作规范》第十条规定第（二）项的规定，（二）当事人为个人的，姓名应填写身份证或户口簿上的姓名；住址应填写常住地址或居住地址；"年龄"应以公历周岁为准。

3.《行政案件集体讨论记录》中参加人员有董×，但文书中没有但文书中没有董×签字。

（七）思考与探索

本案行政处罚机关对案件相关线索进行深入调查，案件定性不准确。本案行政处罚机关应对涉案生猪产品进行抽样检测，并将线索移送相关部门。如果本案当事人屠宰的生猪是正常猪，当事人妻子祁××在集市销售不能提供合法屠宰手续猪肉的行为，属经营未按规定进行检疫或者检疫不合格的肉类，违反了《食品安全法》第 34 条第 8 项，应移交食药监部门根据《食品安全法》第 123 条第 4 项处罚。如果屠宰的生猪是病死猪，祁××在集市销售病死猪肉的行为，属生产、销售不符合安全标准的食品罪，应移交公安部门，依照《刑法》143 条查处。

案例八　段××未经定点从事生猪屠宰活动案

一、案例概述

（一）案件来源

2017 年 4 月 17 日，××县动监所执法人员在对××镇进行监督检查时发现××村×组村民段××正在自己家中屠宰生猪。

（二）案件经过及事实认定

2017 年 4 月 17 日 9:24，××县动监所执法人员现场检查发现：段××家大门西南角有锅灶一台，周边有血迹和猪毛，刀具 2 把、钩子 5 个，架子上有猪肉，经现场称重猪肉重量 70 公斤，未见检疫验讫印章且当事人不能提供检疫合格证明。执法人员对现场进行拍照，对涉案 70 公斤猪肉进行登记保存。

2017 年 4 月 17 日 11:04—11:52，执法人员对当事人段××进行询问。

经调查，认定本案当事人未经定点从事生猪屠宰活动。

（三）适用法律及处罚决定

××县动监所认为当事人段××的行为涉嫌违反《生猪屠宰管理条例》第二条第一款的规定，应当依照《生猪屠宰管理条例》第二十四条第一款的规定予以处罚。

2017 年 4 月 21 日，××县动监所送达了《行政处罚事先告知书》。当事人段××未提出陈述申辩。

2017 年 4 月 25 日，××县动监所依照《生猪屠宰管理条例》第二十四条第一款规定，对段××作出了没收未经检疫猪肉 70 公斤，罚款人民币 2300 元的行政处罚决定。段××按规定期限缴纳了罚款。

二、案卷

具体卷宗请扫二维码。

案例八

三、评析意见

（一）案由

1. 本案案由

本案行政处罚机关确定的案由为：段××未经定点在家屠宰生猪案。

2. 评查意见

本案中案由定性准确，但表述不规范。

3. 评查理由

一是本案的案由对违法行为的定性符合《生猪屠宰管理条例》第二条第二款的规定。二是本案的案由表述形式不符合《农业部关于印发〈农业行政执法文书制作规范〉和农业行政执法基本文书格式的通知（农政发〔2012〕3号）》附件1《农业行政执法文书制作规范》第八条的规定，文书中"案由"填写为"违法行为定性＋案"，例如：无农药登记证生产农药案。在立案和调查取证阶段文书中"案由"应当填写为："涉嫌＋违法行为定性＋案"中规定的要求。本案案由应表述为：段××未经定点从事生猪屠宰活动案。

（二）主体适格方面

1. 本案的处罚主体

本案的处罚主体是：××县动物卫生监督所。

2. 评查意见

本案的处罚主体不适格，处罚主体应该是××县××局。

3. 评查理由

本案的处罚主体应符合《生猪屠宰管理条例》第三条第一款的规定。

4. 被罚主体适格方面

（1）本案的被罚主体

本案的被处罚主体是：段××。

（2）评查意见

本案的被处罚主体关键信息缺失。

（3）评查理由

本案卷内目录及询问笔录显示，执法人员提取当事人段××身份证明材料，但文书中未发现当事人的身份证明材料，无法准确认定当事人身份。

（三）事实认定方面

1. 本案处罚机关认定的事实

第一，本案行政处罚机关认定当事人段××在未取得《生猪定点屠宰证》情况下，私自在××县××镇××村自己家中屠宰加工生猪。

第二，本案处罚机关认定涉案70公斤猪肉货值金额为980元。

2. 评查意见

第一，本案当事人未经定点从事生猪屠宰活动案的事实不清。

第二，本案行政处罚机关认定货值金额不准确。

第三，未对涉案屠宰工具和设备进行调查和处理。

3. 评查理由

第一，本案证据过于单薄，调查不深入，仅有《现场检查笔录》一份，《询问笔录》一份。执法人员对现场进行拍照，但案卷目录未体现，现场照片无拍摄时间、地点、证明内容基本要素，且未经当事人、在场见证人和执法人员等签字确认，不具备证据的证明效力。且未对当事人此前是否进行过私屠滥宰行为进行调查，未确定违法行为的社会危害性和严重程度，导致自由裁量权存在一定的随意性。

第二，本案行政机关未对猪肉等进行市场询价或申请专业机构进行价格认定，货值金额仅凭当事人的供述就予以确定。对70公斤猪肉认定货值为980元，与市场价格差距明显，与事实不符。关于货值金额的认定应当依据《最高人民法院、最高人民检察院关于办理生产、销售伪劣商品刑事案件具体应用法律若干问题的解释》（法释〔2001〕10 号）第二条第三款：货值金额以违法生产、销售的伪劣产品的标价计算；没有标价的，按照同类合格产品的市场中间价格计算。货值金额难以确定的，按照国家计划委员会、最高人民法院、最高人民检察院、公安部 1997 年 4 月 22 日联合发布的《扣押、追缴、没收物品估价管理办法》的规定，委托指定的估价机构确定。

（四）法律适用方面

1. 本案行政处罚机关认定的法律适用

本案行政处罚机关认为当事人的行为违反了《生猪屠宰管理条例》第二条第一款的规定。依据《生猪屠宰管理条例》二十四条第一款的规定对当事人予以处罚。

2. 评查意见

法律适用错误。

3. 评查理由

第一，当事人违反了《生猪屠宰管理条例》第二条第二款"未经定点，任何单位和个人不得从事生猪屠宰活动。但是，农村地区个人自宰自食的除外。"的规定。

第二，依据《生猪屠宰管理条例》第二十四条规定：违反本条例规定，未经定点从事生猪屠宰活动的，由畜牧兽医行政主管部门予以取缔，没收生猪、生猪产品、屠宰工具和设备以及违法所得，并处货值金额 3 倍以上 5 倍以下的罚款；货值金额难以确定的，对单位并处 10 万元以上 20 万元以下的罚款，对个人并处 5000 元以上 1 万元以下的罚款；构成犯罪的，依法追究刑事责任。本案处罚机关认定货值金额为 980 员，对当事人罚款 2300 元无法律依据。

第三，本案处罚机关未对当事人屠宰生猪工具和设备进行没收。

（五）程序合法方面

本案部分执法程序违反法定程序。

1. 评查意见

第一，证据先行登记保存未经审批，执法程序违法。

第二，《行政处罚决定书》送达时间为 2017 年 4 月 25 日，没收的生猪产品销毁时间为 2017 年 4 月 19 日，销毁时间在未作出行政处罚前，执法程序违法。

第三，《案件处理意见书》存在相关负责人未审批的情况，执法程序违法。

第四，本案行政处罚机关作出行政处罚未保障当事人三天的陈述申辩权利期限，执法程序违法。

第五，本案行政处罚机关《案件处理意见书》和《行政处罚决定审批表》未经法制机构负责人、处罚机构负责人审批，执法程序违法。

第六，建议使用查封扣押行政强制措施。

2. 评查理由

第一，《农业行政处罚程序规定》第三十一条第二款规定，在证据可能灭失或者以后难以取得的情况下，经农业行政处罚机关负责人批准，可以先行登记保存。

第二，《农业行政处罚程序规定》第三十五条第（二）项规定，农业行政处罚机关对先行登记保存的证据，应当在七日内作出下列处理决定并告知当事人：（二）对依法应予没收的物品，依照法定程序处理。

第三，《农业行政处罚程序规定》第三十七条规定，执法人员在调查结束后，认为案件事实清楚，证据充分，应当制作《案件处理意见书》，报农业行政处罚机关负责人审批。

第四，《农业行政处罚程序规定》第三十八条规定，在作出行政处罚决定之前，农业行政处罚机关应当制作《行政处罚事先告知书》，送达当事人，告知拟给予的行政处罚内容及其事实、理由和依据，并告知当事人可以在收到告知书之日起三日内，进行陈述、申辩。符合听证条件的，告知当事人可以要求听证。

第五，《农业行政执法文书制作规范》第二十八条规定，案件处理意见书是指案件调查结束后，执法人员就案件调查经过、证据材料、调查结论及处理意见报请执法机关负责人审批的文书。"调查结论及处理意见"栏应当由执法人员根据案件调查情况和有关法律、法规和规章的规定提出处理意见。据以立案的违法事实不存在的，应当写明建议终结调查并结案等内容；对依法应给予行政处罚的，应当写明给予行政处罚的种类、幅度及法律依据等。从重、从轻或者减轻处罚的，应当写明理由。"执法机构意见""法制机构意见"栏，应当分别写明具体审核意见并由负责人签名。"执法机关意见"栏，由农业执法机关负责人写明意见。对重大、复杂或者争议较大的案件，应当注明经执法机关负责人集体讨论。《农业行政执法文书制作规范》第三十四条规定，行政处罚决定审批表是指事先告知后，执法人员就当事人陈述申辩或听证情况及处理意见报请执法机关负责人审批的文书。"陈述申辩或听证情况"栏应当如实写明当事人陈述申辩意见或听证情况。"处理意见"栏，由执法人员提出维持或变更行政处罚事先告知书所拟作处罚决定的处理意见。

第六，《生猪屠宰管理条例》第二十一条第一款第四项规定，畜牧兽医行政主管部门应当依照本条例的规定严格履行职责，加强对生猪屠宰活动的日常监督检查。畜牧兽医行政主管部门依法进行监督检查，可以采取下列措施：（四）查封与违法生猪屠宰活动有关的场所、设施，扣押与违法生猪屠宰活动有关的生猪、生猪产品以及屠宰工具和设备。

（六）本案中存在的其他问题

本案部分文书制作不符合《农业行政执法文书制作规范》的要求。

（1）本案所有有案卷编号均存在问题：如"××（动监）罚〔2017〕6号"，一是处罚主体不适格，二是缺少执法类别。

（2）本案所有关于处罚金额的自由裁量缺乏表述，均直接表述为"罚款人民币2300元"，对于罚款所依据的货值金额及适用的自由裁量标准均未予以说明。

（3）《行政处罚决定书》中存在的问题：一是对案情简介的表述"2017年7月18日我所执法人员对韦庄镇进行监督检查"，而《案件登记表》《立案审批表》等文书上所记录的时间均为2017年4月17日；二是《行政处罚决定书》对当事人基本信息记录不全；三是《行政处罚决定书》编号为×（动监）罚〔2017〕6号，而《立案审批表》《行政处罚事先告知书》编号为×（动监）罚〔2017〕4号，文号不一致；四是说理性不强，虽列举了证据，但未对证据证明的内容进行说明；五是未实现罚缴分离，应通知当事人到指定银行缴纳罚款，而不是告知当事人持决定书直接到××县动物卫生监督所缴纳罚款。《中华人民共和国行政处罚法》第四十六条规定，作出罚款决定的行政机关应当与收缴罚款的机构分离。除依照本法第四十七条、第四十八条的规定当场收缴的罚款外，作出行政处罚决定的行政机关及其执法人员不得自行收缴罚款。当事人应当自收到行政处罚决定书之日起十五日内，到指定的银行缴纳罚款。银行应当收受罚款，并将罚款直接上缴国库。六是《行政处罚决定书》记载行政复议时间为 90 日，行政复议时间应为 60 日。

（4）《现场检查（勘验）笔录》内容表述不准确，不应把证据登记保存相关内容记录到此文书中。《农业行政执法文书制作规范》第十九条规定，现场检查（勘验）笔录是指执法人员对与涉嫌违法行为有关的物品、场所等进行检查或者勘验的文字图形记载和描述。现场检查（勘验）笔录应当对所检查的物品名称、数量、包装形式、规格或所勘验的现场具体地点、范围、状况等作全面、客观、准确的记录。需要绘制勘验图的，可另附纸。对现场绘制的勘验图、拍摄的照片和摄像、录音等资料应当在笔录中注明。

（5）证据材料登记表空白。

（6）《送达回证》中存在的问题：未使用规范文书。

（7）《结案报告》中存在的问题：一是立案时间写成"2017 年 7 月 18 日"；二是未写明处罚决定的内容，且执行情况未作具体表述。《农业行政执法文书制作规范》第三十八条规定，行政处罚结案报告是指案件终结后，执法人员报请执法机关负责人批准结案的文书。结案报告应当对案件的办理情况进行总结，对给予行政处罚的，写明处罚决定的内容及执行情况；不予行政处罚的应当写明理由；予以撤销案件的，写明撤销的理由。

（8）本案中当事人年龄计算错误，当事人年龄应为 58 岁。《农业行政执法文书制作规范》第十条规定第（二）项的规定，（二）当事人为个人的，姓名应填写身份证或户口簿上的姓名；住址应填写常住地址或居住地址；"年龄"应以公历周岁为准。

（9）本案相关文书空白处未做处理。《农业行政执法文书制作规范》第六条规定，文书设定的栏目，应当逐项填写，不得遗漏和随意修改。无需填写的，应当用斜线划去。

案例九　叶××未经定点从事生猪屠宰案

一、案例概述

(一)案件来源

2014 年 12 月 31 日，××县农产品质量监管综合执法大队与县食药局联合开展肉食品质量专项整治活动中，在叶××租住的房屋内发现屠宰工具和猪产品。

(二)案件经过及事实认定

2014 年 12 月 31 日，经现场检查，执法人员在叶××租住的房屋内发现屠宰工具和猪产品。

2014 年 12 月 31 日 14:10—50、2015 年 1 月 5 日 14:40—59，执法人员分别对当事人叶××进行询问调查。

2015 年 1 月 4 日 12:10—20，执法人员对叶××屠宰生猪雇工张××进行询问调查。

2015 年 1 月 5 日 9:20—55，执法人员对为叶××屠宰生猪提供场所的房东陈××进行询问调查。

2015 年 1 月 5 日 10:10—25，执法人员对购买叶××屠宰的猪肉村民周××进行询问调查。

2015 年 1 月 5 日 11:40—12:5，执法人员对购买叶××屠宰的猪肉的村主任毕××进行询问调查。

2015 年 1 月 5 日 13:55—14:20，执法人员对食品药品监督管理所干部李某进行询问调查。

2015 年 1 月 6 日 12:10—55，执法人员对销售给叶××生猪的养殖户华××进行询问调查。

经调查，认定本案当事人未经定点从事生猪屠宰活动。

(三)适用法律及处罚决定

××县××局认定当事人的行为违反了《生猪屠宰管理条例》第二十四条第一款的规定，应当依照《生猪屠宰管理条例》第二十四条第一款的规定处罚。

2015 年 1 月 13 日，××县农业局向当事人下达了《行政处罚事先告知书》。2015 年 1 月 19 日，××县对当事人作出没收生猪屠宰工具；没收 102 公斤白条猪肉；罚款 5000 元的处罚决定。2015 年 2 月 4 日，当事人履行了行政处罚决定。

二、案卷

具体卷宗请扫二维码。

三、评析意见

(一)案由

1. 本案的案由

本案行政处罚机关确定的案由为：未经定点从事生猪屠宰案。

案例九

2. 评查意见

本案案由定性准确，表述不规范。

3. 评查理由

本案的案由表述形式应符合《农业行政执法文书制作规范》第八条规定，文书中"案由"填写为"违法行为定性＋案"，例如：无农药登记证生产农药案。在立案和调查取证阶段文书中"案由"应当填写为："涉嫌＋违法行为定性＋案"中规定的要求。本案案由没有引用《生猪定点屠宰管理条例》第二条第二款"未经定点，任何单位和个人不得从事生猪屠宰活动"全文，案由应为"未经定点从事生猪屠宰活动案"。

（二）主体适格方面

1. 处罚主体适格方面

本案的处罚主体是××县××局，处罚主体适格。

2. 被罚主体适格方面

（1）本案的被罚主体

本案的被处罚主体是：叶××。

（2）评查意见

本案的被处罚主体适格，但证据的形式要件不合法。

（3）评查理由

本案收集的询问笔录、违法行为人身份证复印件等证据材料证明当事人叶××是具有独立民事行为能力的公民，作为本案违法行为的被处罚主体适格。证据材料要符合真实性、合法性、关联性原则，本案中证明当事人主体适格重要证据材料当事人居民身份证复印件，无当事人确认签字，无执法人员核实签字，无收集日期。

（三）事实认定方面

1. 本案行政处罚机关认定的事实

第一，本案行政处罚机关认定当事人叶××在未取得《生猪定点屠宰证书》情况下，私自在租住地屠宰加工生猪。

第二，本案行政处罚机关认定20件屠宰工具、102公斤白条猪肉为涉案物品。

2. 评查意见

本案事实认定不清，证据不足。

3. 评查理由

第一，《生猪屠宰管理条例》第二十四条规定，违反本条例规定，未经定点从事生猪屠宰活动的，由畜牧兽医行政主管部门予以取缔，没收生猪、生猪产品、屠宰工具和设备以及违法所得，并处货值金额3倍以上5倍以下的罚款；货值金额难以确定的，对单位并处10万元以上20万元以下的罚款，对个人并处5000元以上1万元以下的罚款；构成犯罪的，依法追究刑事责任。当事人及相关涉案人员《询问笔录》《账本》显示当事人自2012年起就开始未经定点从事生猪屠宰活动，并有违法所得。本案行政处罚机关未对《账本》反映的相关违法行为进行深入调查，未对违法所得进行核查，便作出5000元罚款的决定，明显对当事人的违法事实认定不清。

第二，本案案卷中身份证照片2张，车辆信息照片2张，屠宰场地照片2张，屠宰工具照片2张，屠宰猪肉产品照片2张，共10张照片没有当事人签字（盖章），证据的形式要件不合法。

（四）法律适用方面

1. 本案行政处罚机关认定的法律适用

本案行政机关认为当事人的行为违反了《生猪屠宰管理条例》第二十四条第一款的规定，依据《生猪屠宰管理条例》二十四条第一款的规定对当事人予以处罚。

2. 评查意见

法律适用准确，引用错误。

3. 评查理由

第一，本案以《生猪屠宰管理条例》作为行政执法的执法依据，适用法规准确。

第二，该案认定违法行为引用法律条文不当，应是《生猪屠宰管理条例》第二条第二款，不应是第二十四条第一款。

（五）程序合法方面

本案部分执法程序违反法定程序。

1. 评查意见

第一，本案中处罚机关对涉案物品进行先行登记保存未见审批文书。先行登记未经审批，执法程序违法。

第二，本案处罚机关2014年12月31日先行登记保存涉案物品物品，2015年1月9日作出对涉案物品进行没收和销毁决定，2015年1月19日作出行政处罚决定。本案行政机关未作出行政处罚决定之前，对当事人的涉案物品进行没收，执法程序违法。

第三，《现场检查（勘验）笔录》中没有两名执法人员表明身份的记载，执法程序违法。

2. 评查理由

第一，依据《农业行政处罚程序规定》第三十一条 农业行政处罚机关收集证据时，可以采取抽样取证的方法。在证据可能灭失或者以后难以取得的情况下，经农业行政处罚机关负责人批准，可以先行登记保存。依据《中华人民共和国行政处罚法》第八条行政处罚的种类：（三）没收违法所得、没收非法财物；因此行政机关没收当事人的非法财物属于行政处罚决定，本案行政机关未履行告知、审批、决定开展行政处罚属于执法程序违法。

第二，《农业行政处罚程序规定》第三十五条第（二）项规定，农业行政处罚机关对先行登记保存的证据，应当在七日内作出下列处理决定并告知当事人：（二）对依法应予没收的物品，依照法定程序处理。本案做出行政处罚决定时间超过登记保存期限，且在没有做出行政处罚决定前，已经做出对登记保存物品没收和销毁决定，执法程序违法。应依据《生猪屠宰管理条例》第二十一条第二款第四项规定，"（四）查封与违法生猪屠宰活动有关的场所、设施，扣押与违法生猪屠宰活动有关的生猪、生猪产品以及屠宰工具和设备"，对涉案屠宰工具和生猪产品实施查封扣押。

第三，《农业行政处罚程序规定》第十九条规定，执法人员调查处理农业行政处罚案件时，应当向当事人或者有关人员出示执法证件。有统一执法服装或执法标志的应当着装或佩戴执法标志。农业行政执法证件由农业部统一制定，省级以上农业行政主管部门法制工作机构负责执法证件的发放和管理工作。

（六）本案中存在的其他问题

本案部分文书制作不符合《农业部关于印发〈农业行政执法文书制作规范〉和农业行政执法基本文书格式的通知（农政发〔2012〕3号）》规定的要求。

（1）案卷中《询问笔录》《现场检查笔录》《证据保存清单》等文书的时间，多处使用汉字填写，应统一使用阿拉伯数字

《农业行政执法文书制作规范》第六条第二款规定，文书中的编号、时间、价格、数量等应当使用阿拉伯数字。

（2）归档时，送达回证应全放在行政处罚决定审批表后。《农业行政执法文书制作规范》第四十五条规定，案件文书材料按照下列顺序整理归档：（一）案卷封面；（二）卷内目录；（三）行政处罚决定书；（四）立案审批表；（五）当事人身份证明；（六）询问笔录、现场检查（勘验）笔录、抽样取证凭证、证据登记保存清单、登记物品处理通知书、查封（扣押）决定书、解除查封（扣押）决定书、鉴定意见等文书；（七）检验报告、销售单据、许可证等有关证据材料；（八）案件处理意见书、行政处罚事先告知书等；（九）行政处罚听证会通知书、听证笔录、行政处罚听证会报告书等听证文书；（十）行政处罚决定审批表；（十一）送达回证等回执证明文件；（十二）执行的票据等材料；（十三）罚没物品处理记录等；（十四）履行行政处罚决定催告书、强制执行申请书、案件移送函等；（十五）行政处罚结案报告；（十六）备考表。

（3）《案件处理意见书》表述不符。"发现本县××镇××村×组村民叶××在其租住的房屋道场从事生猪屠宰活动"与身份证记载住址"××镇××村×组"不符，××镇××村×组应为案发地点。

（4）工人张××《询问笔录》中，年龄计算错误。《农业行政执法文书制作规范》第十条规定，文书中当事人情况应当按如下要求填写：（二）当事人为个人的，姓名应填写身份证或户口簿上的姓名；住址应填写常住地址或居住地址；"年龄"应以公历周岁为准。张××正确年龄应为48岁。

（5）《罚没物品处理记录》中执法人员陈××执法证件号为"×××××68C"，与其他文书中"×××××69C"不一致。

（6）毕××、张××《询问笔录》没有体现当事人确认执法人员身份的记录。

（7）卷内目录询问笔录（页号6—9）日期与文书日期不一致。

（8）归档文书中没有《封面》。《农业行政执法文书制作规范》第四十四条第一款、第二款规定，案卷应当制作封面、卷内目录和备考表。封面应当包括执法机关名称、题名、办案起止时间、保管期限、卷内件（页）数等。封面题名应当由当事人和违法行为定性两部分组成，如关于×××无农药登记证生产农药案。

（9）文书中不应出现"叶××"，应为违法当事人"叶××"全称。《农业行政执法文

书制作规范》第十条规定，文书中当事人情况应当按如下要求填写：（二）当事人为个人的，姓名应填写身份证或户口簿上的姓名；住址应填写常住地址或居住地址；"年龄"应以公历周岁为准。

（10）《询问笔录》中没有告知当事人有申请回避权利的记载。《农业行政处罚程序规定》第三十六条规定，案件调查人员与本案有利害关系或者其他关系可能影响公正处理的，应当申请回避，当事人也有权向农业行政处罚机关申请要求回避。案件调查人员的回避，由农业行政处罚机关负责人决定；农业行政处罚机关负责人的回避由集体讨论决定。回避未被决定前，不得停止对案件的调查处理。

（11）《行政处罚决定书》不符合文书规范，一是空白处未做处理。二是未引用法条原文。三是无证据列举说明。四是无案件调查经过等。《农业行政执法文书制作规范》第六条规定，文书设定的栏目，应当逐项填写，不得遗漏和随意修改。无需填写的，应当用斜线划去。

《农业行政执法文书制作规范》第三十五条规定，行政处罚决定书是指农业执法机关依法适用一般程序，对当事人作出行政处罚决定的文书。对违法事实的描述应当全面、客观，阐明违法行为的基本事实，即何时、何地、何人、采取何种方式或手段、产生何种行为后果等；列举证据应当注意证据的证明力，对证据的作用和证据之间的关系进行说明。应当对当事人陈述申辩意见的采纳情况及理由予以说明；对经过听证程序的，文书中应当载明。作出处罚决定所依据的法律、法规、规章应当写明全称，列明适用的条、款、项、目并引用法条原文。有从重、从轻或者减轻情节，依法予以从重、从轻或者减轻处罚的，应当写明理由。

（12）文书未编写页号。《农业行政执法文书制作规范》第四十八条规定，卷内文件材料应当用阿拉伯数字从"1"开始依次编写页号；页号编写在有字迹页面正面的右上角和背面的左上角；大张材料折叠后应当在有字迹页面的右上角编写页号；A4横印材料应当字头朝装订线摆放好再编写页号。

（13）证据登记保存清单不详细，《证据登记保存清单》仅记载屠宰工具20件，应将屠宰所用锅、刀、钩等工具分类、名称、数量详细登记。《农业行政执法文书制作规范》第二十三条规定，证据登记保存清单是指农业执法机关在查处案件过程中，对可能灭失或者以后难以取得的证据进行登记保存时使用的文书。执法机关应当根据需要选择就地或异地保存。执法机关可以在证据登记保存的相关物品和场所加贴封条，封条应当标明日期，并加盖执法机关印章。文书中应当对被保存物品的名称、规格、数量、生产日期、生产单位作清楚记录。

（七）思考与探索

本案文书中多处出现对案件定性和疑似引导类的语言，比如：《现场检查（勘验）笔录》描述"有烫猪大木盆1个"，对当事人《询问笔录》出现中"现就你宰杀生猪的事情进行询问"等。执法过程中应避免使用此类词语，以保证违法事实认定的公正公平。

第 二 章

未建立肉品品质检验制度、未实施肉品品质检验制度案

案例十　××县××食品站未实施肉品品质检验制度案

一、案例概述

（一）案件来源

2016年5月4日，××县××局执法人员检查中发现××县××食品站屠宰场出场的边猪肉上未加盖肉品品质检验合格验讫印章，屠宰场工作人员也无法出示"肉品品质检验合格验讫印章"和《肉品品质检验合格证》，××县××食品站涉嫌违反《生猪屠宰管理条例》第二十五条第（三）款规定，遂于当日报经领导批准立案调查。

（二）案件经过及事实认定

2016年5月4日，执法人员分别对黎××（企业法定代表人）、陈××（企业肉品品质检验员）、詹××（驻场检疫员）等3人进行询问调查，制作了《询问笔录》。经查，当事人于2016年5月4日拉出来的边猪肉上仅加盖了《动物检疫验讫印章》，未加盖《肉品品质检验合格验讫印章》，也未随货附有《肉品品质检验合格证》，本案当事人承认未实施肉品品质检验制度的实施。

（三）适用法律及处罚决定

××县××局认定当事人的行为违反了《生猪屠宰管理条例》第二十五条第（三）款的规定，应当依照此款的规定予以处罚。

2016年6月1日××县××局给当事人送达《行政处罚事先告知书》。2016年6月3日，当事人提出书面申辩意见，要求减轻或减免处罚。2016年6月27日，经集体讨论，××县××局同意从轻处罚，作出罚款20000元的行政处罚决定，并于2016年6月29日送达《行政处罚决定书》。当事人分两期缴纳了罚款。

二、案卷

▓▓县动物卫生监督所
案 卷

2016 年度 ▓渔牧罚（2016）第 2 号				
	未实施肉品品质检验制度案			
案 件 承 办 人		当 事 人		
温▓▓ 简▓ 林▓		▓▓县▓▓食品站		
立案 日期	2016 年 5 月 4 日	结案 日期 2016 年 7 月 4 日	立卷人	丘▓▓
执行 结果	当事人已依法履行完毕			
归档日期	2016 年 7 月 4 日	档 案 编 号	动监 201604	
保存期限	长期	卷内共35页		
备 注				

██县动物卫生监督所
卷 内 目 录

序号	文书编号	文书日期	题 名	页号
1	▇渔牧监罚 [2016]2号	2016-06-29	行政处罚决定书	1-2
2	▇渔牧立 [2016]2号	2016-05-04	行政处罚立案审批表	3
3			当事人营业执照复印件	4
4			当事人法人身份证复印件	5
5		2016-05-04	询问笔录	6-11
6		2016-05-04	监督检查记录	12
		2016-05-04	现场检查（勘验）记录	13-14
		2016-05-04	现场检查（勘验）照片	15-16
		2016-05-10	集体讨论记录一	17
7		2016-05-12	案件处理意见书	18-19
8	▇渔牧告 [2016]2号	2016-05-13	行政处罚事先告知书	20
9		2016-06-03	陈述申辩笔录	21-24
10		2016-06-27	集体讨论记录二	25
11		2016-06-29	行政处罚决定审批表	26-27
12		2016-06-01	行政处罚事先告知书送达回证	28
13		2016-06-29	行政处罚决定书送达回证	29
14		2016-06-30	分期缴纳罚款请示	30-31
15		2016-07-04	罚没收据存根清单	32-33
16		2016-07-04	行政处罚结案报告	34
17		2016-07-04	备考表	35

▇▇县水产畜牧兽医局
行政处罚决定书

▇渔牧罚〔2016〕2号

当事人：▇▇县▇▇食品站

住　址：▇▇县▇▇镇▇▇

当事人▇▇县▇食品站未实施肉品品质检验制度案一案，经本机关依法调查，现查明：

2016年5月4日早上6点20分，根据▇▇市动物卫生监督所执法人员电话指示，我局执法人员按要求到▇▇县▇食品站屠宰场进行监督检查，发现从屠宰场门口出场的边猪上只加盖有"动物产品检疫合格验讫印章"，没有加盖"肉品品质检验合格验讫印章"，屠宰场工作人员也无法出示"肉品品质检验合格验讫印章"和规范填写的有效的《肉品品质检验合格证》，随后执法人员出示证件，亮明身份，对当事人未实施肉品品质检验制度一案进行立案查处，进行询问调查，拍照并制作《现场检查（勘验）笔录》和《询问笔录》。

本机关认为：

当事人未实施肉品品质检验制度的行为，违反了《生猪屠宰管理条例》第二十五条"生猪定点屠宰厂（场）有下列情形之一的，由商务主管部门责令限期改正，处2万元以上5万元以下的罚款；逾期不改正的，责令停业整顿，对其主要负责人处5000元以上1万元以下的罚款：（一）屠宰生猪不符合国家规定的操作规程和技术要求的；（二）未如实记录其屠宰的生猪来源和生猪产品流向的；（三）未建立或者实施肉品品质检验制度的；（四）对经肉品品质检验不合格的生猪产品未按照国家有关规定处理并如实记录处理情况的"的规定；2016年5月10日经我局执法人员集体讨论决定对当事人处以于3万元罚款，并于2016年6月3日对当事人下达《行政处罚事先告知书》（▇渔牧告〔2016〕2号），当事人于 2016 年 6 月 3 日在规定的时间内，提交了陈述申辩意见，要求减轻或减免处罚。

2016 年 6 月 27 日根据当事人陈述申辩意见，我局再次组织执法人员对原作出的行政处罚意见进行集体讨论，鉴于当事人企业经济困难，违法情节较轻，未造成较大的社会影响，又能当即改正错误，主动消除不良影响，认错态度较好，能积极配合调查，本机关决定对你进行从轻处罚，责令你立即改正违法行为，并作出如下处罚决定：

罚款 20000 元

当事人必须在收到本处罚决定书之日起 15 日内持本决定书到████县农村信用社缴纳罚（没）款。逾期不按规定缴纳罚款的，每日按罚款数额的 3%加处罚款。

当事人对本处罚决定不服的，可以在收到本处罚决定书之日起 60 日内向████县水产畜牧兽医局或████县人民政府申请行政复议；或者六个月内向████县人民法院提起行政诉讼。行政复议和行政诉讼期间，本处罚决定不停止执行。

当事人逾期不申请行政复议或提起行政诉讼，也不履行本行政处罚决定的，本机关将依法申请人民法院强制执行。

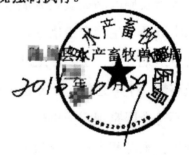

行政处罚立案审批表

■渔牧立〔2016〕2 号

案件来源	监督检查发现			受案时间	2016 年 5 月 4 日
案 由	涉嫌未实施肉品品质检验制度案				
当 事 人	个 人	姓名	/	电话	/
		性别	/	年龄	/	身份证号	/
		住址	/		
	单 位	名称	■■县■■食品站	法定代表人（负责人）	黎■
		地址	■■县■■镇■■	电话	130■■■■■■
简要案情	2016 年 5 月 4 日早上 6 点 20 分，根据■■市动物卫生监督所执法人员的电话通知，我局执法人员按要求到达■■县■■食品站屠宰场开展监督检查，经检查发现从屠宰场出场的边猪肉上只加盖有"动物产品检疫合格验讫印章"，没有加盖该屠宰场的"肉品品质检验合格验讫印章"，屠宰场工作人员也无法出示"肉品品质检验合格验讫印章"和规范填写的有效的《肉品品质检验合格证》，当事人的行为，涉嫌违反了《生猪屠宰管理条例》第二十五条第（三）款之规定，建议立案查处。 受案人签名：■■■ ■■县动物■■■ 2016 年 5 月 4 日				
执法机构意见	建议立案处理。 签名：■■ 2016 年 5 月 5 日				
法制机构意见	同意立案 签名：李■■ 2016 年 5 月 5 日				
执法机关意见	■■■■，同意立案，■■■■■■ ■■■■■。 签名：■■■■■■ 2016 年■月■日				
备 注					

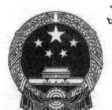

营 业 执 照

(副本) (1-1)

统一社会信用代码 ████0922200551157F

名　　称　██县███食品站
类　　型　全民所有制
住　　所　██县███镇██
法定代表人　黎█
注 册 资 金　捌万圆整
成 立 日 期　1992年08月14日
经 营 期 限　1992年08月14日至2022年11月09日
经 营 范 围　猪、狗、牛、羊、家禽及其副产品。（依法须经批准
　　　　　　　的项目，经相关部门批准后方可开展经营活动。）

提示
1、每年1月1日至6月30日通过企业信用信息公示系统报送上一年度年度报告；
2、《企业信息公示暂行条例》第十条规定的企业有关信息形成之日起20个工作日内，通过企业信用信息公示系统向社会公示。

登 记 机 关

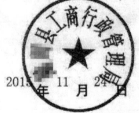

2015年11月24日

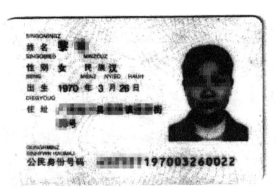

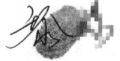

此复印件与原件一致

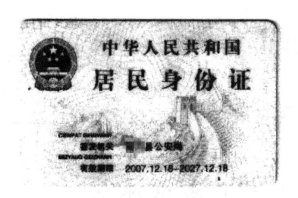

■■畜牧兽医行政执法文书

询问笔录

询问时间：<u>2016</u>年<u>5</u>月<u>4</u>日<u>8</u>时<u>17</u>分至____时____分

询问地点：___■■■食品站办公室_____

询问机关：___■■水产畜牧兽医局_____

询问人：___温■■___　执法证件号：__■■■1306__

___林■___　　　　　　　　__■■■1308__

记录人：___陈■■___

被询问人：姓名_黎■■_　性别_女_　年龄_46岁_

身份证号_■■■197003260022_联系电话_130■■■■■_

工作单位___■■镇食品站___　职务_主任_

住址___■■县■■镇■■街行■号___

问：我们是___■■县水产畜牧兽医局___执法人员（出示执法证件），现依法向你进行询问调查。你应当如实回答我们的询问并协助调查，作伪证要承担法律责任，你听清楚了吗？

答：清楚。

问：___■■镇食品站屠宰场是你单位开办的吗？

答：是。

问：___■■镇食品站屠宰场的法人代表是谁？

答：是我。

被询问人签名或盖章：　以上记录属实

■■■

2016.5.4

笔录纸

问：你的身份证号？

答：我的身份证号码是██████19700326 0022.

问：你位于荆林乡██镇鑫鑫公司屠宰场有生猪定点屠宰证及动物防疫条件合格证吗？

答：有生猪定点屠宰证和动物防疫条件合格证.

问：屠宰场建立有肉品质检验制度吗？

答：建立有各项制度。

问：今天早上我们执法人员到你场检查发现生猪产品上没有盖有肉品检验合格印章及未提供有肉品检验合格证明，是怎么回事？

答：我们制定有肉品检验合格制度，是我们的职工不执行肉品检验合格制度。

问：你还有什么补充吗？

答：没有了。

被询问人签名或盖章：以上记录属实　签██　2016.5.4

执法人员签名或盖章：温██　陈██

林██

（第2页共 2 页）

畜牧兽医行政执法文书

询问笔录

询问时间：<u>2016</u> 年 <u>5</u> 月 <u>4</u> 日 <u>9</u> 时 _____ 分至 _____ 时 _____ 分

询问地点：_____食品站办公室_____

询问机关：_____县水产畜牧兽医局_____

询问人：_____温__ _____ 执法证件号：_____01306

_____林_ _____ _____01308

记录人：_____陈__ _____

被询问人：姓名 <u>陈__</u> 性别 <u>男</u> 年龄 <u>47岁</u>

身份证号 _____196905070151 联系电话 _____135__

工作单位 _____食品站_____ 职务 <u>肉品检验员</u>

住址 _____县__镇__路__号_____

问：我们是_____县水产畜牧兽医局_____执法人员（出示执法证件），现

依法向你进行询问调查。你应当如实回答我们的询问并协助调查，作伪证要承担法律

责任，你听清楚了吗？

答：_____清楚。_____

问：_____你的身份是？_____

答：_____我是__食品站屠宰场职工。_____

问：_____你在屠宰场负责什么工作？_____

答：_____我负责肉品检疫检验工作。_____

被询问人签名或盖章：_____陈__ 以上记录属实

笔 录 纸

问：你有肉品检疫检验资格证吗？

答：有。

问：今天早上我们的执法人员是到屠宰场检查发现你屠宰的生猪未实施肉品品质检验是怎么回事？

答：工作忙，不记得实施了。

问：你还有什么补充吗？

答：没有了。

被询问人签名或盖章：以上记录属实 以

执法人员签名或盖章：温 林

广西畜牧兽医行政执法文书

询问笔录

询问时间：2016 年 5 月 4 日_____时_____分至_____时_____分

询问地点：▓▓县▓▓ 食品站屠宰场

询问机关：▓▓县水产畜牧兽医局

询问人：覃▓▓   执法证件号：▓▓01305

　　　　　▓▓   　　　　　　　▓▓01306

记录人：林▓

被询问人：姓名 詹▓▓   性别 男   年龄 47岁

身份证号 ▓▓19690923019l 联系电话 138▓▓▓▓

工作单位 ▓县▓▓镇水产畜牧兽医站 职务 副站长

住址 ▓▓县▓▓镇▓村▓号

问：我们是 ▓▓县水产畜牧兽医局 执法人员（出示执法证件），现

依法向你进行询问调查。你应当如实回答我们的询问并协助调查，作伪证要承担法律

责任，你听清楚了吗？

答：知道

问：说一下你的基本情况

答：我叫詹▓▓，▓县▓县▓▓镇水产畜牧兽医站职工

问：你的住址在哪里？

答：我住▓▓县▓镇▓口游▓号

被询问人签名或盖章：詹▓▓　　　　以上记录属实

（第 1 页共 2 页）

笔 录 纸

问：你的身份证号是多少？

答：是 ███ 1989092×0191。

问：你在单位是做些什么工作的？

答：本人是列 ███ 镇食品站屠宰场负责动物产品检疫的。

问：2016年5月4日早上你在屠宰场上班检疫吗？

答：在屠宰场上班实施对猪肉产品检疫工作。

问：当天早上你看见 ███ 食品站屠宰场没有有人员实施对猪肉品品质检验工作吗？

答：没有看见。

问：当天早上你看见 ███ 食品站屠宰场出场的边猪加盖有《肉品品质检验合格验讫印章》吗？

答：出场的边猪只盖有《动物产品检疫合格印章》，没有盖有《肉品质检验合格验讫印章》。

问：你还有什么补充吗？

答：没有。

被询问人签名或盖章：詹 ███ 以上记录属实

执法人员签名或盖章：

监督检查记录

被监督人：██县██食品结屠宰场

时　　间：2016 年 5 月 4 日 6 时 12 分至 6 时 15 分

地　　点：██县██食品结屠宰场

执法人员：陈██　杨██　曹█

记录人员：杨██

监督检查情况：

　　2016年5月4日6时12分，██市动物卫生监督所执法人员到██县██食品结屠宰场检查，发现核屠宰场没有人员实施肉品品质检验，没有加盖肉品品质检验章，没有签发《肉品品质检验证》给客户即出场。

　　检查人员立即致电██县农牧畜牧局，请该局派员调查处理。

　　特此证明。

第一联

当事人签名或盖章：███　███　　　执法人员签名：

2016 年 5 月 4 日　　　2016 年 5 月 4 日　杨██ 曹█

■■畜牧兽医行政执法文书

现场检查（勘验）笔录

时间：2016 年 5 月 4 日 6 时 20 分至 7 时 ___ 分

检查（勘验）地点：■■县■■食品站屠宰场

当事人：■■县■■食品站

检查（勘验）机关：■■县水产畜牧兽医局

检查（勘验）人员：黄■■　　　　执法证件号：■■■1305

　　　　　　　　温■■　　　　　　　■■■1306

记录人：林■

现场检查（勘验）情况：2016年5月4日早上县水产畜牧兽医局执法人员傅■■、黄■■、温■■、林■等到■■县■■食品站屠宰场，向屠宰场在场工作人员出示证件，表明身份，说明按照《生猪屠宰管理条例》的规定，对该屠宰场进行检查。发现从屠宰场拉出来的边猪上只加盖有《动物产品检疫合格印章》没有盖《肉品品质检验合格验讫印章》；进入屠宰场里面检查，发现屠宰线上挂着的一头边猪也是只盖有《动物产品检疫合格印章》，没有盖《肉品品质检验合格验讫印章》；现场工作人员无法出示肉品品质检验合格验讫印章和规范、真实写明有效的《肉品品质检验合格证明》及

当事人签名或盖章：蔡■■ 刘■■　　（见证人签名或盖章：　　谢■）

执法人员签名或盖章：黄■■

温■■ 林■

（第1页共 2 页）

笔 录 纸

现场检查（勘验）笔录加项

接顾情况：在工作人员办公的桌面上发现所散落的《肉品品质检验合格证》，经检查该证明除产品单位样打字栏▇▇重点证外，定点代码样打字栏▇▇080607，生产日期样打字栏有2016.5.5，检验形容章样加盖有"▇▇县▇▇中心屠宰厂肉品检验专用章"，签名章为沈▇▇▇以外，其他样里均为空白。

以下空白

情况属实

被询问人签名或盖章：▇▇ ▇▇ ▇▇

执法人员签名或盖章：黄▇▇

汪▇▇ 林▇

2016 年 5 月 4 日执法人员检查屠宰场

现场检查（勘验）照片（一）

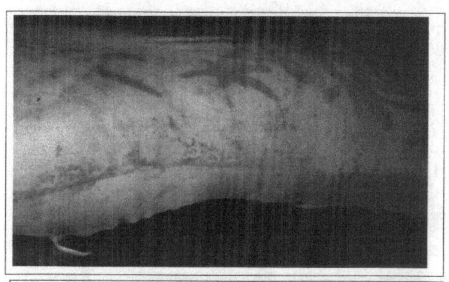

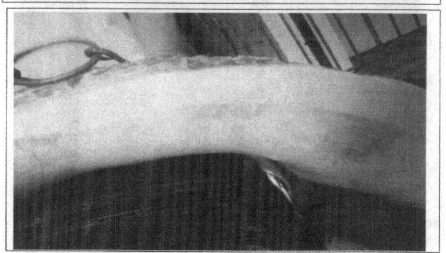

执法人员：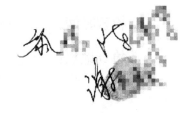

检查时间： 2016 年 5 月 4 日

检查地点：

2016 年 5 月 4 日执法人员检查屠宰场

现场检查（勘验）照片（二）

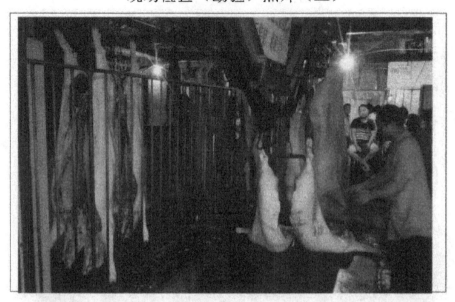

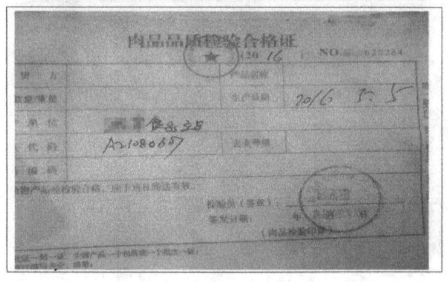

执法人员：磊░░ 温░░、林░

检查时间：2016 年 5 月 4 日

检查地点：░░县░░░

执法机关负责人集体讨论记录

案　由	食品流未实施肉品品质检验制度案		
出席人员	修██ 苍██ 范██ 温██ 林██ 简████		
列席人员	李███ 陈███		
讨论时间	2016.5.10	讨论地点	██县水务执法局会议室	记录人	豆██

讨论记录：

温██：当事人行好发生在聘请兼职肉检人员，审住制度健全，当事人能积极配合调查，认为可以减轻处罚，建议处罚款3万元。

范██：根据具体情况，本人意见是处于3万元罚款。

林██：当事人以待检查都能遵纪守法，积极配合调查，建议按3万元处罚。

简██：我的意见处于3万元罚款。

苍██：当事人屠宰场管理相对较好，建议健全相关各项制度，认为处于2万元罚款，可以达到处罚与教育相结合，达到整改的目的。

豆██：当事人管理制度健全，并能积极配合调查，违法行为社会危害不大，建议处于2万元罚款。

傅██：根据案件情况，我认为处罚款3万元比较适合。

结论：案件处罚集体讨论，由当事人傅██发表反馈意见，根据讨论意见有5人意见按3万元处罚，2个人意见按2万元处罚，最终经讨论少数服从多数，处罚结论为按3万元罚款。

案件处理意见书

案由	未实施肉品品质检验制度案					
当事人	个人	姓名	/			
		性别	/	年龄	/	电话	/
		住址	/			
	单位	名称	▉川县▉▉食品站	法定代表人（负责人）		黎 ▉
		地址	▉川县▉▉镇▉▉	电话		130▉▉▉▉▉
案件调查经过		2016年5月4日早上6点20分，根据▉▉市动物卫生监督所执法人员电话指示，我局执法人员傅▉▉、黄▉▉、温▉▉、林▉等到▉▉县▉▉食品站屠宰场进行监督检查，发现从屠宰场门口出场的边猪上只加盖有"动物产品检疫合格验讫印章"，没有加盖"肉品品质检验合格验讫印章"，屠宰场工作人员也无法出示"肉品品质检验合格验讫印章"和规范填写的有效的《肉品品质检验合格证》，随后执法人员出示证件，亮明身份，对当事人未实施肉品品质检验制度一案进行立案查处，进行询问调查，拍照并制作《现场检查（勘验）笔录》和《询问笔录》。					
所附证据材料		1、《询问笔录》3份 2、《现场检查（勘验）笔录》1份 3、现场检查照片4张					

调查结论及处理意见	当事人未实施肉品品质检验制度的行为，违反了《生猪屠宰管理条例》第二十五条第（三）款的规定。 　依照《生猪屠宰管理条例》第二十五条第一款规定，本案件当事人认错态度较好，又能积极配合调查，加上违法情节较轻，根据案件处理集体讨论意见，本机关责令其立即改正违法行为，并决定对其作出如下处罚决定： 罚款 30000 元 执法人员签名：温　　简 2016 年 5 月 12 日
执法机构意见	同意处罚意见 签名：黄　　 2016 年 5 月 12 日
法制机构意见	同意处罚意见 签名：李　　 2016 年 5 月 12 日
执法机关意见	同意处罚意见，经向领导 汇报，同意处罚意见。 签名： 2016 年 5 月 13 日

▉▉县水产畜牧兽医局
行政处罚事先告知书

▉渔牧告〔2016〕2 号

▉▉县▉▉食品站：

经调查，2016 年 5 月 4 日早上 6 点 20 分，根据▉▉市动物卫生监督所执法人员的电话通知，我局执法人员按要求到达▉▉县▉▉食品站屠宰场开展监督检查，经检查发现从屠宰场出场的边猪肉上只加盖有"动物产品检疫合格验讫印章"，没有加盖该屠宰场的"肉品品质检验合格验讫印章"，屠宰场工作人员也无法出示"肉品品质检验合格验讫印章"和规范填写的有效的《肉品品质检验合格证》，你单位的行为违反了《生猪屠宰管理条例》第二十五条第（三）款的规定。

依照《生猪屠宰管理条例》第二十五条第一款规定，本案件当事人认错态度较好，又能积极配合调查，加上违法情节较轻，根据案件处理集体讨论意见，本机关责令你立即改正违法行为，并决定对你作出如下处罚决定：

罚款 30000 元

根据《中华人民共和国行政处罚法》第三十一条、第三十二条之规定，你（单位）可在收到本告知书之日起三日内向本机关进行陈述申辩，逾期不陈述申辩的，视为你（单位）放弃上述权利。

▉▉县水产畜牧兽医局

2016 年 5 月 13 日

执法机关地址：▉▉县▉▉路▉号

联系人：温▉▉   电话：▉▉3302

申　辩　书

██县水产畜牧兽医局：

　　本站因违反了《生猪屠宰管理条例》第二十五条（三）款之规定，██县水产畜牧兽医局于 2016 年 6 月 1 日对我站作出了《行政处罚事先告知书》的处罚决定，我站承认违反条例的事实，也同意接受处罚，但要求减轻处罚，原因有如下几方面：

　　一、我站一贯以来贯彻落实《生猪屠宰管理条例》。

　　我站一贯以来都认真严格贯彻落实《生猪屠宰管理条例》的有关规定。我站屠宰场制定了定点屠宰场各项管理制度和岗位职责，并且张贴在屠宰场显眼的位置，其中包括生猪肉品品质检验制度。同时，在召开的管理人员会议、职工大会上，都反复强调，屠宰场工作人员必须严格按照生猪定点屠宰操作规程进行操作。对肉品品质检验人员，每年都按要求参加██屠宰与肉类协会举办的肉品品质培训班，负责肉品品质检验工作的工作人员均是经考试合格持有《肉品检验人员资格证书》上岗的，因此，我站一直以来是建立和实施肉品品质检验制度的，而且几十年以来我站均没有发生过因食用我站屠宰的生猪鲜肉而发生中毒事件。5 月 4 日早上，负责盖"肉品品质检验合格验讫印章"的工作人员由于和肉商吵架，以致情绪不佳，把肉品品质检验合格验讫印章放回了抽屉里，造成对后面屠宰的几头边肉没有盖上"肉品品质检验合格验讫印章"。对出厂的猪肉，我站一直以来都是按头数出具《肉品品质检验合格证》，5 月 4 日那天，由于用的是新的《肉品品质检验合格证》，那位职工没有按规范填写，而是撕下来单页填写，下班前，她又以方便明天工作为由，填写了 5 月 5 日的《肉品品质检验合格证》的部分内容，以至于贵局执法人员看到的是 5 月 5 日的《肉品品质检验合格证》。

二、及时整改，加强管理。

（一）主动消除不良影响。

2016 年 5 月 4 日上午 7 时，针对早上█ █县水产畜牧局执法人员检查出来的问题，我们派出工作人员对出厂没有加盖的"肉品品质检验合格验讫印章"猪边肉及时召回并加盖印章，同时，出具规范填写的《肉品品质检验合格证》，及时消除了不良影响。

（二）立即召开相关人员会议，及时查找问题。

2016 年 5 月 4 日下午，针对早上█ █县水产畜牧局执法人员检查出来的问题，我站召开了中层以上管理人员会议，会议中各中层人员就自己职责履行力度进行剖析，同时对现有管理制度进行了讨论：

1、屠宰厂管理上存在漏洞。我站生猪定点屠宰厂虽然建立有生猪定点屠宰管理制度，也都公布上墙了，大小会议上虽然也多次强调要出具"两章两证"，但是，由于工作人员责任心不强，值班领导工作督促不到位，造成了我站工作人员没有在猪的边肉上全部盖上"肉品品质检验合格验讫印章"，没有全部出具规范填写的"肉品品质检验合格证"，造成了不良影响。

2、及时教育有关工作人员。盖肉品品质检验合格验讫印章工作人员，由于工作责任心不强，没有在每头猪的边肉上加盖肉品品质检验合格验讫印章；出具《肉品品质检验合格证》的工作人员，以新的《肉品品质检验合格证》难写为借口，没有按头数出具肉品品质检验合格证，造成了不良的影响。我站领导于5月4日下午对当天当班的俩工作人员进行了诫勉谈话，责令两人立即改正错误，按照规定认真做好相关工作，对于出具肉品品质检验合格证工作人员所提出的"另换人填写肉品品质检验合格证"要求，站领导经过研究，立即更换了另一名工作人员填写。

三、企业困难，无法拿出此笔款项。

生猪屠宰是一项公益性的事业，我站几十年来如一日，起早摸黑，对 ■■ 镇居民提供新鲜安全健康的生猪鲜肉，几十年来我站出厂的生猪鲜肉从未发生过食品安全事件。我站属国有企业，现有干部职工50多人，现在职工的平均年龄均在45岁上，无论在接受新生事物还是在工作能力上是不及年青的一代的。再者，由于我站经营范围比较单一，全站的收入仅靠生猪定点屠宰40元/头服务费。由于历史遗留问题，我站已欠下债务300多万元，企业一直处于亏损经营状态，职工工资每人每月平均只有1300多元，而且按国家规定要交的"五险一金"，我站仅交了三险，就是这三险，也欠了8个月没有缴交，因此十年来我站均没有能力招聘年青职工，就现在的工资来说也没有任何年轻人会愿意到我站来工作。由于资金周转困难，我站屠宰场的硬件设施跟不上，对于一些老化易损的机械，也无法更新，只能修修补补，凑合着用。目前，我站的经营状况已是举步艰难，如果要按贵局处罚事先告知书作出的 30000 元的处罚上缴，我站是无法承受的，我站只有采取停止发放职工工资 1-2 个月才能筹集资金上缴，这将对职工队伍的稳定造成很大的隐患。因此，我们恳请县水产畜牧兽医局的领导从企业多年对社会做出的贡献、职工队伍稳定为出发点，从轻处罚。

根据《中华人民共和国行政处罚法》第二十七条第一款规定，主动消除或者减轻违法行为危害后果的，违法行为轻微并及时纠正，没有造成危害后果的，不予行政处罚。此次出现的问题属于员工没有按规定操作的初犯错误，而且没有造成后果，请贵局考予实际情况，给予我站一次机会，减轻或减免处罚。

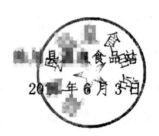

执法机关负责人集体讨论记录

案　由	未建立或未实施肉品品质检验制度案				
出席人员					
列席人员					
讨论时间	2018年8月2日	讨论地点	县水务畜牧事务局会议室	记录人	

讨论记录（逐个记录与会人员的发言）：

1. 本案人员蒋██宣读了当事人陈述申辩意见书，再提成处罚意见，同意从轻处罚，处罚款2万元。

2. 本案人员温██、林██、周██、范██均同意对当事人从轻处罚，罚款2万元。

3. 傅██：根据当事人陈述意见，接受当事人陈述意见，对当事人从轻处罚，处罚款2万元。

4. 参与讨论人员王██同意从轻处罚2万元。

（记录不下，可另页记载）

结论：讨论结果：决定从轻处罚，罚款2万元。

行政处罚决定审批表

案由		未实施肉品品质检验制度案					
当事人	个人	姓名	/				
		性别	/	年龄	/	电话	/
		住址	/				
	单位	名称	■■县■■食品站		法定代表人（负责人）		黎■
		地址	■■县■■镇■■村		电话	1301■■■■■	
陈述申辩或听证情况		2016年5月10日经我局执法人员集体讨论决定对当事人处以于3万元罚款，并于2016年6月3日对当事人下达《行政处罚事先告知书》（■渔牧告〔2016〕2号），当事人于2016年6月3日在规定的时间内，提交了陈述申辩意见，要求减轻或减免处罚。					

处理意见	2016年6月27日根据当事人陈述申辩意见，我局再次组织执法人员对原作出的行政处罚意见进行集体讨论，鉴于当事人企业经济困难，违法情节较轻，未造成较大的社会影响，又能当即改正错误，主动消除不良影响，认错态度较好，能积极配合调查，本机关决定对其进行从轻处罚，责令其立即改正违法行为，并作出如下处罚决定： 罚款20000元 执法人员签名：[签名] 2016年 6 月 29 日
执法机构意见	[手写] 同意执法人员意见 [印章：县动物卫生监督所] 签名：[签名] 2016年 6 月 29 日
法制机构意见	[手写] 同意执法人员意见。 签名：李○○ 2016年 6 月 29 日
执法机关意见	[手写] 经研究，同意执法人员决定。 [印章] 签名：[签名] 2016年 6 月 29 日

送 达 回 证

案　　由	未实施肉品品质检验制度案					
受送达人	■川县■■食品站					
送达单位	■川县水产畜牧兽医局					
送达文书及文号	送达地点	送达人	送达方式	收到日期	收件人签名	
《行政处罚事先告知书》■渔牧告〔2016〕2号	■川县■■食品站	温■■ 林　■	直接送达	2016年6月13日		
备注						

送 达 回 证

案　　由	未实施肉品品质检验制度案				
受送达人	■■县■■食品站				
送达单位	■■县水产畜牧兽医局				
送达文书及文号	送达地点	送达人	送达方式	收到日期	收件人签名
《行政处罚决定书》■渔牧罚〔2016〕2 号	■■县■■食品站	温■■林 ■	直接送达	2016年6日29日	签
备注					

██食品站关于分期缴纳罚款的请示

██县水产畜牧局：

2016 年 6 月 29 日，贵局对我站作出行政处罚决定书，罚款 20000 元，我站同意接受处罚，但鉴于资金周转困难，一时无法筹集 20000 元资金，结合企业的实际请求对此笔罚款进行分期缴纳：即分四期，每期缴纳 5000 元，原因有如下两方面：

一、企业困难，无法一次性缴纳罚款。

由于我站经营范围比较单一，全站的全部收入仅靠收取生猪定点屠宰每头 40 元的服务费。目前，由于生猪价格居高不下，市场购买力差，每天屠宰的生猪量比历年都要少，使得原本经营状况就很困难的我站，更加艰难。再者，由于历史遗留问题，我站已欠下债务 300 多万元，企业一直处于亏损经营状态，职工工资每人每月平均只有 1300 多元，而且按国家规定要交的"五险一金"，我站仅交了三险，就是这三险，也欠了 8 个月没有缴交。由于资金周转困难，我站屠宰场的硬件设施跟不上，对于一些老化易损的机械，也无法更新，只能修修补补，凑合着用。目前，我站的经营状况已是举步艰难，如果要按贵局处罚决定书作出的 20000 元的处罚一次性上缴，我站是无法承受的，我站只有采取停止发放职工工资 1~2 个月才能筹集资金上缴，这将对职工队伍的稳定造成很大的隐患。

二、根据《中华人民共和国行政处罚法》第五十二条之规定，可分期缴纳。

根据《中华人民共和国行政处罚法》第五十二条的规定，当事人确有经济困难，需要延期或者分期缴纳罚款的，经当事人申请和行政机关批准，可以暂缓或者分期缴纳。我站目前经济困难，请求分期缴款。

妥否，请批示。

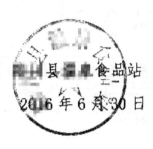

○○县○○食品站
2016 年 6 月 30 日

罚没款收据

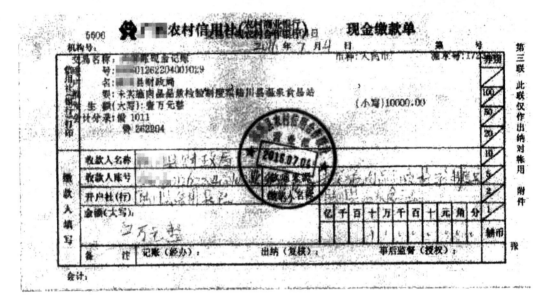

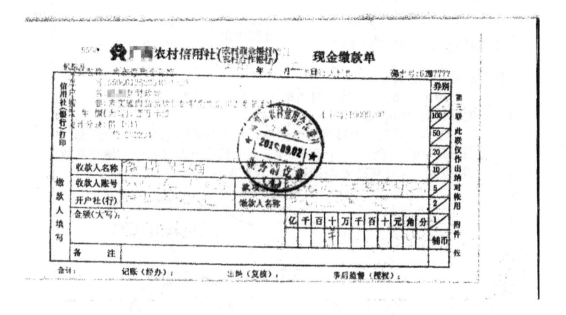

行政处罚结案报告

案　由	未实施肉品品质检验制度案		
当事人	■■县■■■食品站		
立案时间	2016 年 5 月 4 日	处罚决定送达时间	2016 年 7 月 4 日
处罚决定及执行情况： 　　一、2016 年 6 月 29 日，对当事人下达《行政处罚决定书》： 处以罚款 20000 元。 　　二、当事人因为企业经济实际困难，申请分期缴纳罚款，执法部门同意其申请，当事人已于 2016 年 7 月 4 日和 9 月 2 日分别缴交罚款 10000 元，案件依法处理完毕，建议结案。 　　　　　　　　　　执法人员签名： 　　　　　　　　　　2016 年 9 月 5 日			
执法机构意见	同意结案。 　　　　　　　　签名： 　　　　　　　　2016 年 9 月 5 日		
执法机关意见	同意结案。 　　　　　　　　签名： 　　　　　　　　2016 年 9 月 5 日		

备 考 表

本案卷包括使用和执法文书、收集的证据及罚没收据存根清单，共35页。

立案人：丘■■

2016 年 9 月 5 日

本案卷执法文书及相关证据归档完整，符合要求。

审查人：温■■

2016 年 9 月 5 日

三、评析意见

(一)案由

本案行政处罚机关确定的案由为：未经实施肉品品质检验制度案，定性准确，表述规范。

(二)主体适格方面

1. 处罚主体适格方面

本案的行政处罚机关是××县××局，处罚主体适格。

2. 被处罚主体适格方面

(1)本案的被罚主体

××县××食品站。

(2)评查意见

被处罚主体适格，但证据材料不完整。

(3)评查理由

本案中行政处罚机关收集了××县××食品站《工商营业执照》，对××县××食品站法定代表人黎××进行了询问调查，制作了《询问笔录》，且提到该单位具有生猪定点屠宰证书，但行政机关未收集该单位的生猪定点屠宰证书作为证据材料。

(三)事实认定方面

1. 本案行政处罚机关认定的事实

当事人未实施肉品品质检验制度。

2. 评查意见

本案事实认定不清，证据不足。

3. 评查理由

第一，《现场检查（勘验）笔录》显示，本案行政处罚机关执法人员在检查过程中，发现屠宰场拉出的边猪上未加盖《肉品品质检验合格验讫印章》及未附具肉品品质检验合格标志，在屠宰线索也发现未加盖《肉品品质检验合格验讫印章》生猪产品。同时涉及本案人员《询问笔录》均显示当日未进行肉品检验。但行政处罚机关未对是否已有未经肉品品质检验的生猪产品出场进行调查，未收集销售生猪产品相关记录作为证据材料进行佐证。××县××食品站肉品检验员陈××作为本案关键性人证，本案行政机关执法人员询问过程中存在诱供嫌疑，并且当事人只承认不记得实施肉品检验，与未实施肉品检验概念不同，而执法人员未深入调查询问陈伟东当日具体工作内容。

第二，《农业行政执法文书制作规范》第十一条规定，询问笔录、现场检查（勘验）笔录、查封（扣押）现场笔录、听证笔录等文书，应当场交当事人阅读或者向当事人宣读，并由当事人逐页签字盖章或捺指印确认。当事人拒绝签字盖章或拒不到场的，执法人员应当在笔录中注明，并可以邀请在场的其他人员签字。记录有遗漏或者有差错的，可以补充和修改，并由当事人在改动处盖章或捺指印确认。本案《询问笔录》询问时间不完整，对詹××的《询问笔录》无执法人员签章，执法人员未收集被询问人陈××与詹××的身份材料。《现场检查（勘验）笔录》时间填写不完整，第2页文书格式错误。三份《询问笔录》中对××县××食品站的名称表述不统一，对涉案物品的表述也有误（既有生猪产品，又有生猪），对黎××的《询问笔录》中虽有问及是否有生猪定点屠宰证和动物防疫条件合格证，但未收集相关证书作为证据予以佐证，证明力不足。

（四）法律适用方面

1. 本案行政处罚机关认定的法律适用

本案行政处罚机关认为当事人的行为违反了《生猪屠宰管理条例》第二十五条第（三）款的规定，并依照此款的规定予以处罚。

2. 评查意见

法律适用错误。

3. 评查理由

第一，当事人违反了《生猪屠宰管理条例》第十三条第一款"生猪定点屠宰厂（场）应当建立严格的肉品品质检验管理制度。肉品品质检验应当与生猪屠宰同步进行，并如实记录检验结果。检验结果记录保存期限不得少于 2 年"的规定。

第二，依据《生猪屠宰管理条例》第二十五条第（三）项规定，生猪定点屠宰厂（场）有下列情形之一的，由畜牧兽医行政主管部门责令限期改正，处 2 万元以上 5 万元以下的罚款；逾期不改正的，责令停业整顿，对其主要负责人处 5000 元以上 1 万元以下的罚款：（三）未建立或者实施肉品品质检验制度的。

第三，根据《中华人民共和国行政处罚法》第二十七条当事人有下列情形之一的，应当依法从轻或者减轻行政处罚：（一）主动消除或者减轻违法行为危害后果的；（二）受他人胁迫有违法行为的；（三）配合行政机关查处违法行为有立功表现的；（四）其他依法从轻或者减轻行政处罚的。当事人不符合依法从轻处罚的条件，并且在案件处理后期，当事人极不配合，拒绝签收执法文书，性质较恶劣。根据本案当事人的申辩意见，其主动消除不良影响的措施主要是"召回已出厂的猪边肉并加盖印章"，由于涉案猪肉未经检验，当事人的做法不仅没有消除不良影响，而且还可能引发更大的安全隐患，并涉嫌新的违法行为。

（五）程序合法性方面

本案部分执法程序违反法定程序。

1. 评查意见

第一，本案立案审批表执法机关意见签署时间为 2016 年 5 月 6 日，但证据材料均形成于 2016 年 5 月 4 日，调查在立案之前，执法程序违法。

第二，本案行政机关对当事人作出罚款 20000 元的行政处罚，不构成较大数额罚款，不符合听证条件，执法程序违法。

2. 评查理由

第一，案卷中案件来源、调查等相关日期应符合逻辑，否则容易造成执法程序违法的情况。

第二，《农业行政处罚程序规定》第四十二条第二款规定，农业行政处罚机关作出责令停产停业、吊销许可证或者执照、较大数额罚款的行政处罚决定前，应当告知当事人有要求举行听证的权利。当事人要求听证的，农业行政处罚机关应当组织听证。前款所指的较大数额罚款，地方农业行政处罚机关按省级人大常委会或者人民政府规定的标准执行；农业部及其所属的经法律、法规授权的农业管理机构对公民罚款超过三千元、对法人或其他组织罚款超过三万元属较大数额罚款。前款所指的较大数额罚款，地方农业行政处罚机关按省级人大常委会或者人民政府规定的标准执行；农业部及其所属的经法律、法规授权的农业管理机构对公民罚款超过三千元、对法人或其他组织罚款超过三万元属较大数额罚款。

（六）本案中存在的其他问题

（1）案卷封面的执法机关名称、案号、题名有误。

（2）《行政处罚决定书》未填写完整的当事人信息，未列举证据并对证据的作用和证据之间的关系进行说明，部分内容表述错误。

（3）《案件处理意见书》未完整列明所附证据材料。

第三章

....

对肉品品质检验不合格的生猪产品未按规定处理、处理肉品品质检验不合格的生猪产品未如实记录处理情况案

案例十一　××食品有限公司××屠宰场未按规定处理品质检验不合格生猪产品案

一、案例概述

（一）案件来源

××市××局在对××食品有限公司××屠宰场上报的无害化处理报表和前期调查中发现，当事人存在不按规定处理病害生猪产品的违法行为。

（二）案件经过及事实认定

2017年5月12日，××市××局在对××食品有限公司××屠宰场上报的无害化处理报表和前期调查中发现，当事人存在将8头病害猪通过××垃圾中转站进行打包后送到××厂进行焚烧处理的违法行为，当事人涉嫌违反了《生猪屠宰管理条例》第十三条第二款的规定，遂于当日报经领导批准后立案调查。

2017年5月16日，执法人员对孙××（××食品有限公司××屠宰场负责人）、邱××（××食品有限公司××屠宰场工人）、陶××（××垃圾中转站负责人）等3人分别进行询问调查，制作了《询问笔录》。本案当事人承认按规定处理品质检验不合格生猪产品的事实。

经调查，认定本案当事人未按规定处理品质检验不合格生猪产品的事实。

（三）适用法律及处罚决定

××市××局认定××食品有限公司××屠宰场的行为违反了《生猪屠宰管理条例》第十三条第二款规定，应当按照《××省实施〈生猪屠宰管理条例〉办法》第三十四条规定予以处罚。

2017年5月31日，××市××局给当事人送达了《责令整改通知书》。2017年5月31日，××市××局给当事人送达了《行政处罚事先告知书》。2017年6月15日，××市××局对当事人作出了罚款2000元的行政处罚决定。2017年7月13日，当事人履行行政处罚决定完毕。

二、案卷

▓ ▓ 市 农 林 局

类　　别：　行政执法

案　　号：　▓农林（定屠）罚（2017）10号

案　　由：　未按规定处理品质检验不合格生猪产品案

当事人姓
名或名称：　▓▓▓▓▓▓食品有限公司▓▓屠宰场

立案时间：　2017 年 5 月 12 日

处罚内容：　罚款人民币贰仟元。

结案时间：　2017 年 7 月 13 日

执法单位：　▓▓市畜牧兽医局

承 办 人：　杨▓、陈▓▓

卷内共有　　27　　页

归档时间 2017 年 5 月 12 日

归档人姓名　杨▓

保存期限　　长期　　　年

目 录

■ ■ 市 农 业 局

行 政 处 罚 决 定 书

■农林（定屠）罚〔2017〕10号

当 事 人：■■■■■■食品有限公司■■屠宰场

负 责 人：孙■■

住　　址：■■市■■镇■■路

当事人违法未按规定处理病害生猪一案，经本机关依法调查，现查明：

经检查发现，当事人将病害生猪通过■■垃圾中转站进行打包焚烧处理，当事人的行为涉嫌违反《生猪屠宰管理条例》第十三条第二款"经肉品品质检验合格的生猪产品，生猪定点屠宰厂（场）应当加盖肉品品质检验合格验讫印章或者附具肉品品质检验合格标志。经肉品品质检验不合格的生猪产品，应当在肉品品质检验人员的监督下，按照国家有关规定处理，并如实记录处理情况；处理情况记录保存期限不得少于2年。"的规定。

2017年5月12日经■■市农林局批准立案，该案承办人员为杨■、陈■■。

2017年5月16日局执法人员对相关当事人进行询问谈话。

经调查取证证实，当事人■■■■■■食品有限公司■■屠宰场擅自将病害生猪通过■■垃圾中转站打包后到城区■■■电厂进行焚烧处理，城区■■■电厂焚烧设施不符合农业部病死动物无害化处理技术规范，当事人将病害生猪通过城区■■■电厂焚烧的行为属未按规定处理病害生猪。

该违法行为事实清楚，证据确凿，违反了《生猪屠宰管理条例》第十三条第二款"经肉品品质检验合格的生猪产品，生猪定点屠宰厂（场）应当加盖肉品品质检验合格验讫印章或者附具肉品品质检验合格标志。经肉品品质检验不合格的生猪产品，应当在肉品品质检验人员的监督下，按照国家有关规定处理，并如实记录处理情况；处理情况记录保存期限不得少于2年。"的规定。

以上违法事实有下列证据证实：当事人工商营业执照和负责人身份证明证实违法主体；涉案现场照片打印件、询问笔录证实当事人违法事实。

本机关认为：

当事人的上述违法行为事实清楚，证据形式合法、内容客观，具有关联性，能够相互印证，其违法事实足以认定。当事人违法未按规定处理病害生猪的行为违反了《生猪屠宰管理条例》第十三条第二款"经肉品品质检验合格的生猪产品，生猪定点屠宰厂（场）应当加盖肉品品质检验合格验讫印章或者附具肉品品质检验合格标志。经肉品品质检验不合格的生猪产品，应当在肉品品质检验人员的监督下，按照国家有关规定处理，并如实记录处理情况；处理情况记录保存期限不得少于2年。"的规定。

本机关于2017年6月5日向当事人发出《行政处罚事先告知书》[　农林（定屠）告〔2017〕10号]后，当事人在规定时间内未向本机关提出陈述申辩。

根据《生猪屠宰管理条例》第二十五条"生猪定点屠宰厂（场）有下列情形之一的，由畜牧兽医行政主管部门责令限期改正，处2万元以上5万元以下的罚款；逾期不改正的，责令停业整顿，对其主要负责人处5000元以上1万元以下的罚款：（一）屠宰生猪不符合国家规定的操作规程和技术要求的；（二）未如实记录其屠宰的生猪来源和生猪产品流向的；（三）未建立或者实施肉品品质检验制度的；（四）对经肉品品质检验不合格的生猪产品未按照国家有关规定处理并如实记录处理情况的。"和██省实施《生猪屠宰管理条例》办法第三十四条"小型生猪屠宰场点有《生猪屠宰管理条例》第二十四条、第二十五条（二）至（四）项、第二十六条、第二十七条、第二十八条所列行为之一的，由商务主管部门责令改正，处1000元以上1万元以下的罚款；情节严重的，处1万元以上3万元以下的罚款。"的规定，本机关作出行政处罚如下：

1、警告；

2、处罚款人民币贰仟元（2000.00元）。

当事人必须在收到本处罚决定书之日起15日内持本决定书到农行██████路支行（帐户：██市财政局非税收入清算分户；帐号为：1██17010400139230000103501；地址：██市██街██路█号）缴纳罚款。逾期不按规定缴纳罚款的，每日按罚款数额的3%加处罚款。

当事人对本处罚决定不服的，可以在收到本处罚决定书之日起60日内向██市人民政府或██市农业局申请行政复议，或者自收到本处罚决定书之日起六个月内直接向██市人民法院提起行政诉讼。行政复议和行政诉讼期间，本处罚决定不停止执行。

当事人逾期不申请行政复议或提起行政诉讼，也不履行本行政处罚决定的，本机关将依法申请人民法院强制执行。

██市农林局

2017 年 6 月 15 日

行政处罚立案审批表

农林（定屠）立〔2017〕10号

案件来源	检查发现		受案时间	2017.05.12
案　由	涉嫌未按规定处理品质检验不合格生猪产品案			
当事人	个人	姓　名	/	性别	/	年　龄	/
		身份证号	/		联系电话	/
		住　址	/			
	单位	名称	▓▓▓▓▓食品有限公司▓▓屠宰场	法定代表人（负责人）	孙▓▓
		地址	▓▓市▓镇▓▓路	联系电话	136▓▓▓▓▓
简要案情	在对▓▓▓▓食品有限公司▓▓屠宰场上报的无害化资料审查和前期调查中发现，当事人将病害生猪通过▓▓垃圾中转站进行打包焚烧处理，当事人的行为涉嫌违反《生猪屠宰管理条例》第十三条第二款"经肉品品质检验合格的生猪产品，生猪定点屠宰厂（场）应当加盖肉品品质检验合格验讫印章或者附具肉品品质检验合格标志。经肉品品质检验不合格的生猪产品，应当在肉品品质检验人员的监督下，按照国家有关规定处理，并如实记录处理情况；处理情况记录保存期限不得少于2年。"的规定。				
承办人意见	建议立案查处。　签名：杨▓▓▓ 703104 简▓▓▓ 02087 2017年5月12日				
执法机构意见	同意报局审批。　签名：▓▓ 2017年5月12日				
法制机构意见	▓▓▓▓▓▓▓▓▓▓同意报局领导审批。▓▓ 2017年5月12日				
处罚机关意见	签名：▓▓ 年5月12日				
备　注					

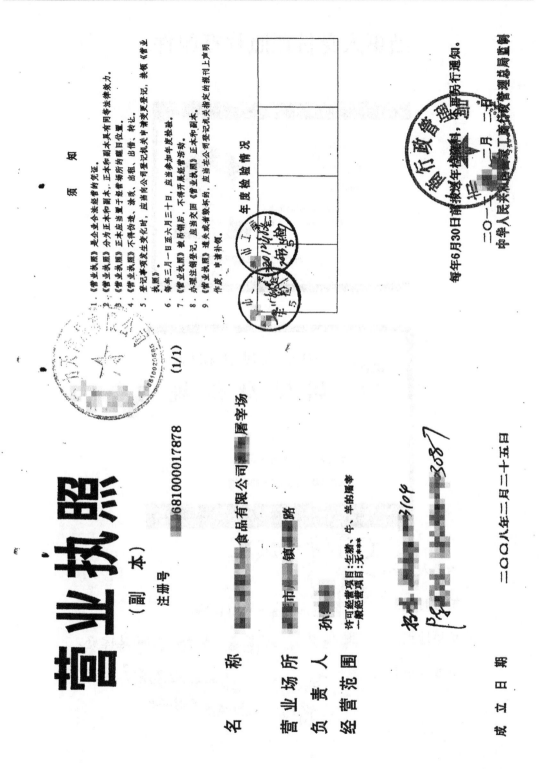

当事人身份证照片打印件

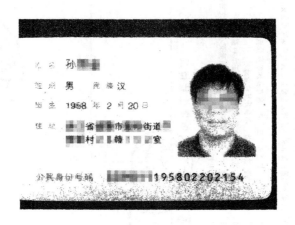

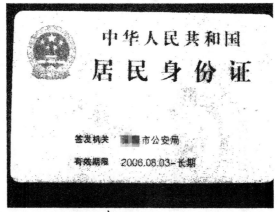

当事人签名：

拍摄时间： 2017年5月16日

拍摄地点：

提取人员签名：

调查（询问）笔录

案　由：_____处理品质检验不合格生猪产品案

调查（询问）时间：2017 年 5 月 16 日 9 时 39 分至 9 时 55 分.

调查（询问）地点：____市____镇____生猪屠宰场点

被调查（询问）人：邬____ 性别：男 民族：汉 身份证号码：____1980111000lX

工作单位：__公司__屠宰场 职务或职业：工作人员 电话：____

住　址：____市____街道____号 邮编：__800 与本案关系：相关当事人

调查（询问）人：陈____ 、 马____ 记录人：孙____

工作单位：____市农林局

执法人员表明身份、出示证件及为被调查（询问）人确认的记录： 我们是____市农林局机

关的行政执法人员，这是我们的执法证件（向当事人出示证件，孙_____308]

杨_____3104　　　　　　　　　　　　　　　　　），请您过目确认。

被调查（询问）人对执法人员出示证件、表明身份的确认记录： 确认____

告知陈述（申辩）和申请回避的权利： 根据《中华人民共和国行政处罚法》第三十七条第

三款和《农业行政处罚程序规定》第三十六条的规定，你有权申请执法人员回避。

询问内容： 问：你对我们的身份和你所享有的权利是否知晓？是否申请执法人员回避 ？

答： 知道了，不用回避。

问：现依法向你进行询问调查。你应当如实回答我们的询问并协助调查，作伪证要承担法律

责任，你听清楚了吗？

答：听清楚了。

问：2017年5月__屠宰场无害化处理资料中所拍照片是否属实？

答：属实，所拍照片，照片是我拍的。

被调查（询问）人签字：邬__ 2017年5月16日 ____

调查（询问）人签字：孙____ 杨_____1104 2017年5月16日

记录人签字：孙____ 2017年5月16日

调 查 （询 问） 笔 录

问：上月如照片所示病害猪只有多少？

答：上个月因为填埋井已满，所以将病害猪八头通过▇▇垃圾站打包到潜望焚烧处理场。

问：你如何知道病害猪只被焚烧处理掉的？

答：▇▇垃圾站站长说的，电话里确认的。只说到▇▇焚烧处理掉的，具体地方没说。

问：你是否知道病害猪及其产品需依法按规进行无害化处理的？

答：知道的。原来是填埋在无害化处理，上个月因为太满所以自行处理通过大桥垃圾站打包到▇▇焚烧处理。

问：按规定必须依法按规进行无害化处理，不得任意自行处理？

答：现在知道了，以后决不再犯。

问：你还有何补充？

答：现在我场点冰库无法正常开通，以后一律按规定放置冰库后按规程进行无害化处理。

十描水区家 ▇▇ 2017年5月16日

调 查 （询 问） 笔 录

案　由：对肉品未按规定处理品质检验不合格生猪产品案

调查（询问）时间：2017 年 5 月 16 日 10 时 50 分至 11 时 20 分。

调查（询问）地点：██████ 垃圾站（中转站）

被调查（询问）人：陶███ 性别：男 民族：汉 身份证号码：_____

工作单位：██ 垃圾中转站 职务或职业：负责人 电话：138███████

住　址：████市██市██乡 邮编：118██ 与本案关系：相关当事人

调查（询问）人：陈███ 、 杨███ 记录人：孙███

工作单位：██市农林局

执法人员表明身份、出示证件及为被调查（询问）人确认的记录：我们是██市农林局机

关的行政执法人员，这是我们的执法证件（向当事人出示证件，杨███████████ 3104

　　　　　　　　　陈███████ 3087 ），请您过目确认。

被调查（询问）人对执法人员出示证件、表明身份的确认记录：陶（

告知陈述（申辩）和申请回避的权利：根据《中华人民共和国行政处罚法》第三十七条第

三款和《农业行政处罚程序规定》第三十六条的规定，你有权申请执法人员回避。

询问内容：问：你对我们的身份和你所享有的权利是否知晓？是否申请执法人员回避？

答：知道了，不用回避。

问：现依法向你进行询问调查。你应当如实回答我们的询问并协助调查，作伪证要承担法律

责任，你听清楚了吗？

答：听清楚了。

问：我们来这里向你询问情况，在那时间有怎么样看到你们垃

圾站？

被调查（询问）人签字：陶███ 年 5 月 16 日

调查（询问）人签字：杨███ 孙陈███ 3087 2017 年 5 月 16 日

记录人签字：孙███ 2017 年 5 月 16 日

调 查 （询 问） 笔 录

答：有的，有死猪放到养心坡拉走。

问：大概什么时间取？

答：去年年底各改两起，几月不知。45日也发现有死猪。

问：有多少死猪，你是否知道？

答：数量不大，但具体数头数因为打包进去不知道。他们送来时，我也不在，尤其在晚上的话我没在这里。

问：你们这里的垃圾打包后都去哪里处理的？

答：我们这里打包后直接到 ████████████ 整些地方。

问：你是否有补充？

答：没有了。

被调查（询问）人签字：████████ 年 ██ 月 ██ 日

调查（询问）人签字：█████████████ 2017年5月16日
████████████（ 383）

记录人签字：████████ 2017年5月6日

调 查（询 问）笔 录

案　由：冯婕未按规定处理品质检验不合格生猪产品案

调查（询问）时间：2017 年 5 月 16 日 9 时 05 分至 9 时 23 分。

调查（询问）地点：▆▆▆▆食品有限公司▆屠宰场内

被调查（询问）人：孙▆▆　性别：男 民族：汉 身份证号码：▆19580220215▆

工作单位：▆▆▆▆屠宰场　职务或职业：负责人 电话：136▆▆▆▆

住　址：▆▆▆▆村▆组▆室 邮编：▆▆800 与本案关系：相关当事人

调查（询问）人：杨▆▆　、　陈▆▆　记录人：陈▆▆

工作单位：▆▆市农林局

执法人员表明身份、出示证件及为被调查（询问）人确认的记录：我们是▆▆市农林局机关的行政执法人员，这是我们的执法证件（向当事人出示证件，杨▆▆▆▆3104 陈▆▆▆▆3087 ），请您过目确认。

被调查（询问）人对执法人员出示证件、表明身份的确认记录：确认过 孙▆▆

告知陈述（申辩）和申请回避的权利：根据《中华人民共和国行政处罚法》第三十七条第三款和《农业行政处罚程序规定》第三十六条的规定，你有权申请执法人员回避。

询问内容：问：你对我们的身份和你所享有的权利是否知晓？是否申请执法人员回避？

答：知道了，不用回避。

问：现依法向你进行询问调查。你应当如实回答我们的询问并协助调查，作伪证要承担法律责任，你听清楚了吗？

答：听清楚了。

问：我们在检查中发现你们▆▆屠宰场冯婕未按规定无害化处理质量生猪，现问你了解具体情况？

被调查（询问）人签字：孙▆▆　年5月16日

调查（询问）人签字：杨▆▆ 孙 陈▆▆ 2017年5月16日 ▆3087

记录人签字：陈▆▆ 2017年5月16日

第 1 页共 2 页

调 查 （询 问） 笔 录

答：好的。

问：请你解释下半月份上报而无害化处理苦料所列的照片中无
屠宰情况。

答：那几张照片是我场无商品品质检验人员拍的，指场照片
记地方是▇▇▇填埋井那边里，照片上的病害猪是我们在屠宰时检
出的，我们将病害猪只打包在填埋后到镇疫下面的无害化
化处理。

问：你们这些处理是否按政要上的无害化？有无向镇有关主
管部门问清？

答：主管部门不知道的，我场这是填埋井或将来到城区无害化
处理中心集中处理的，因为填埋井太满，而冷库还没启用，
我们所认为可以通过垃圾站进行焚烧处理的。

问：本场政要对病害生猪没辛的无害化处理里是证清的，你清吗？

答：现在知道了。以后我们启用冷库，我场也送至城区无害化处理
中心进行集中处理，希望从轻处理。

问：大概什么时候开始到垃圾站处理的，数量多少？

答：去年年底时开始的，数量很少的，因为在填埋井太满时才
偶尔送到垃圾站打包焚烧处理的，数量约为0.8吨。

问：有没有别的补充？

答：没有了。

被调查（询问）人签字▇▇▇ 07年5月6日

调查（询问）人签字：杨▇▇ 3644▇▇ 2017年5月16日
3087

记录人签字：陈▇▇ 2017年5月16日

涉案现场照片

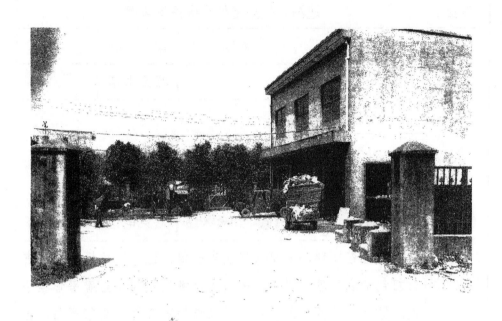

与原址一致.

当事人签名：3种

拍摄时间：　　2017年5月16日

拍摄地点：　　▇▇垃圾中转站

提取人员签名：　　陶▇▇▇▇3087

　　　　　　　杨▇▇▇▇3109.

案件处理意见书

案由		违法未按规定处理病害生猪案					
当事人	个人	姓名	/	性别	/	年　龄	/
		身份证号		/		联系电话	/
		地址		/			
	单位	名称	▨▨▨▨▨食品有限公司▨▨屠宰场		法定代表人（负责人）		孙▨▨
		地址	▨▨市▨▨镇▨▨路		联系电话		136▨▨▨▨▨
案件调查经过		经检查发现，当事人将病害生猪通过▨▨垃圾中转站进行打包焚烧处理，当事人的行为涉嫌违反《生猪屠宰管理条例》第十三条第二款"经肉品品质检验合格的生猪产品，生猪定点屠宰厂（场）应当加盖肉品品质检验合格验讫印章或者附具肉品品质检验合格标志。经肉品品质检验不合格的生猪产品，应当在肉品品质检验人员的监督下，按照国家有关规定处理，并如实记录处理情况；处理情况记录保存期限不得少于 2 年。"的规定。 　　2017 年 5 月 12 日经▨▨市农林局批准立案，该案承办人员为杨▨、陈▨▨。 　　2017 年 5 月 16 日局执法人员对相关当事人进行询问谈话。					

所附证据材料	（一）书证： 当事人工商营业执照　　　　　1 份 1 页 负责人身份证明　　　　　　　1 份 1 页 （二）物证： 涉案现场照片打印件　　　　　1 份 1 页 （三）相关当事人的陈述： 询问笔录　　　　　　　　　　3 份 6 页
调查结论及处理意见	现经调查取证证实，当事人 ■■■■■■ 食品有限公司 ■■■ 屠宰场擅自将病害生猪通过 ■■■ 垃圾中转站打包后到城区 ■■■ 电厂进行焚烧处理，城区 ■■■ 电厂焚烧设施不符合农业部病死动物无害化处理技术规范，当事人的行为属未按规定处理病害生猪。 　　该违法行为事实清楚，证据确凿，违反了《生猪屠宰管理条例》第十三条第二款"经肉品品质检验合格的生猪产品，生猪定点屠宰厂（场）应当加盖肉品品质检验合格验讫印章或者附具肉品品质检验合格标志。经肉品品质检验不合格的生猪产品，应当在肉品品质检验人员的监督下，按照国家有关规定处理，并如实记录处理情况；处理情况记录保存期限不得少于 2 年。"的规定。 　　根据《生猪屠宰管理条例》第二十五条"生猪定点屠宰厂（场）有下列情形之一的，由畜牧兽医行政主管部门责令限期改正，处 2 万元以上 5 万元以下的罚款；逾期不改正的，责令停业整顿，对其主要负责人处 5000 元以上 1 万元以下的罚款：（一）屠宰生猪不符合国家规定的操作规程和技术要

求的；（二）未如实记录其屠宰的生猪来源和生猪产品流向的；（三）未建立或者实施肉品品质检验制度的；（四）对经肉品品质检验不合格的生猪产品未按照国家有关规定处理并如实记录处理情况的。"和▇▇省实施《生猪屠宰管理条例》办法第三十四条"小型生猪屠宰场点有《生猪屠宰管理条例》第二十四条、第二十五条（二）至（四）项、第二十六条、第二十七条、第二十八条所列行为之一的，由商务主管部门责令改正，处 1000 元以上 1 万元以下的罚款；情节严重的，处 1 万元以上 3 万元以下的罚款。"的规定，建议行政处罚如下：

1、警告；

2、处罚款人民币贰仟元（2000.00 元）。

执法人员签名：

2017 年 5 月 31 日

执法机构意见	同意报局审批。 签名： 2017 年 5 月 31 日
法制工作机构意见	同意 签名： 2017 年 5 月 31 日
处罚机关意见	签名： 2017 年 5 月 31 日

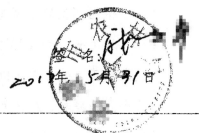

██ ██ 市 农 业 局
行政处罚事先告知书

██农林（定屠）告〔2017〕10 号

██████ 食品有限公司 ██ 屠宰场：

经调查，你单位擅自将病害生猪通过 ██ 垃圾中转站打包后到城区 ████ 电厂进行焚烧处理，城区 ████ 电厂焚烧设施不符合农业部病死动物无害化处理技术规范，你单位将病害生猪到城区 ████ 电厂焚烧的行为属未按规定处理病害生猪。

你单位违反了《生猪屠宰管理条例》第十三条第二款"经肉品品质检验合格的生猪产品，生猪定点屠宰厂（场）应当加盖肉品品质检验合格验讫印章或者附具肉品品质检验合格标志。经肉品品质检验不合格的生猪产品，应当在肉品品质检验人员的监督下，按照国家有关规定处理，并如实记录处理情况；处理情况记录保存期限不得少于 2 年。"的规定。

根据《生猪屠宰管理条例》第二十五条"生猪定点屠宰厂（场）有下列情形之一的，由畜牧兽医行政主管部门责令限期改正，处 2 万元以上 5 万元以下的罚款；逾期不改正的，责令停业整顿，对其主要负责人处 5000 元以上 1 万元以下的罚款：（一）屠宰生猪不符合国家规定的操作规程和技术要求的；（二）未如实记录其屠宰的生猪来源和生猪产品流向的；（三）未建立或者实施肉品品质检验制度的；（四）对经肉品品质检验不合格的生猪产品未按照国家有关规定处理并如实记录处理情况的。"和██省实施《生猪屠宰管理条例》办法第三十四条"小型生猪屠宰场点有《生猪屠宰管理条例》第二十四条、第二十五条（二）至（四）项、第二十六条、第二十七条、第二十八条所列行为之一的，由商务主管部门责令改正，处1000元以上1万元以下的罚款；情节严重的，处1万元以上3万元以下的罚款。"的规定，建议行政处罚如下：

1、警告；

2、处罚款人民币贰仟元（2000.00元）。

根据《中华人民共和国行政处罚法》第三十一条、三十二条之规定，你可在收到本告知书之日起三日内向本机关进行陈述申辩，逾期不陈述申辩，视为你放弃上述权利。

██市农林局

2017 年 5 月 31 日

执法机关地址：██市█████村██幢

联系人：杨█、陈██　　　电话：███51530

行政处罚决定审批表

案由			违法未按规定处理病害生猪案				
当事人	个人	姓名	/				
		性别	/	年龄	/	电话	/
		住址	/				
	单位	名称	▓▓▓▓▓食品有限公司▓▓屠宰场		法定代表人（负责人）		孙▓▓
		地址	▓▓市▓口镇▓▓路		电话	1360▓▓▓▓▓	
	陈述申辩或听证情况		本机关于 2017 年 5 月 31 日向当事人发出了《▓▓市农业局行政处罚事先告知书》[▓农林(定屠)告〔2017〕10 号]，当事人在规定期限内未提出陈述申辩。				

责令改正通知书

██████食品有限公司██屠宰场：

你单位擅自将病害生猪通过██垃圾中转站打包后到城区███电厂进行焚烧处理，城区███电厂焚烧设施不符合农业部病死动物无害化处理技术规范，你单位将病害生猪到城区███电厂焚烧的行为属未按规定处理病害生猪。

你单位违反了《生猪屠宰管理条例》第十三条第二款"经肉品品质检验合格的生猪产品，生猪定点屠宰厂（场）应当加盖肉品品质检验合格验讫印章或者附具肉品品质检验合格标志。经肉品品质检验不合格的生猪产品，应当在肉品品质检验人员的监督下，按照国家有关规定处理，并如实记录处理情况；处理情况记录保存期限不得少于2年。"的规定。

本机关责令你在收到本通知书起立即停止未按规定处理病害生猪的行为。

逾期不改正的，本机关将依法处理。

██市农林局

2017 年 5 月 31 日

处理意见	维持行政处罚事先告知书所拟作的处罚决定： 　1、警告； 　2、处罚款人民币贰仟元（2000.00元）。 执法人员签名： 杨▇▇▇ 3104 　　　　　　　 陈▇▇▇ 3087 2017年 6 月 12 日
执法机构意见	同意报局审批。 签名：余▇▇ 2017年 6 月 15 日
法制机构意见	法审查，同意报局领导审批。 李▇ 签名： 2017年 6 月 15 日
执法机关意见	情况 林▇▇ 签名： 2017年 6 月 15 日

送达回证

案　　由	违法未按规定处理病害生猪等			
受送达人名称或姓名	▢▢▢▢▢▢食品有限公司▢▢屠宰场			
送达单位	▢▢市农林局			
送达地点	▢▢市▢▢镇▢▢为▢▢屠宰场			
送达文书	送达人	收到日期	收件人签名
《▢▢农林局行政处罚事先告知书》乙▢农林送罚告▢▢21052	杨▢▢ 陈▢▢	2017.5.31	郑▢▢
/	/	/	/
/	/	/	/
/	/	/	/
/	/	/	/
备注				

送达回证

案　　由	违法未按规定处理病害生猪等			
受送达人 名称或姓名	▆▆▆▆▆食品有限公司▆▆屠宰场			
送达单位	▆▆畜牧兽医局			
送达地点	▆▆▆▆▆▆▆▆▆▆屠宰场			
送达文书		送达人	收到日期	收件人签名
责令改正通知书		杨▆ 陈▆	2017.5.31	▆▆▆
/		/	/	/
/		/	/	/
/		/	/	/
/		/	/	/
备注				

送达回证

案 由	涉嫌未按规定处理病害生猪等			
受送达人 名称或姓名	████（有限责任公司）██ 屠宰场			
送达单位	████市农林局			
送达地点	████市██镇████沿██ 屠宰场			
送达文书	送达人	收到日期	收件人签名
"██市农林局行政处罚决定书"██ ████（送达）████ 7210号	高██ 陈██	2017.6.19	张██
/	/	/	/
/	/	/	/
/	/	/	/
/	/	/	/
备注				

行政处罚结案报告

案　由	违法未按规定处理病害生猪案		
当事人	▨▨食品有限公司▨▨屠宰场		
立案时间	2017. 05. 12	处罚决定送达时间	2017. 06. 19

处罚决定及执行情况：

　　根据▨农林（定屠）罚〔2017〕10号行政处罚决定书给予当事人▨▨食品有限公司▨▨屠宰场：1、警告；2、处罚款人民币贰仟元（2000.00元）。

　　当事人已履行处罚决定，建议结案。

执法人员签名：　杨▨　▨▨▨▨3/04
　　　　　　　陈▨　▨▨▨▨3087

2017年7月3日

执法机构意见	同意报局审批。 签名：徐▨ 2017年7月13日
执法机关意见	签名：成▨▨ 2017年7月13日

三、评析意见

(一)案由

1. 本案案由

本案行政处罚机关确定的案由为：未按规定处理品质检验不合格生猪产品案。

2. 评查意见

本案案由定性准确，表述不规范。

3. 评查理由

本案的案由对违法行为的定性符合《生猪屠宰管理条例》第十三条第二款的规定，但表述不规范，违法行为应按《生猪屠宰管理条例》第二十五条第（四）项的规定，表述为：未经定点从事生猪屠宰活动案。

(二)主体适格方面

1. 处罚主体适格方面

本案的处罚主体是××市××局，处罚主体适格。

2. 被处罚主体适格方面

××食品有限公司××屠宰场，被处罚主体适格。

(三)事实认定方面

1. 本案行政机关认定的事实

本案行政机关认定当事人未按规定处理品质检验不合格生猪产品。

2. 评查意见

本案事实不清、证据不足、缺乏主要证据，没有形成完整的证据链证明其未按规定处理经肉品品质检验不合格的生猪产品的违法事实。

3. 评查理由

第一，本案行政处罚机关执法人员未制作《现场检查（勘验）笔录》，未收集××食品有限公司××屠宰场生猪定点屠宰许可证明相关材料、肉品品质检验登记表、无害化处理记录，未收集××食品有限公司××屠宰场与××垃圾中转站进行打包处理不合格猪产品的相关证明材料，仅凭《询问笔录》对本案当事人进行案件定性，缺乏事实依据，对被处罚对象的认定和案件定性有一定的影响。

第二，执法人员未提取涉案人员邱××和陶××的身份证复印件，不能核实上述2人的基本信息，《询问笔录》缺乏证明力。

(四)法律适用方面

1. 本案行政机关认定的法律适用

本案行政处罚机关认定当事人的行为违反了《生猪屠宰管理条例》第十三条第二款的规定，依据××省实施《生猪屠宰管理条例》办法第三十四条的规定对当事人予以处罚。

2. 评查意见

法律适用错误。

3. 评查理由

第一，本案行政处罚机关认定当事人的行为违反了《生猪屠宰管理条例》第十三条第二款的规定，违法行为适用法律和条款正确。

第二，本案行政处罚机关认定对当事人的处罚条款适用《××省实施〈生猪屠宰管理条例〉办法》第三十四条，适用法律不正确。因为《生猪屠宰管理条例》中对"经肉品品质检验不合格的生猪产品未按照国家有关规定处理并如实记录处理情况的"违法行为的处罚额度为2万以上5万元以下罚款，而《××省实施〈生猪屠宰管理条例〉办法》处罚额度仅为1000元以上1万元以下罚款，明显小于《生猪屠宰管理条例》处罚下限，《生猪屠宰管理条例》作为《××省实施〈生猪屠宰管理条例〉办法》的上位法，在出现冲突时，应以上位法规定为准，故本案应适用《生猪屠宰管理条例》第二十五条第（四）项进行处罚。

（五）程序合法方面

本案部分执法程序违反法定程序。

1. 评查意见

第一，本案《责令改正通知书》时间为2017年5月31日，《行政处罚决定书》时间为2017年6月15日，执法程序违法。

2. 评查理由

第一，依据《中华人民共和国行政处罚法》第二十三条规定，行政机关实施行政处罚时，应当责令当事人改正或者限期改正违法行为。《责令改正通知书》与《行政处罚事先告知书》时间应一致。

（六）本案中存在的其他问题

本案部分文书制作不符合《农业行政执法文书制作规范》的要求。

案卷封面不规范，没有编写档案编号。案由应为"未按照国家有关规定处理经肉品品质检验不合格的生猪产品案"。《农业行政执法文书制作规范》第四十四条第一款、第二款规定，案卷应当制作封面、卷内目录和备考表。封面应当包括执法机关名称、题名、办案起止时间、保管期限、卷内件（页）数等。封面题名应当由当事人和违法行为定性两部分组成，如关于×××无农药登记证生产农药案。

案卷目录填写不规范。案卷目录少1列"文书编号"栏和1列"文书日期"栏；序号4每个涉案人员的询问笔录应分别单列编写。《农业行政执法文书制作规范》第四十四条第三款规定，卷内目录应当包括序号、题名、页号和备注等内容，按卷内文书材料排列顺序逐件填写。

《行政处罚决定书》制作不规范。红头和盖章单位不一致，红头为"××市××局"，盖章为"××市××局"。超出《生猪屠宰管理条例》第二十五条设置的行政处罚种类实施行政处罚，"警告"不在该法条规定的处罚内容内。适用法律错误，应适用《生猪屠宰管理条例》第二十五条第（四）项进行处罚。在调查结论中及处理意见中，对采用自由裁量的标准没有进行阐述。未留联系人及联系方式。

《行政处罚立案审批表》没有行政处罚机关负责人签名，没有写日期年份。

《案件处理意见书》中案由应为"涉嫌未按照国家有关规定处理经肉品品质检验不合格的生猪产品案"。调查结论及处理意见未说明清楚，应阐述为"违法主体明确，违法事实清楚，证据确凿充分，应予行政处罚"。适用法律错误，应适用《生猪屠宰管理条例》第二十五条第（四）项。在调查结论中及处理意见中，对采用自由裁量的标准没有进行阐述。

《行政处罚事先处罚告知书》中红头和盖章单位不一致，红头为"××市××局"，盖章为"××市××局"。超出《生猪屠宰管理条例》第二十五条设置的行政处罚种类实施行政处罚，"警告"不在该法条规定的处罚内容内。适用法律错误，应适用《生猪屠宰管理条例》第二十五条第（四）项进行处罚。在调查结论中及处理意见中，对采用自由裁量的标准没有进行阐述。

《行政处罚决定审批表》中案由应为"未按照国家有关规定处理经肉品品质检验不合格的生猪产品案"。超出《生猪屠宰管理条例》第二十五条设置的行政处罚种类实施行政处罚，"警告"不在该法条规定的处罚内容。

《送达回证》中案由未规范填写。缺1列"送达方式"栏。"送达文书"栏内容应填写为"送达文书及文号"。

孙××、邱××、陶××等3人《询问笔录》的问题。一是孙××的《询问笔录》中未记录和核实当事人基本信息。二是邱××的《询问笔录》未提取被询问人身份证复印件，在笔录中未记录和核实被询问人基本信息。三是陶××的《询问笔录》中未提取被询问人身份证复印件，在笔录中未记录和核实被询问人基本信息。且相关询问过程中仅就近期有病死猪送到垃圾场处理进行调查，并没有对来源及数量进行深入调查。

提取的证据材料存在的问题。一是提取当事人工商营业执照复印件时，未由提供人署名"复印件与原件一致"字样，并签字（或盖章）和注明日期。二是罚没款收缴凭证存档图片模糊不清，未保留原件或清晰复印件，不符合卷宗制作规范。

关于《结案报告》中案由未规范填写。执行情况表述不规范，应为"当事人在7月3日主动履行了缴纳罚款的义务"。

未制作备考表，不符合农业行政处罚文书制作规范。《农业行政执法文书制作规范》第四十五条规定，案件文书材料按照下列顺序整理归档：（一）案卷封面；（二）卷内目录；（三）行政处罚决定书；（四）立案审批表；（五）当事人身份证明；（六）询问笔录、现场检查（勘验）笔录、抽样取证凭证、证据登记保存清单、登记物品处理通知书、查封（扣押）决定书、解除查封（扣押）决定书、鉴定意见等文书；（七）检验报告、销售单据、许可证等有关证据材料；（八）案件处理意见书、行政处罚事先告知书等；（九）行政处罚听证会通知书、听证笔录、行政处罚听证会报告书等听证文书；（十）行政处罚决定审批表；（十一）送达回证等回执证明文件；（十二）执行的票据等材料；（十三）罚没物品处理记录等；（十四）履行行政处罚决定催告书、强制执行申请书、案件移送函等；（十五）行政处罚结案报告；（十六）备考表。

第 四 章

出厂（场）未经肉品品质检验的生猪产品、出厂（场）经肉品品质检验不合格的生猪产品案

案例十二　××县××食品有限公司生产、销售肉品品质检验不合格生猪产品案

一、案例概述

（一）案件来源

2017 年 5 月 23 日，××县××局接××市畜牧兽医执法支队《关于对 2017 年畜产品抗生素、禁用化合物及兽药残留专项抽检不合格产品查处的函》（×牧执法支函〔2017〕3 号）后，对××县××食品有限公司生产涉嫌销售肉品品质检验不合格生猪产品案进行调查。

（二）案件经过及事实认定

2017 年 2 月 26 日，××省××局在××县××食品有限公司抽检 2 份猪肉样品。

2017 年 3 月 24 日，经××省畜产品质量监测检验中心检测，其中编号为"××"的样品，水分含量为 77.6%，超过国家强制标准≤77% 的规定，经复检后水分含量依然超标（77.3%），判定为水分超标不合格。

2017 年 5 月 18 日、5 月 19 日，执法人员对张××（××食品有限公司负责人）、薄××（××食品有限公司销售负责人）、郝××（××市场卖肉业户）、陈××（××食品有限公司生产负责人）等 4 人分别作了 4 份询问笔录。

经调查，认定本案当事人销售肉品品质检验不合格生猪产品的事实，销售水分含量不合格的猪肉数量为 67.2 公斤，货值金额为 1236.48 元。

（三）适用法律及处罚决定

××县××局认定当事人的行为违反了《生猪屠宰管理条例》第十三条第三款的规定，应当依照《生猪屠宰管理条例》第二十六条的规定予以处罚。

2017 年 5 月 20 日，××县××局送达了《责令整改通知书》。2017 年 5 月 22 日，××县××局送达了《行政处罚事先告知书》，但未见送达回证。2017 年 5 月 26 日，××县××局对当事人作出没收违法所得（1236.48 元），处以 1 倍罚款（1236.48 元），并对其

主要负责人处 1 万元罚款的行政处罚决定。2017 年 5 月 26 日，当事人履行了××县××局对其作出的行政处罚决定。

二、案卷

▨ 县 ▨ ▨ 局 案 卷

▨牧（屠宰）[2017] 3 号

案　　由：生产销售肉品品质检验不合格生猪产品案

当 事 人：▨县▨▨食品有限公司

地址/住址：▨县城北 2 公里 107 国道东侧

处罚种类：罚款

立案时间：2017-5-18　结案时间：2017-5-26　立卷人：邢▨▨

执行结果：全部执行

办案人员：邢▨▨　　孙▨▨

执法机关：▨县畜牧局

归档日期：2017-5-26　　　　档案编号：▨▨7003

本 卷 共：　17 件　56 页

保存期限：长期保存

卷 内 目 录

序号	文书编号	文书日期	文 书 名 称	页号
1	■牧（屠宰）罚〔2017〕3号	2017-5-26	行政处罚决定书	1-3
2	■牧（屠宰）立〔2017〕3号	2017-5-18	行政处罚立案审批表	4
3		2017-5-18	当事人身份证复印件	5-9
4		2017-5-18	生猪定点屠宰证复印件	10
5		2017-5-18	工商营业执照复印件	11
6		2017-5-18	证据材料	12-22
7		2017-5-18	执法人员执法证复印件	23
8		2017-5-19	询问笔录（5份）	24-44
9		2017-5-20	责令改正通知书	45
10		2017-5-21	案件处理意见书	46-47
11	■牧（屠宰）告〔2017〕3号	2017-5-22	行政处罚事先告知书	48-49
12		2017-5-22	行政处罚决定审批表	50
13		2017-5-20	责令改正通知书送达回证	51
14		2017-5-22	行政处罚事先告知书送达回证	52
15		2017-5-26	行政处罚决定书送达回证	53
16		2017-5-26	罚没票据	54
17		2017-5-26	行政处罚结案报告	55-56

▉县畜牧局
行政处罚决定书

▉牧（屠）罚决字〔2017〕第 3 号

当事人：▉县▉▉食品有限责任公司

法定代表人（负责人）：薄▉▉

地址：▉县城北 2 公里▉▉国道东侧

本机关于 2017 年 5 月 23 日接到《▉牧执法支函[2017]3 号》后对▉县▉▉食品有限公司生产销售肉品品质检验不合格生猪产品案调查，经局机关研究决定，由邢▉▉主办，孙▉▉协办。经调查，2017 年 2 月 26 日省局组织的 2017 年畜产品抗生素、禁用化合物及兽药残留专项抽检工作中，在▉县▉▉食品有限公司抽检 2 分猪肉样品，经▉省畜产品质量监测检验中心检测，于 3 月 24 日做出检测报告，并经▉县▉▉食品有限责任公司确认。其中检品编号为▉▉JZ02 的水分含量检验合格，检品编号为▉▉JZ03 的水分含量为 77.6%，因国家水分标准值为≤ 77%，判定为不合格。经执法人员孙▉▉、邢▉▉调查后认定因急宰造成的不合格猪肉为 67 公斤，并已销售完毕，判定为生产销售肉品品质检验不合格生猪产品。上述行为违反了《生猪屠宰管理条例》第十三条第三款"生猪定点屠宰厂（场）的生猪产品未经肉品品质检验或者经肉品品质检验不合格的，不得出厂（场）"的规定，已构成违法。主要证据形式及证明内容如下：1、营业执照复印件 1 份，证明被处罚主体适格；2、▉▉省畜产品质量检测检验中心检验结果报告书 1 份，证明此样品肉品水分不合格；3、销售报表，证明此批次市场价格为 18.4 元/公斤；4、询问笔录 5 份、身份证复印件

5份，共同证明生产销售肉品品质检验不合格生猪产品的违法事实客观存在；5、产品检疫证、准宰通知书复印件各1份，共同证明涉案猪肉的数量。根据你单位违法行为的事实、性质、情节、社会危害程度和相关证据，鉴于■县■■食品有限公司生产销售肉品品质检验不合格生猪产品为1头（67.2公斤），总货值金额为1236.48元，你单位的违法行为为轻微。事实清楚、证据确凿。

根据《生猪屠宰管理条例》第二十六条"生猪定点屠宰厂（场）厂（场）未经肉品品质检验或者经肉品品质检验不合格的生猪产品的，由主管部门责令停业整顿，没收生猪产品和违法所得，并处货值金额1倍以上3倍以下的罚款，对其主要负责人处1万元以上2万元以下的罚款；货值金额难以确定的，并处5万元以上10万元以下的罚款；造成严重后果的，由设区的市级人民政府取消其生猪定点屠宰厂（场）资格；构成犯罪的，依法追究刑事责任"之规定对■县■■食品有限责任公司进行处罚，并依法送达了《行政处罚事先告知书》{■牧（屠宰）告〔2017〕3号}。■县■■食品有限责任公司收到本告知书三日内未向本机关进行陈述申辩，视为其自动放弃。■县■■食品有限责任公司逾期未申请听证，视为主动放弃听证。经调查，本案不具备减轻处罚的条件。本机关（责令■县■■食品有限责任公司立即改正违法行为）对■县■■食品有限责任公司作出以下行政处罚：

1、没收违法所得壹仟贰佰叁拾陆元肆角捌分（¥1236.48）元；

2、处生产销售肉品品质检验不合格生猪产品货值1倍罚款计壹仟贰佰叁拾陆元肆角捌分（¥1236.48）元；

3、对主要负责人张███处罚款壹万元（￥10000.00 元）。

共计罚款壹万两千肆佰柒拾贰元玖角陆分（￥12472.96 元）元。

你单位应当自收到本决定书之日起 15 日内将罚款缴至███县信用联社营业部（███县财政局一楼大厅）。到期不缴纳罚款的，每日按罚款数额的3%加处罚款。

你单位如不服本决定，可以自收到本决定书之日起六十日内向███县人民政府或者███市畜牧局申请行政复议，也可以自收到本决定书之日起六个月内依法直接向人民法院提起行政诉讼。逾期不申请行政复议，也不提起行政诉讼，又不履行本处罚决定的，本机关将依法申请人民法院强制执行。

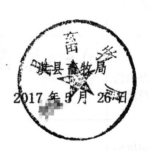

███县畜牧局

2017 年 5 月 26 日

行政处罚案件立案审批表

当事人	单位名称	■县■■食品有限公司	法定代表人	薄■■
	住　　所	■县城北2公里■■国道东侧	电　　话	153■■■■■■
	个人姓名	\	性　　别	\
	所在单位	\	电　　话	\
	身份证号码	\	个人住址	\
案　由	涉嫌生产销售肉品品质检验不合格生猪产品案		案件来源	上级交办

案　件简　要情　况	■■省、市畜牧局执法人员于2017年2月26日在■县■■食品有限公司抽检的2份猪肉样品，其中一份样品（样品编号HB2JZ03）水分超标（77.6%），经复检后水分依然超标（77.3%）。判定为水分超标不合格，涉嫌生产肉品品质检验不合格生猪产品案。经调查当事人■县■■食品有限公司的行为涉嫌违反了《生猪屠宰管理条例》第十三条第三款"生猪定点屠宰厂（场）的生猪产品未经肉品品质检验或者经肉品品质检验不合格的，不得出厂（场）"之规定。建议立案查处。

受案人意　见	根据《生猪屠宰管理条例》第3章 建议立案 受案人签名：■■■　2017年5月18日

承办机构审核意见	同意立案，建议由郑■■主办、孙■■协办。 负责人签名：■■■　2017年5月18日

法制机构审核意见	负责人签名：■■■　2017年5月18日

行政机关负责人审批意见	负责人签名：■■■　2017年5月18日

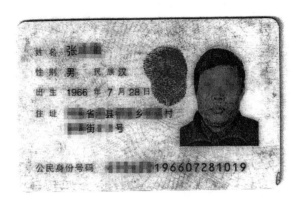

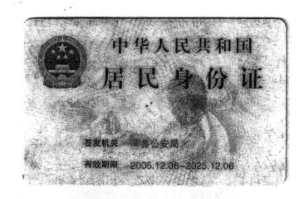

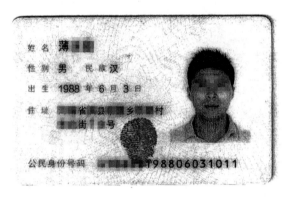

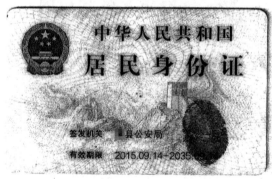

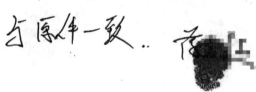

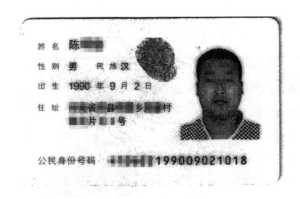

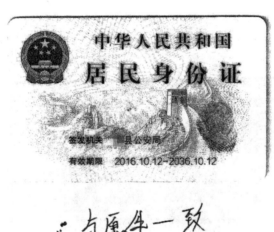

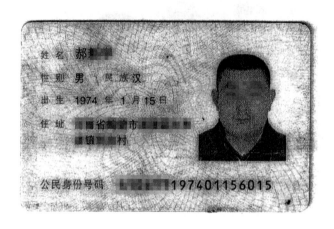

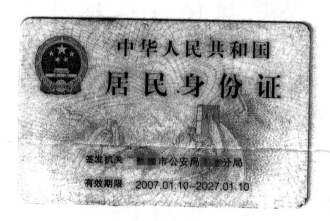

与原件一致 郝■■

2017年5月19号

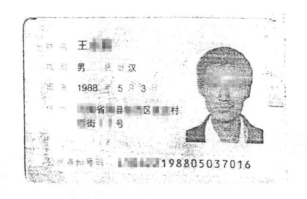

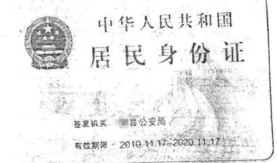

生 猪 定 点 屠 宰 证

批准号: ▆▆▆屠准字 13 号

定点屠宰代码: ▆▆060515

企业名称: ▆县▆▆食品有限公司

法人代表: 张▆▆

地　　址: ▆县城北二公里▆▆国道东侧

批准单位:

▆▆▆市人民政府

发证日期: 201▆年12月06日

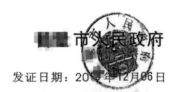

说明

1、《生猪定点屠宰证书》是企业定点屠宰资质的重要凭证，任何单位和个人均不得出租、出借、冒用、转让、伪造、变造、非法买卖该证书。

2、定点屠宰证书登记项目发生变化时，应向发证机关申请变更登记。

3、生猪定点屠宰厂（场）注销时，应向原发证机关办理注销手续。

中华人民共和国商务部　制

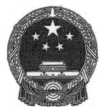

营 业 执 照

(副 本)

注 册 号 ▆▆▆22100002772（1－1）

名　　　称　▆县▆▆食品有限公司

类　　　型　有限责任公司

住　　　所　▆县城北2公里▆▆国道东侧

法定代表人　薄▆▆

注 册 资 本　贰佰万圆整

成 立 日 期　2006年06月28日

营 业 期 限　2006年06月28日至2021年06月27日

经 营 范 围　生猪屠宰、分割销售（依法须经批准的▆▆▆，经相
　　　　　　　关部门批准后方可开展经营活动）。

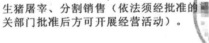

登 记 机 关

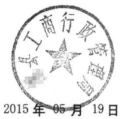

2015 年 05 月 19 日

▆▆▆1月1日至6月30日网上报送上一年度年报
企业信息形成之日起20个工作日内进行网上公示

企业信用信息公示系统网址：http://gsxt.haaic.gov.cn
http://10.8.2.135:9080/Topicis/CertTabPrint.do

中华人民共和国国家工商行政管理总局监制
2015-5-

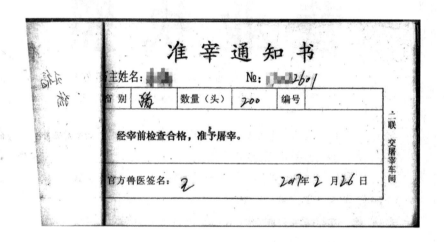

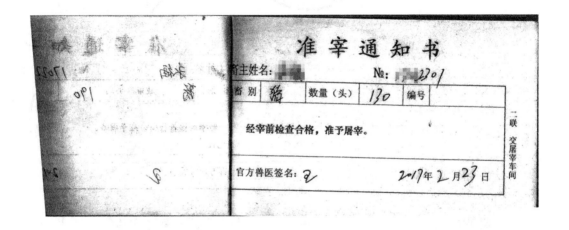

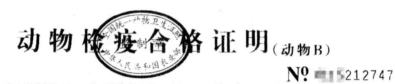

动物检疫合格证明（动物B）

NO. ■■5212747

货　主	■■■			联系电话	156■■■■■
动物种类	猪	数量及单位	捌拾头	用途	屠宰
启运地点	■■市■县李■■养殖场				
到达地点	■■市■县■■屠宰场				
牲畜耳标号	■62204753243-3322				

本批动物经检疫合格，应于二十四小时内到达有效。

官方兽医签字：■■■

签发日期：二〇一七年■月■十六日16:31

（动物卫生监督所检疫专用章）

注：1.本证书一式两联，第一联动物卫生监督所存留，第二联随货同行。
　　2.牲畜耳标号可另附纸填写，并注明本检疫证明编号，同时加盖动物卫生监督所检疫专用章。
　　3.本证书限省境内使用。

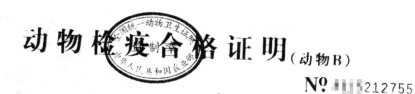

动物检疫合格证明（动物B）

N⁰ ■■■212755

货　　主	■■		联系电话	15639204000
动物种类	猪	数量及单位 壹佰零肆头	用途	屠宰
启运地点	■■市■ 县■■乡（镇）■■村			
到达地点	■■市■ 县■■屠宰场			
牲畜耳标号	■62204755135--5230.04755231--5238.			

本批动物经检疫合格，应于■■■四小时内到达有效。

官方兽医签字■■■

签发日期：二〇■■年■月■十五日 10:49

（动物卫生监督所检疫专用章）

注：1. 本证书一式两联，第一联动物卫生监督所留存，第二联随货同行。

2. 牲畜耳标号可另附纸填写，并注明本检疫证明编号，同时加盖动物卫生监督所检疫专用章。

3. 本证书限省境内使用。

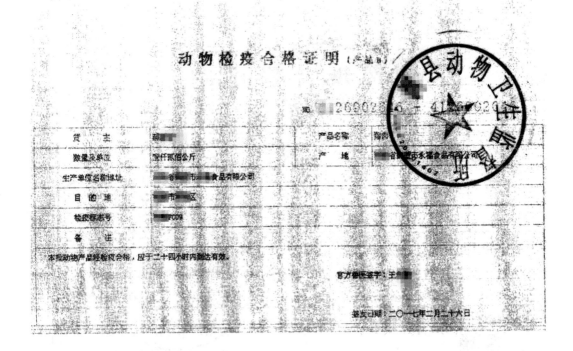

品　种	数　量	重量（公斤）	单　价	金　额	注
白条三去	6头	503.	19.	9557.	
	9头	778.7	19.4	15107	
	1头	67.2	18.4	1236.	
	1头	67.2	18.4	1236.	
合　计				27136.	

■县■■食品销售有限公司专用票据　■■■068

姓名：郝■■　2011年2月26日

过磅人：超　　开票人：王.　　收款人：

白存根　粉记账　黄客户

生猪定点屠宰厂（场）生猪产品出厂（场）记录表

出厂日期（年、月、日）	购货业主姓名及联系方式	销售品种	销售数量（头或公斤）	销售市场或单位	动物检疫合格证明（产品）编号	肉品品质检验合格证编号	生猪来源（生猪货主名称）	登记人员签字
2017.2.24	郑▨	猪肉	3000.kg	▨	4425902640		▨	冻▨
	孟▨	猪肉	2200.	▨	-636		▨	▨
	卫▨	猪肉	2000.	▨	-637		▨	▨
	钱▨	猪肉	3000.	▨	-638		▨	▨
2.25.	钱▨	猪肉	400.	▨	-641		▨	▨
	郑▨	猪肉	2000.	▨	-642		▨	▨
	郜钱▨	猪肉	1200.	▨	-643		▨	▨
	钱▨	猪肉	3200kg	▨	-644		▨	▨
2.26	卫▨	猪肉	800.	▨	-645		▨	▨
	郜▨	猪肉	1200.	▨	-646		▨	▨
	卫▨	猪肉	1000	▨	-647		▨	▨
	卫▨	猪肉	2000.	▨	-648		▨	▨
	王▨	猪肉	360.	▨	-649		▨	▨
	郑▨	猪肉	2500.	▨	-650		▨	▨
	钱▨	猪肉	2800.	▨	-651		▨	▨
2.27.	郜▨	猪肉	1000.	▨	-652		▨	▨
	钱▨	猪肉	2000	▨	-653		▨	

填表说明：1.请企业按照每日销售生猪产品的批次顺序登记相关信息。

2.销售品种一般包括白条肉、分割肉、副产品等。销售市场或单位一般包括经营户、肉商姓名或者农贸市场、超市、专卖店及企业、学校、宾馆、饭店等鲜肉销售网点名称。

3.请企业根据实际情况，按月、季或年度汇总装订存档。本记录表保存期限不少于2年。

生猪定点屠宰厂（场）宰前检验记录表

进场时间（月、日、时）	生猪进场						宰前检验				检验员签字
	生猪货主及联系方式	产地	进场数量	圈号	动物检疫合格证明编号	待宰前死亡生猪数量	急宰数量	病害猪无害化处理原因及方式	无害化处理数量	准宰数量	
2.8			268	2.3.5	2c9896-918	0	0			268	李
2.9			142	2.6	417-5	0	1			142	李
2.10			95	5	417-7	0	0			95	李
2.15			135	2.8	417-8	0	0			135	李
2.16			95	3	417-5	0	0			95	李
2.20			130	2.6	512733	0	1			130	李
2.21			190	5.6	512737-718	0	0			190	李
2.23			130	2.5	512746-743	0	0			130	李
2.24			90	6	512752	0	0			90	李
2.25			94	6	512755	0	0			94	李
2.26			200	5.6	512759-766	0	1			200	李
2.28			350	2.8.9	512770-768	0	1			350	李

填表说明：1.请企业按照每日进场生猪的批次顺序登记相关信息。

2.待宰前死亡生猪数量是指送至屠宰场时已死的生猪数量。无害化处理数量是指进入待宰圈前死亡和进入待宰圈后死亡及病害猪进行无害化处理的总数。

3.无害化处理方式一般包括高温、焚烧等。

4.请企业根据实际情况，按月、季或年度汇总装订存档。本记录表保存期限不少于2年。

肉品水分自检抽查结果登记表 2017年2月份

序号	抽样日期	抽样基数	抽样数量	检验结果 样品1:	样品2:	检验结论	检验人员	备注
1	2月8日	288	2	73	71	合格	李	
2	2月9日	142	2	71	70	合格	李	
3	2月10日	95	2	69	73	合格	李	
4	2月15日	135	2	70	71	合格	李	
5	2月16日	95	2	72	73	合格	李	
6	2月20日	130	2	74	72	合格	李	
7	2月21日	190	2	71	73	合格	李	
8	2月23日	130	2	73	72	合格	李	
9	2月24日	90	2	71	72	合格	李	
10	2月25日	94	2	71	73	合格	李	
11	2月26日	200	2	73	72	合格	李	
12	2月28日	350	2	72	71	合格	李	
13								
14								
15								
16								
17								
18								
19								
20								
21								
22								
23								
24								
25								
26								
27								
28								
29								
30								

▓▓▓省畜牧兽医监督执法
畜产品抽样单

样品编号	▓▓702-03		
样品名称	☑猪肉 □鸡肉 □猪肝 □鸡肝 □鸡蛋 □其他（ ）		
抽样地点	□超市 □门市部 □农贸市场 □批发市场 □养殖场 ☑屠宰厂 □其他（ ）		
动物品种	猪	年 龄	
性 别		体 重	120kg
抽样基数	80头 116头	样品数量	▓▓▓
批 号		抽样日期	2011年2月26日
封装情况	☑塑料袋 □塑料瓶		
保存情况	☑冷藏 □室温		
运输情况	汽车		
被抽样单位情况			
单位名称	▓▓▓▓食品有限公司	定点代码：▓▓60515	
地 址	▓▓▓九二个▓▓▓▓林例	邮政编码	▓▓750
电 话	▓▓▓37899	传 真	

抽样人员与被抽样单位代表人仔细阅读以下文字表述，确认后签字：

我认真地核阅了抽样单，承认以上填写内容真实性，本抽样单所证实的样品系按照官方抽样方法取得，抽取样品均系自检合格且有代表性、真实性和公正性。

抽样单位签字(盖章) 抽样人： 黄▓▓ 36▓▓	[印章：▓省畜牧▓ ★ 行政执法专用章] 2011年▓月26日	被抽样单位签字▓▓ 代表人：张▓▓	[印章：▓▓食品有限公司 ★ ▓▓▓000338] 2011年▓月▓▓日

抽样单位	电话：▓▓▓378663 传真：▓▓▓▓	邮编：▓▓0008	地址：▓▓市▓▓路▓号

备注： 动物检疫合格证明（动物B）NO▓▓212747, N▓▓▓212753

注：1、在确认□里打√，其他在（ ）内具体写明。
　　2、此单一式三份，一份留检验单位（白），一份留被抽样单位（红），一份留抽样单位（绿）。

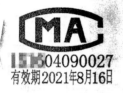 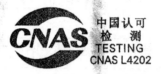

MA 04090027
有效期2021年8月16日

CNAS 中国认可
检测
TESTING
CNAS L4202

正本

检 验 报 告

检品编号：████17C0342

产 品 名 称   猪肉

受 检 单 位   ██县██食品有限公司（定点屠宰代码：████60515)

检 验 类 别   监督检验

████省畜产品质量监测检验中心

■■省畜产品质量监测检验中心

检验报告

检品编号：■■■17C0342　　　　　　　　　　　　　　　第3页 共4页

产品名称	猪肉	型号规格	/
		商　标	/
受检单位	■县■■食品有限公司（定点屠宰代码：■■60515）	检验类别	监督检验
生产单位	/	样品等级、状态	抽样袋封装、冷藏肉
抽样地点	屠宰厂	抽样日期	2017年02月26日
样品数量	约200g×3	抽样者	黄■ 张■
抽样基数	114头	原编号或生产日期	■■JZ03
检验依据	农业部1025号公告-12-2008,农业部1025号公告-18-2008,GB/T 20756-2006,GB/T 21312-2007,GB/T 9695.15-2008,GB/T 20759-2006	检验项目	土霉素/金霉素/四环素、多西环素、沙丁胺醇、克伦特罗、莱克多巴胺、氯霉素、恩诺沙星+环丙沙星、水分、磺胺类（以总量计）
所用主要仪器	液质联用仪(Y0124)、电热恒温干燥箱(S0201)	实验环境条件	符合要求
检验结论	经抽样检验，依据农业部235号公告、GB 18394-2001规定，水分项目不符合标准，判定不合格。		
备注	检疫证号：■■212755		

签发日期：2017年03月24日

批准人：余■■　　　审核人：宋■■　　　编制人：张■

■■省畜产品质量监测检验中心

检验结果报告书

检品编号：■■017C0842   第4页 共4页

序号	检验项目，单位	标准值	检测值	检测限	单项结论	检验方法
1	土霉素/金霉素/四环素，mg/kg	≤100	未检出	5	合格	农业部1025号公告-12-2008
2	多西环素，mg/kg	≤100	未检出	5	合格	农业部1025号公告-12-2008
3	沙丁胺醇，μg/kg	不得检出	未检出	0.25	合格	农业部1025号公告-18-2008
4	克伦特罗，μg/kg	不得检出	未检出	0.25	合格	农业部1025号公告-18-2008
5	莱克多巴胺，μg/kg	不得检出	未检出	0.25	合格	农业部1025号公告-18-2008
6	氯霉素，μg/kg	不得检出	未检出	0.10	合格	GB/T 20756-2006
7	恩诺沙星+环丙沙星，μg/kg	≤100	未检出	恩诺沙星：1.0；环丙沙星：2.5	合格	GB/T 21312-2007
8	水分，%	≤77.0	77.6	/	不合格	GB/T 9695.15-2008
9	磺胺类（以总量计），μg/kg	≤100	未检出	SM₂：20.0；SMM:5.0;SMZ:5.0;SDM:10.0;SQ:5.0;SDM:5.0	合格	GB/T 20759-2006

以下空白

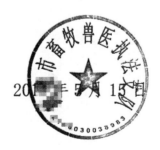市畜牧兽医执法支队

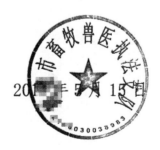牧执法支函〔2017〕2号

▇▇市畜牧兽医执法支队
关于对2017年畜产品抗生素、禁用化合物
及兽药残留专项抽检不合格产品查处的函

▇县畜牧兽医执法大队：

　　省局组织的2017年畜产品抗生素、禁用化合物及兽药残留专项抽检工作中，在▇县▇▇食品有限公司抽检的1份猪肉样品，启运地点为▇县▇▇乡▇▇村，检疫证号为▇▇5212755，经检验判定为水分不合格（检验报告附后）。请接函后，依法核查处理。若涉嫌刑事犯罪的，移送公安机关。查处情况请于2017年5月24日前报送市支队。

　　联系人：罗▇▇

　　电话：▇▇▇-▇86335

JLC/O-G-30

申诉处理报告

■■县■■食品有限公司 ：

你单位于 2017 年 5 月 8 日向我所提出的质量检验结果（检验报告编号：■■■17C0342；原编号：■■JZ03）复检的申诉，经我所认真核实，现将处理意见报告如下：

按照《投诉和申诉处理程序》规定，我所调用■■省畜牧兽医执法总队于2017年2月26日，在■■县■■食品有限公司屠宰厂抽取原编号为■■JZ03的猪肉在我所的留存样品进行了复检，水分项目复检值为77.3%，原检验值为77.6%，均高于GB18394-2001标准的规定。

复检结论与原结论一致，维持原结论：不合格。

■■省畜■品质■监测检验中心

2017■■月 10 日

电话：■■■■778808

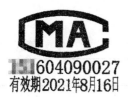 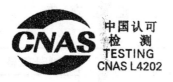 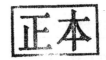

检 验 报 告

检品编号：███017C0342

产 品 名 称	猪肉
受 检 单 位	███县███食品有限公司（定点屠宰代码：███060515）
检 验 类 别	监督检验

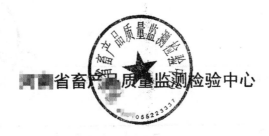

███省畜产品质量监测检验中心

■■省畜产品质量监测检验中心

检 验 报 告

检品编号■■017C0342   第3页·共4页

产品名称	猪肉	型号规格	/
		商标	/
受检单位	■县■■食品有限公司（定点屠宰代码：■■060515）	检验类别	监督检验
生产单位	/	样品等级、状态	抽样袋封装、冷藏肉
抽样地点	屠宰厂	抽样日期	2017年02月26日
样品数量	约200g×3	抽样者	黄飞翔 张锟
抽样基数	114头	原编号或生产日期	HB2JZ03
检验依据	农业部1025号公告-12-2008,农业部1025号公告-18-2008,GB/T 20756-2006,GB/T 21312-2007,GB/T 9695.15-2008,GB/T 20759-2006	检验项目	土霉素/金霉素/四环素、多西环素、沙丁胺醇、克伦特罗、莱克多巴胺、氯霉素、恩诺沙星+环丙沙星、水分、磺胺类（以总量计）
所用主要仪器	液质联用仪(Y0124)、电热恒温干燥箱(S0201)	实验环境条件	符合要求
检验结论	经抽样检验，依据农业部235号公告、GB 18394-2001规定，水分项目不符合标准，判定不合格。 签发日期：2017年03月24日		
备注	检疫证号：4115212755		

批准人：存■   审核人：宋■■   编制人：张■

■■省畜产品质量监测检验中心

检验结果报告书

检品编号：■■017C0342　　　　　　　　　　　　第4页 共4页

序号	检验项目，单位	标准值	检测值	检测限	单项结论	检验方法
1	土霉素/金霉素/四环素，mg/kg	≤100	未检出	5	合格	农业部1025号公告-12-2008
2	多西环素，mg/kg	≤100	未检出	5	合格	农业部1025号公告-12-2008
3	沙丁胺醇，μg/kg	不得检出	未检出	0.25	合格	农业部1025号公告-18-2008
4	克伦特罗，μg/kg	不得检出	未检出	0.25	合格	农业部1025号公告-18-2008
5	莱克多巴胺，μg/kg	不得检出	未检出	0.25	合格	农业部1025号公告-18-2008
6	氯霉素，μg/kg	不得检出	未检出	0.10	合格	GB/T 20756-2006
7	恩诺沙星+环丙沙星，μg/kg	≤100	未检出	恩诺沙星：1.0；环丙沙星：2.5	合格	GB/T 21312-2007
8	水分，%	≤77.0	77.6	/	不合格	GB/T 9695.15-2008
9	磺胺类（以总量计），μg/kg	≤100	未检出	SM₂：20.0；SMM:5.0;SMZ:5.0;SDM:10.0;SQ:5.0;SDM:5.0	合格	GB/T 20759-2006

以下空白

执法人员执法证复印件

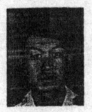

████省行政执法证

邢████

单　位：██县畜牧局
证　号：██F06-430269
有效期至：2020年12月31日

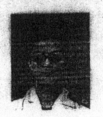

████省行政执法证

孙████

单　位：██县畜牧局
证　号：██F06-719947
有效期至：2020年12月31日

████省行政执法证

姓　名	邢███	职　务	科员
性　别	男	出生年月	1988年12月
执法区域	██县		
发证日期	2016年01月01日		

████省行政执法证

姓　名	李██	职　务	科员
性　别	男	出生年月	1986年08月
执法区域	██县		
发证日期	2016年01月01日		

询 问 笔 录

询问时间：<u>2017</u> 年 <u>5</u> 月 <u>18</u> 日 <u>8</u> 时 <u>10</u> 分至 <u>9</u> 时 <u>15</u> 分

询问地点：<u>██县动物卫生监督所办公室</u>

询问人：<u>孙██</u> 执法证件号：<u>██06-719947</u>

询问人：<u>邢██</u> 执法证件号：<u>██06-430269</u>

记录人：<u>孙██</u> 执法证件号：<u>██06-719947</u>

被询问人：<u>张██</u> 性别：<u>男</u> 年龄：<u>30</u> 岁　　民族：<u>汉</u>

身份证号码：<u>████196607281019</u> 职务或职业：<u>厂长</u>

住址：<u>██省██县██乡██村██街██号</u>

电话：<u>130███████</u> 邮编：<u>██6750</u> 与本案关系：<u>/</u>

询问内容：

我们是██县动物卫生监督所的执法人员邢██、孙██，这是我们的执法证件，请你确认。现依法向你询问，请如实回答所问问题，执法人员与你有直接利害关系的，你可以申请回避。

问：你申请回避么？

答：　不需要。

问：请介绍一下你的基本情况？

答：我叫张██，男 52 岁，家住██省██县██乡██村██街██号，手机号是130███████，我是██食品有限公

被询问人签名或盖章：<u>张██</u>　　日期<u>2017年5月18号</u>

询问人签名：<u>邢██ 孙██</u>　　日期<u>207.5.18</u>

记录人签名：　<u>孙██</u>　　日期<u>2017.5.18</u>

第 1 页　共 7 页

笔录纸

司负责人,身份证号是 ▨▨▨▨196607281019 。

问:你和在座的畜牧执法人员有没有利害关系,需要申请回避吗?

答:不需要回避。

问:你在▨县▨▨▨食品有限公司担任什么职务?

答:我是厂长,负责厂里的全面工作。

问:在 2017 年 2 月 26 日,省、市畜牧局执法人员在你屠宰厂抽取肉样的时候你在厂里吗?

答:抽样的时候我在现场。

问:在 2017 年 2 月 26 日,你是根据什么给省畜牧局报的 194 头的采样基数?

答:我是根据动物检疫合格证明上面的数量,给省畜牧局报的采样基数。

问:你清楚 2 月 26 日当天的生产和销售情况吗?

答:我知道,我们厂里每天都有报表,在 26 日当天下午一共屠宰了 200 头生猪。销售了 13900kg 白条肉。

询问人签名或盖章:张▨▨   日期2017年5月18号

询问人签名:邢▨▨ ▨▨▨   日期2017.5.18

记录人签名:▨▨▨   日期2017.5.18

笔录纸

问：为什么采样单上标注检疫证是 114 头生猪，检疫证明上面是 104 头生猪？

答：可能是我厂的工作人员向省畜牧局工作人员报数的时候，没有说清楚。我当时在忙也没注意看，后来才发现这个情况。实际情况是：检疫证编号 ███5212747 上面的是 80 头，耳标号是 ███62204753243-3322，检疫员是高██。检疫证编号是 ███5212755 上面的是 104 头，耳标号是 1██062204755135-5230、████5231-5238，检疫员都是高██。

问：请你讲一下当天省畜牧局抽取样品的情况好吗？

答：省畜牧局抽检的时候一共抽检了两头，冷库里面剩余一头，被抽检了，另外一头应急猪急宰，抽了一份肉样，一共抽检了两头猪，一头猪抽检一份肉样，总共两份肉样。

问：你场屠宰这头应急猪申报检疫了吗？

答：发现这头猪应急后马上向检疫员王██申报检疫了。

问：你知道 2 月 26 日省畜牧局抽检的肉样水分超标吗？

被询问人签名或盖章：张███ 日期2017年5月18号.

询问人签名：██████ 日期2017.5.18

记录人签名：████ 日期2017.5.18

笔录纸

答：畜牧局的工作人员通知我以后我知道了，省畜牧局抽取的两头猪的那两份肉样一头水分超标，编号（▓▓JZ03）水分检验值为 77.6%，另外一头水分合格。对于他们的水分检验结果我有异议，我厂生猪屠宰前没有注水，生产过程中也没有注水，所以水分不可能超标。

问：对检测结果有异议你申请复检了吗？

答：申请复检了。5 月 8 日我厂向省畜牧局提出了复检申请。

问：复检结果怎么样？

答：复检结果水分为 77.3%。

问：当时省畜牧的执法人员采样的时候清点头数了吗？

答：省畜牧局的执法人员没有清点头数，直接在冷库进行的采样，他们去的时候是上午，那头急宰猪刚屠宰完毕，加上冷库里面 23 号剩余的一头白条，冷库总共两头猪白条。当天还没有开始屠宰了，下午才开始集中屠宰。这 2 头中其中一头是 23 日屠宰剩下一头白条肉，还有一头就是 26 日早上的那头应激猪。

被询问人签名或盖章：张▓▓▓　　日期 2017 年 5 月 18 号

询问人签名：邢▓▓　▓▓▓　　日期 2017.5.18

记录人签名：　　▓▓▓▓　　日期 2017.5.18

第 4 页　共 7 页

笔录纸

问：你厂 23 日至 25 日共屠宰了多少生猪？

答：23 日屠宰了 130 头，当天卖了 7000kg 白条肉。24 日屠了 90 头，当天销售 10400kg 白条肉，冷库剩余一头 23 日宰屠宰的白条肉。25 日屠宰了 94 头，销售了 6800kg 白条肉。当时 25 日猪圈里还剩余 110 头，在 26 日其中有一头出现了应急现象，我们刚杀完，省局就来抽样了。26 日屠宰了 200 头，销售了 13900kg 白肉条。

问：23 日、26 日的猪肉销售到什么地方了？什么价格？重量是多少？

答：分别销售到了 ██市、██市、██市。平均每公斤 19.4 元，重量一共是 20900 公斤，具体的信息检疫证明上有。

问：2 月 26 日抽检的那两头猪销售到什么地方了？是以什么价格销售的？一共有多重？

答：销售到 ██市郝██处，是以每公斤 18.4 元销售的，一共有 134.4 公斤。26 日郝██ 一共购进 17 头猪白条，其中 6 头重 503 公斤，单价 19 元；9 头重 778.7 公斤，单价

被询问人签名或盖章：张██　　日期 2017 年 5 月 18 号

询问人签名：邢██　██　　日期 2017.5.18

记录人签名：██　　日期 2017.5.18

第 5 页　共 7 页

笔录纸

19.4元，2头重134.4公斤，单价18.4元。

问：26日销售这两头猪肉时开产品检疫证明了吗？

答：开检疫证明了，检疫证号是▦▦6902646。

问：23日和26日销售当天屠宰的生猪时开产品检疫证明了没有？

答：开检疫证明了，23日销售的证号▦▦6902632-635，26日销售的证号是▦▦6902645-651，检疫员都是王▦▦。

问：你厂里屠宰生猪注水了没有？

答：没有，给生猪注水是违法的，厂里没有给生猪注水。

问：你们厂里收购生猪和销售猪产品是否每次都按照规定开具检疫证明？

答：我们每次收购生猪和销售猪产品都按规定申报检疫，开具检疫证明。

问：你还有什么补充的吗？

答：关于这头生猪水分超标的问题，我们专门召开了会议分析原因，经过大家的讨论有可能是急宰猪引起的，畜牧局领

被询问人签名或盖章：张▦▦　　日期2017年5月18号

询问人签名：▦▦▦▦　　日期2017.5.18

记录人签名：▦▦▦　　日期2017.5.18

笔录纸

导和驻场检疫员三令五申不得违规生产，在今后的生产中我们一定按章操作，守法经营。

问：你们厂里是否进行瘦肉精、水分等项目的检测？

答：我厂每次生产都有瘦肉精、水分的检测，另外厂里还有检疫员进行瘦肉精检测。问：26日你厂瘦肉精、水分检测是否有异常？

答：瘦肉精检测合格，水分检测2个样本都合格，分别是样品1水分检测值为73%，样品2水分检测值为72%。

问：请你看一下，你说的和我记得是否相符？

答：以上内容看过.与我说的相符

张×× ·2017.5.18.

被询问人签名或盖章：张×× 日期2017年5月18号
询问人签名：×× ×× 日期2017.5.18
记录人签名：×× 日期2017.5.18

第7页　共7页

询 问 笔 录

询问时间：<u>2017</u> 年 <u>5</u> 月 <u>19</u> 日 <u>16</u> 时 <u>22</u> 分至 <u>17</u> 时 <u>15</u> 分

询问地点：<u>█县动物卫生监督所</u>

询问人：<u>孙███</u>执法证件号：<u>██06-719947</u>

询问人：<u>邢███</u>执法证件号：<u>██06-430269</u>

记录人：<u>孙███</u>执法证件号：<u>██06-719947</u>

被询问人：<u>薄███</u> 性别：<u>男</u> 年龄：<u>29 岁</u> 民族：<u>汉</u>

身份证号码：<u>██████198806031011</u> 职务或职业：<u>销售负责人</u>

住址：<u>██省█县███乡█村██街██号</u>

电话：<u>153████████</u>

邮编：<u>/</u> 与本案关系：<u>/</u>

询问内容：

我们是█县动物卫生监督所的执法人员邢███ 、孙███，这是我们的执法证件，请你确认。现依法向你询问，请如实回答所问问题，执法人员与你有直接利害关系的，你可以申请回避。

问：你申请回避么？

答： 不需要。

问：请介绍一下你的基本情况？

答：我叫薄███，男29岁，家住██省█县███乡█村，

被询问人签名或盖章：<u>薄███</u> 日期 <u>2017.5.19</u>

询问人签名：<u>邢███ 孙███</u> 日期 <u>2017.5.19</u>

记录人签名：<u>孙███</u> 日期 <u>2017.5.19</u>

第 <u>1</u> 页 共 4 页

笔录纸

手机号是 153▇▇▇▇▇▇▇，身份证号是 ▇▇▇▇▇198806031011。

问：你和在坐的畜牧执法人员有利害关系，需要申请回避吗？

答：不需要回避。

问：你在 ▇ 县 ▇▇ 食品有限公司是什么职务？

答：我在厂里负责销售工作。

问：你场 26 日当天共宰杀多少头生猪？

答：26 日当天共屠宰了 200 头。

问：26 日你厂在省市畜牧畜牧部门抽检时，你厂里屠宰了多少头生猪？

答：就屠宰了一头，因为是应急猪，我们专门进行的急宰。当天集中屠宰是在下午才开始的。

问：请你讲一下 23 日至 26 日你厂的销售情况好吗？

答：23 日卖了 7000kg 白条肉。24 日销售 10400kg 白条肉，冷库剩余一头 23 日屠宰的白条肉。25 日销售了 6800kg 白条肉。26 日销售了 13900kg 白条肉。

问：26 日你厂销售的白条肉是否开具了检疫证明？

答：开产品检疫证了。

被询问人签名或盖章：薄▇▇　　日期 2017.5.19

询问人签名：邢▇▇　60▇▇　日期 2017.5.19

记录人签名：张▇▇　　日期 2017.5.19

第 2 页　共 4 页

笔录纸

问：2017 年 2 月 26 日，省畜牧局在你场里猪肉抽检你是否知道？

答：知道，我在现场了。

问：当时在你场抽检了几份肉样？

答：当时抽检了 2 个样，一式 3 份，每份大概 1 斤左右。他们给我们留了两份。

问：你们 26 日当天屠宰生猪注水了没有？

答：我们 26 日屠宰生猪没有注水。

问：为什么当天省畜牧局在你场抽检的样品检测结果水分超标？

答：我们专门开过研究会，可能是因为那一头应急猪引起的。

问：你们屠宰有没有销售报表？

答：有，都在公司那了放着了。

问：23 日和 26 日的猪肉销售到什么地方了？什么价格？重量是多少？

答：分别销售到了　　　市 、　　　市、　　　市。平均每公斤 19.4 元，重量一共是 20900 公斤，具体信息检疫证明上有。

问：2 月 26 日抽检的那两头猪肉销售到什么地方了？是以什么价格销售的？一共多重？

询被询问人签名或盖章：　　　　　日期 2017. 5.19

询问人签名：　　　　　日期 2017. 5.19

记录人签名：　　　　　日期 2017. 5.19

第 3 页　共 4 页

笔录纸

答：销售到▮▮市郝▮▮处，是以每公斤18.4元销售的，一共有134.4公斤。26日郝▮▮一共购买17头猪白条，其中6头重503公斤，单价19元；9头重778.7公斤，单价19.4元，2头重134.4公斤，单价18.4元。

问：为什么这两头猪白条价格定价这么低？

答：一头猪肉是因为体型差没卖出去的剩肉，另外一头是急宰猪，这两头猪肉都属于等外品，所以比正常的猪肉价格低一点。

问：请问你还有什么需要补充的吗？

答：没有了。

问：请你看一下，你说的和我记得是否相符？

答：以上内容看过 和我说的相符

薄▮▮

2017. 5. 19.

询被询问人签名或盖章：薄▮▮　　日期 2017.5.19

询问人签名：▮▮ 84▮　　日期 2017.5.19

记录人签名：84▮▮　　日期 2017.5.19

笔录纸

▉▉村，手机号是 155▉▉▉▉▉▉▉，身份证号是 ▉▉▉▉197401156015。

问：你和在坐的畜牧执法人员有利害关系，需要申请回避吗？

答：不需要回避。

问：请问你是从事什么职业的？

答：我是在▉▉市▉▉区▉▉菜市场卖肉。

问：你从事这个职业有多长时间了？

答：我从事这个职业有一年多了。

问：你于 2 月 26 日在▉▉食品有限公司购买生猪白条了吗？

答：我在那里购进了 17 头生猪白条。

问：请你介绍一下你当天购买生猪白条的详细情况好吗？

答：可以，我于 26 日晚上八点多钟到达▉县▉▉食品有限公司，我预计是购进 15 头生猪白条就够了，他们的销售人员向我介绍有 1 头库存的、体型差的和一头急宰猪要不要，我看了看这两头猪的质量还可以，能将就卖的出去，然后我就给他们谈这两头的价格，价格以每公斤 18.4 元成交了。

问：这两头生猪白条的重量是多少？

被询问人签名或盖章：韩▉▉▉   日期 5月19号

询问人签名：那▉▉   60▉▉   日期 2017.5.19

记录人签名：孙▉▉   日期 2017.5.19

第 2 页　共 3 页

笔录纸

答：这两头猪每头按 67.2 公斤结的账，一头猪合 1236.48 元。

问：其他生猪白条是什么价格购进的，重量是多少？

答：第一批质量好一点的 9 头，单价每公斤 19.4 元，重 778.7 公斤；第二批 6 头，单价每公斤 19 元，重 503 公斤。

问：这批生猪白条你没有开具产品检疫证明？

答：有，检疫证号是 ▨▨6902646。

问：你购进的这批生猪白条多长时间卖完了？

答：我在当天就全部卖完了。

问：这批生猪产品销售后有没有消费者向有关部门投诉或者向你反映食用后有什么不良反应？

答：目前没有消费者投诉我，也没有人向我反映有什么不良反应。

问：请问你还有什么需要补充的吗？

答：没有了。

问：请你看一下，你说的和我记得是否相符？

答：以上看过合我说的相符。

被询问人签名或盖章：郝▨▨　　日期 2017年5月19年
询问人签名：邢▨▨　张▨▨　日期 2017.5.19
记录人签名：　张▨▨　　日期 2017.5.19

第 3 页　共 3 页

笔录纸

▮▮片 ▮号，手机号是 139▮▮▮▮▮▮▮，身份证号是 ▮▮▮▮▮199009021018 。

问：你和在坐的畜牧执法人员有利害关系，需要申请回避吗？

答：不需要回避。

问：你在▮县▮▮食品有限公司是什么职务？

答：我在厂里负责生产工作。

问：你场26日当天共宰杀多少头生猪？

答：26日当天共屠宰了200头生猪。

问：26日你厂在省市畜牧畜牧部门抽检时，你厂里屠宰了多少头生猪？

答：上午省市畜牧畜牧部门抽检时刚好屠宰了一头，是一头应急猪，我们专门进行的屠宰。当天下午开始集中屠宰的。

问：你场屠宰这头应急猪申报检疫了吗？

答：发现这头猪应急后马上向检疫员王▮▮申报检疫了。

问：请你讲一下23日至26日你厂的生产情况好吗？

答：23日屠宰了130头，24日屠宰了90头，25日屠宰了94头，26日屠宰了200头，其中25日猪圈里还剩余110头，在26日其中

被询问人签名或盖章：▮▮▮ 日期 2017.5月19日

询问人签名：▮▮▮ ▮▮▮ 日期 2017.5.19

记录人签名： ▮▮▮ 日期 2017.5.19

第 2 页 共 4 页

■县畜牧局责令（限期）改正通知书

■牧（屠宰）责改〔2017〕第 3 号

■县 ■■食品有限公司：

经调查，你单位存在下列违法事实：■■省、市畜牧局执法人员于2017 年 2 月 26 日在■县■■食品有限公司抽检的 2 份猪肉样品，其中一份样品（编号■■JZ03）水分超标(77.6%)，经复检后水分依然超标(77.3%)。判定为水分超标不合格，涉嫌生产肉品品质检验不合格生猪产品案。生产肉品品质检验不合格生猪产品的行为，违反了《生猪屠宰管理条例》第十三条第三款"生猪定点屠宰厂（场）的生猪产品未经肉品品质检验或者经肉品品质检验不合格的，不得出厂（场）"之规定。根据《生猪管理条例》第二十六条："违反本条例规定，生猪定点屠宰厂（场）出厂（场）的生猪产品未经肉品品质检验或者经肉品品质检验不合格的生猪产品的，由主管部门责令停业整顿"，现责令你单位立即改正违法行为。改正内容和要求如下：立即停止生产销售不合格生猪产品。

联系人：王■■

电　话：■■■-■60206

单位地址：■县东环路南段

■县畜牧局

2017 年 ■ 月 20 日

被责令改正人签名：张■■　　2017 年 5 月 20 日

注：本文书一式两份。一份送达被责令改正人，一份行政机关存档。

案件调查终结报告

当事人：▆县▆▆食品有限公司

住址：▆县城北 2 公里▆▆国道东侧　　　　电话：153▆▆▆▆▆

调查时间：2017 年 5 月 18 日至 5 月 21 日

案件承办人：孙▆▆、邢▆▆

　　▆▆省、市畜牧局执法人员于 2017 年 2 月 26 日在▆县▆▆食品有限公司抽检的 2 份猪肉样品，其中一份样品（编号▆▆JZ03）水分超标（77.6%），经复检后水分依然超标（77.3%）。判定为水分超标不合格，涉嫌生产肉品品质检验不合格生猪产品案。当事人▆县▆▆食品有限公司的行为违反了《生猪屠宰管理条例》第十三条第三款"生猪定点屠宰厂（场）的生猪产品未经肉品品质检验或者经肉品品质检验不合格的，不得出厂（场）"的规定。2017 年 5 月 18 日就有关情况进行了询问，经调查：▆县▆▆食品有限公司工生产肉品品质检验不合格生猪产品 67.2 公斤，货值 1236.48 元，已销售。至此，本案调查终结。以上事实主要证据如下：营业执照复印件 1 份，询问笔录 5 份，身份证复印件 5 份，生猪定点屠宰证复印件 1 份，销售报表 1 份，生猪定点屠宰厂生猪产品出厂记录表复印件 1 份，肉品水分自检报告复印件 1 份，产地检疫证复印件 2 份，产品检疫证复印件 1 份。当事人违反了《生猪屠宰管理条例》第十三条第三款"生猪定点屠宰厂（场）的生猪产品未经肉品品质检验或者经肉品品质检验不合格的，不得出厂（场）"的规定。

　　根据《生猪屠宰管理条例》第二十六条"生猪定点屠宰厂（场）出厂

（场）未经肉品品质检验或者经肉品品质检验不合格的生猪产品的，由主管部门责令停业整顿，没收生猪产品和违法所得，并处货值金额 1 倍以上 3 倍以下的罚款，对其主要负责人处 1 万元以上 2 万元以下的罚款；货值金额难以确定的，并处 5 万元以上 10 万元以下的罚款；造成严重后果的，由设区的市级人民政府取消其生猪定点屠宰厂（场）资格；构成犯罪的，依法追究刑事责任"。因该厂违法行为轻微，被抽检生猪不是人为原因水分超标，该违法行为没有主观故意因素，经研究本机关（责令██县██食品有限公司立即改正违法行为）建议对██县██食品有限公司作出以下行政处罚：

1、没收违法所得壹仟贰佰叁拾陆元肆角捌分（¥1236.48）元；

2、罚款壹仟贰佰叁拾陆元肆角捌分（¥1236.48）元；

3、对主要负责人张███处罚款壹万（¥10000.00）元。

共计罚款壹万两千肆佰柒拾贰元玖角陆分（¥12472.96 元）。

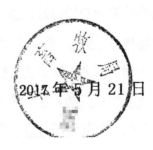

2017 年 5 月 21 日

▉县畜牧局

行政处罚事先告知书

▉牧（屠宰）罚先告字〔2017〕第3号

▉县▉▉食品有限公司：

本机关于 2017 年 5 月 23 日对▉县▉▉食品有限公司生产肉品品质检验不合格生猪产品立案调查。经调查▉▉省、市畜牧局执法人员于 2017 年 2 月 26 日在▉县▉▉食品有限公司抽检的 2 份猪肉样品，其中一份样品（编号 IIB2JZ03）水分超标（77.6%），经复检后水分依然超标（77.3%），判定为水分超标不合格，涉嫌生产销售肉品品质检验不合格生猪产品案。上述行为违反了《生猪屠宰管理条例》第十三条第三款的规定 生猪定点屠宰厂（场）出厂（场）未经肉品品质检验或者经肉品品质检验不合格的生猪产品的，由主管部门责令停业整顿，没收生猪产品和违法所得，并处货值金额 1 倍以上 3 倍以下的罚款，对其主要负责人处 1 万元以上 2 万元以下的罚款；货值金额难以确定的，并处 5 万元以上 10 万元以下的罚款；造成严重后果的，由设区的市级人民政府取消其生猪定点屠宰厂（场）资格；构成犯罪的，依法追究刑事责任的规定，已构成违法。▉▉省畜产品质量监测检验中心的检验报告，报告里显示编号▉▉JZ03 猪肉样品显示水分含量超标(77.6%)。根据你单位违法行为的事实、性质、情节、社会危害程度和相关证据，依据《生猪屠宰管理条例》第二十六条"生猪定点屠宰厂（场）出厂（场）未经肉品品质检验或者经肉品品质检验不合格的生猪产品的，由主管部门责令停业整顿，没收生猪产品和违法所得，并处货值金额 1 倍以上 3 倍以下的罚款，对其主要负责人处 1 万元以上 2 万元以下的罚款；货值金额难以确定的，并处5万元以上10万元以下的罚款；造成严重后果的，由设区的市级人民政府取消其生猪定点屠宰厂（场）资格；构成犯罪的，依法追究刑事责任"的规定，本机关拟对你单位作出罚款壹仟贰佰叁拾陆元肆角捌分（￥1236.48元）；没收违法所得壹仟贰佰叁拾陆元肆角捌分（￥1236.48元）；对主要负责人张████处壹万元（￥10000元）罚款的行政处罚。

依据《中华人民共和国行政处罚法》第三十一条、第三十二条的规定，你（单位）可在收到本告知书之日起3日内向本机关提出陈述申辩，逾期不陈述申辩的，视为你（单位）放弃上述权利。

依据《中华人民共和国行政处罚法》第四十二条第一款的规定，你单位可在收到本告知书之日起3日内向本机关提出申请听证，逾期不申请听证的，视为你单位放弃上述权利。

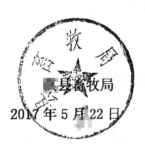

████县畜牧局

2017 年 5 月 22 日

行政处罚审批表

<table>
<tr><td rowspan="6">当事人
基本情况</td><td>单位名称</td><td>■县 ■■食品有限公司</td><td>法定代表人</td><td>薄■■</td></tr>
<tr><td>住　　所</td><td>■县城北 2 公里 1■国道
东侧</td><td>电　　话</td><td>153■■■■■■</td></tr>
<tr><td>个人姓名</td><td>\</td><td>性　　别</td><td>\</td></tr>
<tr><td>所在单位</td><td>\</td><td>电　　话</td><td>\</td></tr>
<tr><td>身份证号码</td><td>\</td><td>个人住址</td><td>\</td></tr>
</table>

<table>
<tr><td>当事人
违法的
主要事实</td><td>　　■■省、市畜牧局执法人员于 2017 年 2 月 26 日在■县■■食品有限公司抽检的 2 份猪肉样品，其中一份样品（编号 ■■JZ03）水分超标（77.6%），经复检后水分依然超标（77.3%），判定为水分超标不合格，涉嫌生产销售肉品品质检验不合格生猪产品案。当事人■县■■食品有限公司的行为违反了《生猪屠宰管理条例 》第十三条第三款"生猪定点屠宰厂（场）的生猪产品未经肉品品质检验或者经肉品品质检验不合格的，不得出厂（场）"的规定。以上事实主要证据如下：营业执照复印件 1 份，询问笔录 5 份，身份证复印件 5 份，生猪定点屠宰证复印件 1 份，销售报表 1 份，生猪定点屠宰厂生猪产品出厂记录表复印件 1 份，肉品水分自检报告复印件 1 份，产地检疫证复印件 2 份，产品检疫证复印件 1 份。</td></tr>
<tr><td>承办人员
处罚意见</td><td>追收罚款 12472.96元
　　　　　承办人签名 邢■■■■ 2017年 5 月 22 日</td></tr>
<tr><td>承办机构
审查意见</td><td>同意
　　　　　负责人签名 ■■■ 2017年 5 月22日</td></tr>
<tr><td>法制机构
审核意见</td><td>　　　　　负责人签名 ■■■ 2017年 5 月 22日</td></tr>
<tr><td>行政机关
负责人审
批意见</td><td>同意
　　　　　负责人签名 ■■■ 2017年 5 月22日</td></tr>
</table>

行政处罚文书送达回证

送达文书名称、文号	责令改正通知书 ■牧责改〔2017〕第 3 号
受送达人	■■食品有限公司
送达地点	■县畜牧局办公室
受送达人（签字或盖章）	张Q
代收人（签字）	
代收人与受送达人关系	
送达日期	2017 年 5 月 20 日
送达方式	
拒收原因	
见证人（签字）	年 月 日
送达人（签字）	2017 年 5 月 20 日
备 注	

行政处罚文书送达回证

送达文书名称、文号	行政处罚决定书 █牧（屠宰）罚决字〔2017〕第 3 号
受送达人	█ █食品有限公司
送 达 地 点	█县畜牧局办公室
受送达人（签字或盖章）	张█
代收人（签字）	
代收人与受送达人关系	
送 达 日 期	2017 年 5 月 26 日
送 达 方 式	直接送达
拒收原因	
见证人（签字）	年 月 日
送达人（签字）	邓██ 刘██ 年 5 月 26 日
备 注	

省

政府非税收入专用缴款通知书

流水号No：

票据代码：000198410604
票据批次：MA[2014]

校验码：1418

执收单位：县畜牧局

2017 年 月 日　　No 001984

	缴款人	县食品有限公司		收款人	县财政局非税收入财政专户			
	账 号			账 号				
	开户银行			开户银行				
	项目编码	项 目 名 称			数 量	标 准	金 额	
	800099020	畜牧罚没收入			12472.96	1.00	12472.96	
	合 计	人民币（大写）壹万贰仟肆佰柒拾贰元玖角陆分					12472.96	
	执收单位（盖章）			代收银行签章：				
	复核马		经办	复核：		记账：		

备注：

第四联 执收单位留存

行政处罚案件结案审批表

案　　由	生产销售肉品品质检验不合格生猪产品案	立案日期	2017 年 5 月 18 日
行政处罚决定书文号	▓牧（屠宰）罚决字〔2017〕第 3 号	处罚日期	2017 年 5 月 26 日
案件简要情况	▓▓省、市畜牧局执法人员于 2017 年 2 月 26 日在▓县▓▓▓食品有限公司抽检的 2 份猪肉样品，其中一份样品（编号▓▓▓JZ03）水分超标（77.6%），经复检后水分依然超标（77.3%）。判定为水分超标不合格，涉嫌生产销售肉品品质检验不合格生猪产品案。当事人▓县▓▓食品有限公司的行为违反了《生猪屠宰管理条例》第十三条第三款"生猪定点屠宰厂（场）的生猪产品未经肉品品质检验或者经肉品品质检验不合格的，不得出厂（场）"的规定。2017 年 5 月 18 日就有关情况进行了询问，经调查：▓县▓▓食品有限公司工生产肉品品质检验不合格生猪产品 67.2 公斤，货值 1236.48 元，已销售。以上事实主要证据如下：主要证据形式及证明内容如下：1、营业执照复印件 1 份，证明被处罚主体适格；2、▓▓省畜产品质量检测检验中心检验结果报告书 1 份，证明此批次肉品水分不合格；3、销售报表、证明此批次市场价格为 18.4 元/公斤；4、询问笔录 5 份、身份证复印件 5 份，共同证明生产销售肉品品质检验不合格生猪产品的违法事实客观存在；5、产品检疫证、准宰通知书复印件各 1 份，共同证明涉案猪肉的数量。至此，本案调查终结。		
行政处罚内容	1、没收违法所得壹仟贰佰叁拾陆元肆角捌分（¥1236.48 元）； 2、罚款壹仟贰佰叁拾陆元肆角捌分（¥1236.48 元）； 3、对主要负责人张▓▓处罚款壹万元（¥10000.00 元）。		

行政处罚执行情况和行政复议、行政诉讼情况	已缴纳完毕
承办人意见	建议结案归档 承办人签名　　　年 5 月26日
承办机构审核意见	同意结案 负责人签名　　207年 5 月26日
法制机构意见	负责人签名　　7年 5月26日
行政机关负责人审批意见	负责人签名　　7年 5 月26日

三、评析意见

(一)案由

1. 本案案由

本案行政处罚机关确定的案由为：生产销售肉品品质检验不合格生猪产品案。

2. 评查意见

本案的案由定性错误。正确案由应该为"出厂（场）经肉品品质检验不合格的生猪产品案"。

3. 评查理由

一是本案当事人的行为违反了《生猪屠宰管理条例》第十三条第三款的规定，生猪定点屠宰厂（场）的生猪产品未经肉品品质检验或者经肉品品质检验不合格的，不得出厂（场）。

二是案由表述形式应符合《农业部关于印发〈农业行政执法文书制作规范〉和农业行政执法基本文书格式的通知（农政发〔2012〕3号）》附件1《农业行政执法文书制作规范》第八条的规定：文书中"案由"填写为"违法行为定性＋案"，例如：无农药登记证生产农药案。在立案和调查取证阶段文书中"案由"应当填写为："涉嫌＋违法行为定性＋案"中规定的要求。本案在立案和调查阶段应表述为"涉嫌未经定点屠宰生猪活动案"。

(二)主体适格方面

1. 处罚主体适格方面

本案的处罚主体是××县××局，处罚主体适格。

2. 被罚主体适格方面

本案被处罚主体是××县××食品有限责任公司，被处罚主体适格。

(三)事实认定方面

1. 本案行政处罚机关认定的事实

从××县××食品有限公司采集的两份猪肉样品中，其中一份检品编号为××（《××县××局行政处罚决定书（×牧〔屠〕罚决字〔2017〕第3号)》中描述的"检品编号××"，系《检验报告》中的"原编号"，该"原编号"对应的是检品编号为××××）的《检验报告》）的猪肉样品，水分含量为77.6%，超过国家强制标准≤77%的规定；检测结果经××县××食品有限公司确认。行政执法机关认定此份样品的抽样基数为67.2公斤猪肉，系一头生猪屠宰后的猪肉，已经销售完毕。

2. 评查意见

事实认定不清，证据不足。

3. 评查理由

本案证明不合格猪肉数量为67.2公斤主要证据为相关人员《询问笔录》、《××县××食品销售有限公司专用票据》，其中《××县××食品销售有限公司专用票据》与××县××食品有限公司名称不符，《询问笔录》《××县××食品销售有限公司专用票据》显示2017年2月26日分别销售的两头生猪的猪产品重量均为67.2公斤，合计134.4公斤，与《××省畜牧兽医监督执法畜产品抽样单》中的两份样品基数数量120公斤有差距，未对此情况进行详细调查并予以说明。

（四）法律适用方面

1. 本案行政处罚机关认定的法律适用

本案行政处罚机关认为当事人的行为违反了《生猪屠宰管理条例》第十三条第三款的规定。依据《生猪屠宰管理条例》二十六条的规定对当事人予以处罚，对当事人作出没收违法所得（1236.48 元），处以 1 倍罚款（1236.48 元），并对其主要负责人处 1 万元罚款的行政处罚决定。

2. 评查意见

法律适用不准确。

3. 评查理由

本案当事人出厂（场）经肉品品质检验不合格的生猪产品的违法事实成立，根据《生猪屠宰条例》第二十六条的规定，生猪定点屠宰厂（场）出厂（场）未经肉品品质检验或者经肉品品质检验不合格的生猪产品的，由畜牧兽医行政主管部门责令停业整顿，没收生猪产品和违法所得，并处货值金额 1 倍以上 3 倍以下的罚款，对其主要负责人处 1 万元以上 2 万元以下的罚款；货值金额难以确定的，并处 5 万元以上 10 万元以下的罚款；造成严重后果的，由设区的市级人民政府取消其生猪定点屠宰厂（场）资格；构成犯罪的，依法追究刑事责任。本案行政处罚机关应依法对当事人应做出责令停业整顿、没收生猪产品的行政处罚决定，而不能仅仅作出没收违法所得和罚款。

（五）程序合法方面

本案部分执法程序违反法定程序。

1. 评查意见

第一，《行政处罚案件立案审批表》显示，本案于 2017 年 5 月 18 日经行政机关负责人审批同意立案。而《××县××局行政处罚决定书》显示，于 2017 年 5 月 23 日接到《××牧执法支函〔2017〕3 号》后对××县××食品有限公司进行调查，时间上存在矛盾。

第二，本案行政处罚机关开展调查过程中未制作《现场检查（勘验）笔录》，执法程序违法。

第三，本案行政处罚机关于 2017 年 5 月 20 日作出《××县××局责令（限期）改正通知书》，判定当事人涉嫌违法，执法程序违法。

第四，《××县××局行政处罚事先告知书》缺少送达文书，执法程序违法。

2. 评查理由

第一，案卷中案件来源、调查等相关日期应符合逻辑，否则容易造成执法程序违法的情况。

第二，《农业行政处罚程序规定》第二十九条规定，农业行政处罚机关为调查案件需要，有权要求当事人或者有关人员协助调查；有权依法进行现场检查或者勘验；有权要求当事人提供相应的证据资料；对重要的书证，有权进行复制。执法人员对与案件有关的物品或者场所进行现场检查或者勘验检查时，应当通知当事人到场，制作《现场检查（勘验）笔录》，当事人拒不到场或拒绝签名盖章的，应当在笔录中注明，并可以请在场的其他人员见证。

第三，《中华人民共和国行政处罚法》第二十三条规定，行政机关实施行政处罚时，应当责令当事人改正或者限期改正违法行为。本案行政机关不应在《责令（限期）改正通知书》中对当事人的违法行为有定性的表述，应直接按照调查情况，依法要求其改正即可。

第四，《农业行政执法文书制作规范》第十四条第二款规定，文书中没有设签收栏的，应当使用送达回证。

（六）本案中存在的其他问题

1. 有关文书的问题

本案部分文书制作不符合《农业部关于印发〈农业行政执法文书制作规范〉和农业行政执法基本文书格式的通知（农政发〔2012〕3 号）》规定的要求。一是文字书写不严谨，错误之处较多，对同一对象前后书写不一致，如公司名称、猪肉重量等。二是相关文书未执行农业部规定的样式。三是相关文书缺页严重。

2. 相关证据未经当事人或执法人员签字确认

本案行政处罚机关收集的相关证据，如《居民身份证》《工商营业执照》（副本）、《准宰通知书》《××县××食品销售有限公司专用票据》等无执法人员（收集人）签字、无当事人核对确认签字、无收集日期、在询问笔录中未有相关证据说明。

第 五 章

对生猪或生猪产品注水或者住区其他物质案

案例十三　××县××食品有限公司屠宰注水或注入其他物质的生猪案

一、案例概述

（一）案件来源

2016年7月6日，××市畜禽屠宰管理大队接到××省畜牧兽医执法总队的函告，反映位于××县××乡××的××市××县××食品有限公司屠宰注水或注入其他物质的生猪。

（二）案件经过及调查结果

2016年7月1日，××省畜牧兽医执法总队对××市××县××食品有限公司进行监督检查，在屠宰场负责人吴××及车间主任在场的情况下，于屠宰线上抽取4份猪肉样，当场填写抽样单经该场负责人吴××签字确认后，送至××省畜产品质量监测检验中心做瘦肉精及水分监测。7月6日，检验报告中2份肉样水分超标，分别为77.6%和78.9%。××省执法总队立即函告××市畜禽屠宰管理大队。××市执法人员于7月12日对该场进行调查取证。

2016年7月12日16:00—16:20，对公司负责人吴××、2016年7月12日16:20—16:50，对车间主任张××、2016年7月12日17:00—17:20，对驻场检疫员段××、2016年7月12日17:30—17:50，对公司销售员张××等4人分别进行了询问调查，制作了《询问笔录》。

经调查，认定本案当事人屠宰注水或者注入其他物质生猪的事实。

（三）适用法律及处罚决定

××市××局认定××县××食品有限公司屠宰注水或者注入其他物质生猪的行为，违反了《生猪屠宰管理条例》第十五条的规定，应当依照《生猪屠宰管理条例》第二十八条的规定予以处罚。

2016年7月14日，××市××局给当事人送达了《行政处罚事先告知书》。2016年7月14日，当事人向××市××局提交《证明》，自愿放弃陈述申辩、申请听证的权利。2016年7月19日，××市××局对当事人作出了罚款29999元的行政处罚决定。2016年8月2日，当事人履行了行政处罚决定。

二、案卷

<table>
<tr><td colspan="3" align="center">■口市 ■■■ 监督所

卷　宗</td></tr>
<tr><td colspan="3" align="center">■■■管罚〔2016〕1 号</td></tr>
<tr><td align="center">案　由</td><td colspan="2" align="center">屠宰注水猪</td></tr>
<tr><td align="center">当事人</td><td colspan="2" align="center">■■县■■食品有限公司</td></tr>
<tr><td align="center">办案人员</td><td colspan="2" align="center">杨■■　　李■</td></tr>
<tr><td align="center">案件来源</td><td colspan="2" align="center">上级交办</td></tr>
<tr><td align="center">立案日期</td><td align="center">2016 年 07 月 06 日</td><td>结案时间　2016 年 08 月 02 日</td></tr>
<tr><td align="center">处理结果</td><td colspan="2" align="center">违法行为已改正，罚款已全部缴纳。</td></tr>
<tr><td align="center">复议或上诉
结　果</td><td colspan="2"></td></tr>
<tr><td align="center">归档日期</td><td align="center">2016 年 08 月 02 日</td><td>保存期限　　长　期</td></tr>
</table>

卷 内 目 录

序号	文书编号	文书日期	文书名称	页号
1	▇▇▇管罚〔2016〕1号	2016年7月19日	行政处罚决定书	1-3
2	▇▇▇管立〔2016〕1号	2016年7月6日	行政处罚立案审批表	4
3			当事人执业执照复印件	5
4			有关人员身份证复印件	6-9
5			执法人员执法证复印件	10
6		2016年7月12日	询问笔录（老板）	11-14
7		2016年7月12日	询问笔录（车间主任）	15-18
8		2016年7月12日	询问笔录（驻场官方兽医）	19-21
9		2016年7月12日	询问笔录（销售人员）	22-24
10		2016年7月1日	省总队畜产品抽样单	25
11		2016年7月6日	检验报告	26-31
12			该公司有关记录复印件	32-38
13			证据材料登记表	39-44
14			案件处理意见书	45-46
15			责令改正通知书	47
16	▇▇▇管告〔2016〕1号		行政处罚事先告知书	48-49
17			陈述申辩证明	50
18			重大案件集体讨论记录	51-52

19			行政处罚决定审批表	53-54
20			送达回证	55-57
21			██省政府非税收入票据	58
22			行政处罚结案报告	59
23			备考表	60

■■市■■局
行政处罚决定书

　　　　　　　　　　　　　■■■管罚〔2016 〕 1 号

　　当事人：■■县■■食品有限公司，■■县■■乡■■楼，负责人吴■■。

　　■■县■■食品有限公司屠宰注水或者注入其他物质的生猪的一案，涉案两头生猪，每头110公斤，24.2元/公斤，货值5333元。经本机关依法调查，现查明：

　　2016年7月1日，省执法总队对■■县■■食品有限公司进行监督检查时，在屠宰场负责人吴■■及车间主任在场的情况下，在屠宰线上抽取4份猪肉样，当场填写抽样单经该场负责人吴■■签字后，送至省畜产品质量监测检验中心做瘦肉精及水分监测，7月6日，检验报告中2份肉样水分超标（分别为77.6%、78.9%），省执法总队立即函告我市畜禽屠宰管理大队，我市于7月12日对该场进行调查取证，调查中对该场屠宰场宰前检查日登记表、屠宰检疫日登记表、同步检疫日登记表、屠宰检疫月登记表、瘦肉精抽检记录表、入库记录表、产品流行记录表及销售记录照像并复印取证，对该场负责人吴■■、车间主任张■、销售人员张■及驻场检疫员段■■做了《询问笔录》，至此调查终结。整个调查过程中有照片为证。

　　证据列举及说明有：证据一、营业执照及负责人复印件：证明案件当事人身份；证据二、省总队抽样单及检验报告：检验报告中2份肉样水分超标，证明该场屠宰注水生猪及数量2份；证据三、屠宰场有关记录宰前检查日登记表、屠宰检疫日登记表、同步检疫日登记表、屠宰检疫月登记表、瘦肉精抽检记录表、入库记录表、产品流行记录表，共同证明了该场当天进场生猪数量、屠宰数量及销售数量；证据四：四份《询问笔录》及照片共同证明了该场屠宰注水生猪；证据五、负责人吴■■、车间主任张■、销售人员张■三份《询问笔录》、抽样单、销售记录及照片共同证明了货值5333元。

　　本机关认为：■■县■■食品有限公司屠宰注水或者注入其他物质的生猪的一案，涉案两头生猪，每头110公斤，24.2元/公斤，货值5333元。违反了《生猪屠宰管理条例》第十五条：生猪定点屠宰厂（场）不得屠宰注水或者注入其他物质的生猪；依据《生猪屠宰管理条例》第二十八条：生猪定点屠宰厂（场）屠宰注水或者注入其他物质的生猪的，由畜牧兽医行政主管部门责令改正，没收注水或者注入其他物质的生猪、生猪产品以及违法所得，并处货值金额 1 倍以上 3 倍以下的罚款，对其主要负责人处 1 万元以上 2 万元以下的罚款；货值金额难以确定的，并处 2 万元以上 5 万元以下的罚款；拒不改正的，责令停业整顿；造成严重后果的，由设区的市级人民政府取消其生猪定点屠宰厂（场）资格及《生猪屠宰行政处罚自由裁量权执行标准》第八条第三款之规定，本机关认定当事人违法行为属于情节较为严重的。

本机关于 2016 年 7 月 14 日下达行政处罚事先告知书【■■■管告〔2016〕1 号】，告知当事人可在收到本告知书之日起三日内向本机关进行陈述申辩、申请听证，逾期不陈述申辩、申请听证的，视为你（单位）放弃上述权利。当事人收到告知书后，明确表示放弃进行陈述申辩、申请听证。

依照《生猪屠宰管理条例》第二十八条：生猪定点屠宰厂（场）屠宰注水或者注入其他物质的生猪的，由畜牧兽医行政主管部门责令改正，没收注水或者注入其他物质的生猪、生猪产品以及违法所得，并处货值金额 1 倍以上 3 倍以下的罚款，对其主要负责人处 1 万元以上 2 万元以下的罚款；货值金额难以确定的，并处 2 万元以上 5 万元以下的罚款；拒不改正的，责令停业整顿；造成严重后果的，由设区的市级人民政府取消其生猪定点屠宰厂（场）资格之规定，本机关作出如下处罚决定：

1、没收违法所得 5333 元；2、罚款 10666 元（货值金额 2 倍的罚款）；3、对主要负责人处 1.4 万元罚款。共计罚款叁万元整（29999元）

当事人必须在收到本处罚决定书之日起 15 日内持本决定书到指定的银行缴纳罚（没）款。逾期不按规定缴纳罚款的，每日按罚款数额的 3% 加处罚款，加处罚款的数额不超出罚款的数额。

当事人对本处罚决定不服的，可以在收到本处罚决定书之日起 60 日内向■■市人民政府申请行政复议；或者三个月内向周口市人民法院提起行政诉讼。行政复议和行政诉讼期间，本处罚决定不停止执行。

　　当事人逾期不申请行政复议或提起行政诉讼，也不履行本行政处罚决定的，本机关将依法申请人民法院强制执行。

执法机关（印章）

2016 年 7 月 19 日

行政处罚立案审批表

████管立〔2016〕1号

案件来源	上级交办			受案时间	2016 年 7 月 6 日
案 由	涉嫌屠宰注水或者注入其他物质的生猪案				
当事人	个人	姓名	/		电话	/
		性别	/	年龄	/	身份证号	/
		住址	/			
	单位	名称	██县██食品有限公司	法定代表人（负责人）	吴██
		地址	██县██乡██楼	电话	139█████
	简要案情	2016 年 7 月 6 日，省执法总队函告我市畜禽屠宰管理大队，总队于 7 月 1 日对██县██食品有限公司在屠宰线上抽取的 4 份猪肉样，送至省畜产品质量监测检验中心做瘦肉精及水分监测，检验报告中 2 份肉样水分超标（分别为 77.6%、78.9%），该行为涉嫌违反了《生猪屠宰管理条例》之规定。根据《农业行政处罚程序规定》第二十六条之规定，建议立案查处。 受案人签名：杨██ ██ 2016 年 7 月 6 日				
	执法机构意见	由杨██主办 李██协办		签名：张██ 2016 年 7 月 6 日		
	法制机构意见	同意立案		签名：何██ 2016 年 7 月 6 日		
	执法机关意见	同意立案。		签名：王██ 2016 年 7 月 6 日		
	备 注					

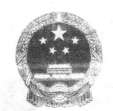

营 业 执 照

(副 本)

统一社会信用代码█████████

(1-1)

名　　称　　█████县████食品有限公司

类　　型　　有限责任公司（自然人独资）

住　　所　　██县███乡███楼

法定代表人　　王█

注 册 资 本　　壹仟万圆整

成 立 日 期　　2005年05月17日

营 业 期 限　　2005年05月17日至2021年05月16日

经 营 范 围　　畜禽类屠宰；冷鲜肉加工、储藏、销售；从事货物
和技术的进出口业务。***
（依法须经批准的项目，经相关部门批准后方可开
展经营活动）

登 记 机 关

2016 年 04 月 14 日

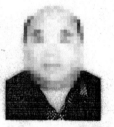

中华人民共和国

居民身份证

签发机关　　市公安局　分局

有效期限　2013.05.06－长期

只做涉案件读用

2016.7.12

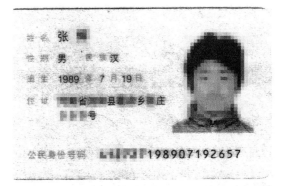

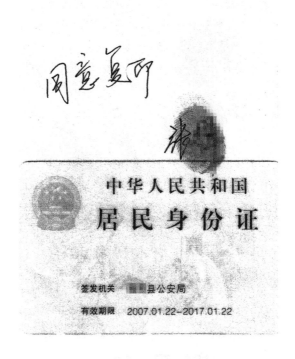

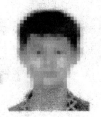

姓名 张■
性别 男　民族 汉
出生 1996 年 5 月 28 日
住址 ■■省■■县■■镇■
　　　■村
公民身份号码 ■■■■■19960528231X

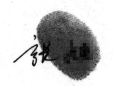

2016．7．12．

中华人民共和国
居民身份证

签发机关　■■县公安局
有效期限　2013.08.28-2023.08.28

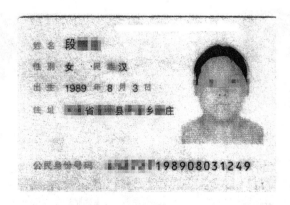

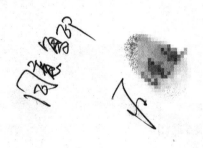

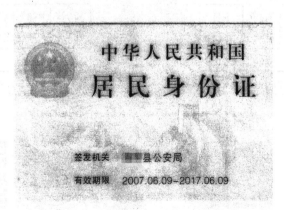

省行政执法证

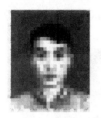

李 ▓

单　　位：▓市动物卫生监督所
证　　号：▓▓▓-▓▓▓▓
有效期至：2020年12月31日

省行政执法证

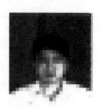

杨▓▓

单　　位：▓市动物卫生监督所
证　　号：▓▓▓-▓▓▓▓
有效期至：2020年12月31日

省行政执法证

姓　名	李▓	职　务	科员
性　别	男	出生年月	1986年09月
执法区域	▓市		
发证日期	2016年01月01日		

省行政执法证

姓　名	杨▓▓	职　务	科员
性　别	男	出生年月	1988年12月
执法区域	▓市		
发证日期	2016年01月01日		

询 问 笔 录

询问时间： <u>2016</u> 年<u>7</u>月<u>12</u>日<u>16</u>时 <u>00</u> 分至<u>16</u> 时<u>20</u>分

询问地点： <u>■■县■■食品有限公司</u>

询问机关： <u>■□市畜禽屠宰管理大队</u>

检查（勘验）人员： <u>张■■</u> 执法证件号： <u>■■■■-■■■■</u>

<u>杨■■</u>   <u>■■■■-■■■■</u>

记录人： <u>杨■■</u>

被询问人：姓名 <u>吴■■</u> 性别 <u>男</u> 年龄<u>53</u>

身份证 <u>■■■■196301030419</u>联系电话 <u>139■■■■■■</u>

工作单位<u>■■县■■食品有限公司</u>职务 <u>负责人</u>

住址 <u>■■市■■区七■■路■号院■号楼■■号</u>

问：我们是<u>■□市畜禽屠宰管理大队</u>执法人员（出示执法证件），现依法向你进行询问调查。你应当如实回答我们的询问并协助调查，作伪证要承担法律责任，你听清楚了吗？

答：<u>听清楚了。</u>

问：<u>你需要申请执法人员回避吗？</u>

答： <u>不需要。</u>

被询问人签名或盖章：

（第页共 4 页）

笔 录 纸

问：请说明你的基本情况？

答：我叫吴██，男，身份证号 ██████196301030419，在██县██食品有限公司工作，现是██县██食品有限公司负责人。

问：2016 年 7 月 1 日，省总队对██县██食品有限公司监督检查时，你在场吗？

答：我在场。

问：你场当天屠宰了多少头？

答：当天屠宰了 285 头。

问：省总队当天抽检了几份样品？

答：抽检了 4 份。

问：省总队在那个环节抽的肉样？

答：在车间里屠宰线上劈半之后抽检的。

问：省总队当天抽检的抽样单备注里标注的 4 份肉样对应的产地检疫证明号、耳标号及头数是互相对应的吗？

答：不对应。

问：为什么？

答：因为省总队是在车间里屠宰线上劈半之后抽检的，抽检现场耳标、头蹄已经去除，该场当天屠宰 285 头，在屠宰线上抽检无法与耳标及

被询问人签名或盖章：吴██

执法人员签名或盖章：杨██ ██

（第 2 页共 4 页）

笔 录 纸

检疫证上相对应。

问：省总队监督检查当天你场落实宰前静养了吗？

答：落实了。我们早上六点开始收的生猪，晚上8点才开始屠宰。

问：你场在静养过程中对生猪注水了吗？

答：我没有。

问：省总队当天的抽检报告出来了，请你查收，你对检测报告若有异

议，请立即与检测机构联系，你同意吗？

答：我同意。我对检测报告不提出异议。

问：省里检测报告显示，你有2份肉样水分超标，分别为77.6%、78.9%，

是不是你对生猪注水了？

答：绝对没有。我们严格落实宰前静养制度，而且███县动物卫生监

督所派驻4名官方兽医对我场进行严格监管。水分超标可能是在养

殖、运输等环节注水了之后拉到我场里的，也可能有其他情况。

问：这两份肉样对应的生猪是从哪收购的？

答：省里在车间抽得样，现在与检疫证号无法对应，我也不清楚是谁

的生猪。

问：这两份肉样对应的猪产品你销售了没？

答：已经销售了。

被询问人签名或盖章：

执法人员签名或盖章：

（第3页共4页）

笔 录 纸

问：这两份肉样对应的猪产品货值多少？

答：每头110公斤，市场价24.2元/公斤，两头共计5333元。

问：销售到那了？

答：我们有销售记录，具体销售到哪，那还是不清楚，无法对应。

问：经省总队检测报告，你场屠宰注水的生猪，已经违反了《生猪屠宰管理条例》等有关法律，你要配合我执法人员接受处理，你配合吗？

答：我一定配合，以后不会再有类似现象发生。

问：你还有需要补充的没？

答：没有了。

被询问人签名或盖章：吴

执法人员签名或盖章：

（第 4 页共

询 问 笔 录

询问时间： <u>2016</u> 年 <u>7</u> 月 <u>12</u> 日 <u>16</u> 时 <u>20</u> 分至 <u>16</u> 时 <u>50</u> 分

询问地点： <u>　　　县　　食品有限公司　　　　　</u>

询问机关： <u>　　市畜禽屠宰管理大队　　　　　　</u>

检查（勘验）人员： <u>张　　</u> 执法证件号： <u>　　　-338062　</u>

<u>杨　　</u>　　　　　　　 <u>　　　-361165　</u>

记录人： <u>杨　　　　　　　　　　　　　　　　</u>

被询问人：姓名 <u>张　</u> 性别 <u>男</u> 年龄 <u>27　　</u>

身份证 <u>　　　　198907192657</u> 联系电话 <u>132　　　　　</u>

工作单位 <u>　　县　　食品有限公司</u> 职务 <u>车间主任</u>

住址 <u>　　省　　县　　乡　庄　　号　　</u>

问：我们是 <u>　　市畜禽屠宰管理大队</u> 执法人员（出示执法证件），现依法向你进行询问调查。你应当如实回答我们的询问并协助调查，作伪证要承担法律责任，你听清楚了吗？

答： <u>听清楚了。　　　　　　　　　　　　　　</u>

问： <u>你需要申请执法人员回避吗？　　　　　　</u>

答： <u>不需要。　　　　　　　　　　　　　　　</u>

被询问人签名或盖章：

（第 1 页共 4 页）

笔 录 纸

问：请说明你的基本情况？

答：我叫张■，男，27岁，身份证号 ■■■■■■198907192657，在■■县■■食品有限公司工作，现是■■县■■食品有限公司车间主任。

问：你在场里负责什么工作？

答：我负责车间生产和管理。

问：2016年7■■1日，省总队对■■县■■食品有限公司监督检查时，你在场吗？

答：我在场。

问：你场当天屠宰了多少头？

答：当天屠宰了285头。

问：省总队当天抽检了几份样品？

答：抽检了4份。

问：省总队在那个环节抽的肉样？

答：在车间里屠宰线上劈半之后抽检的。

问：省总队当天抽检的抽样单备注里标注的4份肉样对应的产地检疫证明号、耳标号及头数是互相对应的吗？

答：不对应。

问：为什么？

被询问人签名或盖章：■■

执法人员签名或盖章：■■ ■■

（第2页共4页）

笔 录 纸

答：因为省总队是在车间里屠宰线上劈半之后抽检的，抽检现场耳标、头蹄已经去除，该场当天屠宰285头，在屠宰线上抽检无法与耳标及检疫证上相对应。

问：省总队监督检查当天你场落实宰前静养了吗？

答：落实了。我们早上六点开始收的生猪，晚上8点才开始屠宰。

问：你场在静养过程中对生猪注水了吗？

答：没有。

问：省里检测报告显示，你有2份肉样水分超标，分别为77.6%、78.9%，是不是你对生猪注水了？

答：绝对没有。我们严格落实宰前静养制度，而且▇▇县动物卫生监督所派驻4名官方兽医对我场进行严格监管。

问：这两份肉样对应的生猪是从哪收购的？

答：省里在车间抽得样，现在与检疫证号无法对应，我也不清楚是谁的生猪。

问：这两份肉样对应的猪产品你销售了没？

答：已经销售了。

问：这两份肉样对应的猪产品货值多少？

答：每头110公斤，市场价24.2元/公斤，两头共计5333元。

被询问人签名或盖章：

执法人员签名或盖章：

（第 3 页共 4 页）

笔 录 纸

问：销售到那了？

答：这个我不清楚，我场有专门的销售人员。

问：你还有需要补充的没？

答：没有了。

被询问人签名或盖章：

执法人员签名或盖章：

（第 4 页共 4 页）

询 问 笔 录

询问时间：<u>2016</u> 年 <u>7</u> 月 <u>12</u> 日 <u>17</u> 时 <u>00</u> 分至　<u>17</u> 时 <u>20</u> 分

询问地点：＿＿＿■■县■■食品有限公司＿＿＿＿＿＿＿＿＿

询问机关：＿■■市畜禽屠宰管理大队＿＿＿＿＿＿＿＿＿＿

检查（勘验）人员：　张■■ 执法证件号：　　■■■-338062

　　　　　　　　　杨■■　　　　　　　　■■■-361165

记录人：＿杨■■＿＿＿＿＿＿＿＿＿＿＿＿＿＿＿＿＿＿＿＿

被询问人：姓名 <u>段■■</u> 性别 <u>女</u> 年龄 <u>27</u>＿＿＿＿

　　　　身份证 ＿＿＿＿198908031249 联系电话 ＿151■■■■■■■

　　　　工作单位 ＿■■县动物卫生监督所 职务 <u>驻场检疫员</u>

　　　　住址 ＿■■县■■乡■■村＿＿＿＿＿＿＿＿＿＿＿

问：我们是 ■■市畜禽屠宰管理大队 执法人员（出示执法证件），现依法向你进行询问调查。你应当如实回答我们的询问并协助调查，作伪证要承担法律责任，你听清楚了吗？

答：<u>听清楚了。</u>＿＿＿＿＿＿＿＿＿＿＿＿＿＿＿＿＿＿＿

问：<u>你需要申请执法人员回避吗？</u>＿＿＿＿＿＿＿＿＿＿＿

答：＿<u>不需要。</u>＿＿＿＿＿＿＿＿＿＿＿＿＿＿＿＿＿＿＿

被询问人签名或盖章:■■■

（第 1 页共 3 页）

笔 录 纸

问：请说明你的基本情况？

答：我叫段██，女，27 岁，身份证号 ██████198908031249，在██

██县动物卫生监督所工作，现是██县██食品有限公司驻场检疫

员。

问：你在██县██食品有限公司里负责什么工作？

答：负责驻场检疫。

问：该场有几个驻场检疫员？

答：有 4 个。

问：2016 年 7 月 1 日，省总队对██县██食品有限公司监督检查

时，你在场吗？

答：我在场。

问：██县██食品有限公司当天屠宰了多少头？

答：当天屠宰了████头。

问：省总队当天抽检了几份样品？

答：抽检了 4 份。

问：省总队在那个环节抽的肉样？

答：在车间里，劈半之后抽检的。

问：省总队当天抽检的抽样单备注里标注的 4 份肉样对应的产地检疫

被询问人签名或盖章：████

执法人员签名或盖章：████ ████ ████

（第 2 页共 3 页）

笔　录　纸

证明及头数是互相对应的吗？

答：应该不对应。

问：为什么？

答：因为省总队是在车间里屠宰线上劈半之后抽检的，抽检现场耳标、头蹄已经去除，该场当天屠宰285头，在屠宰线上抽检无法与耳标及检疫证上相对应。

问：省总队监督检查当天该屠宰场落实宰前静养了吗？

答：落实了。他们早上六点开始收的生猪，晚上8点才开始屠宰。

问：你发现该场在静养过程中对生猪注水了吗？

答：我没有发现他们对生猪注水。

问：你还有需要补充的没？

答：没有了。

被询问人签名或盖章：

执法人员签名或盖章：

（第 3 页共 3 页）

询 问 笔 录

询问时间：<u>2016</u> 年 <u>7</u> 月 <u>12</u> 日 <u>17</u> 时 <u>30</u> 分至 <u>17</u> 时 <u>50</u> 分

询问地点：<u>███县███食品有限公司</u>

询问机关：<u>██市畜禽屠宰管理大队</u>

检查（勘验）人员：<u>张███</u> 执法证件号：<u>██ POL-338062</u>

<u>杨███</u> <u>██ POL-361165</u>

记录人：<u>杨███</u>

被询问人：姓名 <u>张██</u> 性别 <u>男</u> 年龄 <u>20</u>

身份证 <u>████19960528231X</u> 联系电话 <u>155███████</u>

工作单位 <u>███县███食品有限公司</u> 职务 <u>销售</u>

住址 <u>███省███县███镇███行政村</u>

问：我们是 <u>██市畜禽屠宰管理大队</u> 执法人员（出示执法证件），现依法向你进行询问调查。你应当如实回答我们的询问并协助调查，作伪证要承担法律责任，你听清楚了吗？

答：<u>听清楚了。</u>

问：<u>你需要申请执法人员回避吗？</u>

答：<u>不需要。</u>

被询问人签名或盖章：张██

（第 1 页共 3 页）

笔　录　纸

问：请说明你的基本情况？

答：我叫张██，男，20岁，身份证号 ████19960528231X，在██

县██食品有限公司工作，负责销售工作。

问：你在场里负责什么工作？

答：我负责公司的销售。

问：2016年7月1日，省总队对██县██食品有限公司监督检查

时，你在场吗？

答：我在场。不过我在外边，不在车间里。

问：你场当天屠宰了多少头？

答：当天屠宰了285头。

问：你们当天屠宰的285头生猪都销售了吗？

答：是。

问：你有销售记录没有？

答：有，我就负责这一块的。

问：都销售到哪了？

答：都有记录。

问：省总队监督检查当天你场落实宰前静养了吗？

答：落实了。我们早上六点开始收的生猪，晚上8点才开始屠宰。

被询问人签名或盖章：张██

执法人员签名或盖章：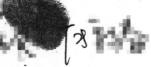

（第 2 页共 3 页）

笔 录 纸

问：省总队抽检结果显示有 2 份水分超标，你场对生猪注水了吗？

答：没有。

问：省总队抽检的 2 份水分超标的猪产品销售到那儿？

答：不知道，省总队抽检后没有对猪白条编号，现在无法对应。

问：那这两份肉样对应的猪产品货值多少？

答：每头 110 公斤，市场价 24.2 元/公斤，两头共计 5333 元。

问：你还有需要补充的没？

答：没有了。

被询问人签名或盖章：

执法人员签名或盖章：

（第 3 页共 3 页）

▓▓省畜牧兽医监督执法
畜产品抽样单

016X0102-0105

样品编号	2P-(07—10)
样品名称	☑猪肉 □鸡肉 □猪肝 □鸡肝 □鸡蛋 □其他（　　）
抽样地点	□超市 □门市部 □农贸市场 □批发市场 □养殖场 ☑屠宰厂 □其他（　　）

动物品种	猪	年龄	6个月
性别	╱	体重	110 kg
抽样基数	285头	样品数量	4份×(250g×3)
批号	╱	抽样日期	2016.7.1.
封装情况	☑塑料袋 □塑料瓶		
保存情况	☑冷藏 □室温		
运输情况			

被抽样单位情况

单位名称：	▓▓县▓▓食品有限公司		
地址	▓▓乡▓▓楼	邮政编码	▓6700
电话	▓▓▓-▓▓6766	传真	╱

抽样人员与被抽样单位代表人仔细阅读以下文字表述，确认后签字：

我认真地核阅了抽样单，承认以上填写内容真实性，本抽样单所证实的样品系按照官方抽样方法取得，抽取样品均系自检合格具有代表性、真实性和公正性。

抽样单位签字（盖章） 抽样人：	被抽样单位签字（盖章） 代表人：
（盖章：省畜牧▓▓行政执法专用章） 2016年7月1日	（盖章：▓▓有限公司） 2016年7月1日

抽样单位	电话 ▓▓▓-7789▓▓	传真 ▓▓▓-7789▓▓	邮编：▓0008	地址：▓▓市▓▓路▓号

备注：2P-07：动物B▓▓684922、▓▓626▓▓8864（共79头）
2P-08：动物B▓▓684924、▓▓626▓▓2166（共口头）
2P-09：动物B ～ ▓▓622▓▓3944
2P-10：动物B▓▓46943▓▓1、▓▓626▓▓3385（共30头）

注：1、在确认□里打√，其他在（）内具体写明。
　　2、此单一式三份，一份留检验单位（白），一份留被抽样单位（红），一份留抽样单位（绿）。

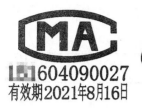 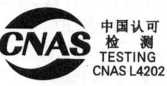 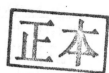

604090027
有效期2021年8月16日

[2016]农质检核(国)字第0168号

检　验　报　告

检品编号：■■2016X0105

样 品 名 称		猪肉
送 检 单 位		■■省畜牧兽医执法总队
检 验 类 别		委托检验

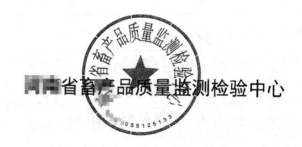

■■省畜产品质量监测检验中心

说　明

1. 检验报告无"检验检测专用章"或检验单位公章无效。

2. 检验报告无经本单位批准，不得复制（全文复制除外）。

3. 检验报告无编制人、审核人、批准人的签章无效。

4. 检验报告涂改无效。

5. 对检验报告若有异议，应于收到检验报告之日起五日内（快速检验4小时）向检验单位提出，逾期不予受理。

6. 委托检验仅对来样负责。

7. 本报告未经本所同意，不得作为广告宣传。

地　　址：███市███路██号

电　　话：███████778808

邮政编码：██0008

传　　真：███████778672

■■省畜产品质量监测检验中心

检 验 报 告

检品编号: ■■2016X0105

第3页 共4页

样品名称	猪肉	型号规格	/
		商 标	/
送检单位	■■省畜牧兽医执法总队	检验类别	委托检验
被检单位	■■县■■食品有限公司	原编号或 生产日期	2-P-10
生产单位	/		
抽样地点	屠宰场	送样日期	2016年07月04日
样品数量	约500g×2	送样者	刘■、梁■
抽样基数	285头	样品等级、状态	抽样袋封装、冷冻
检验依据	GB/T 9695.15-2008,农业部1025号 公告-18-2008	检验项目	水分、沙丁胺醇、克伦特罗、 莱克多巴胺
所用主要仪器	液质联用仪(Y0124)、分析天平 (Y0838)	实验环境条件	符合要求
检验结论	经送样检验,依据农业部公告第806号、GB/T 18394-2001规定,水分项目不符合标准,判定不合格。 签发日期: 2016年07月06日		
备注	/		

批准人: ■■   审核人: 宋■■   编制人: 方■■

■■省畜产品质量监测检验中心
检 验 结 果 报 告 书

检品编号：■■2016■0105

第4页 共4页

序号	检验项目, 单位	标准值	检测值	检测限	单项结论	检验方法
1	水分, %	≤77	78.9	/	不合格	GB/T 9695.15-2008
2	沙丁胺醇, μg/kg	不得检出	未检出	0.25	合格	农业部1025号公告-18-2008
3	克伦特罗, μg/kg	不得检出	未检出	0.25	合格	农业部1025号公告-18-2008
4	莱克多巴胺, μg/kg	不得检出	未检出	0.25	合格	农业部1025号公告-18-2008

以下空白

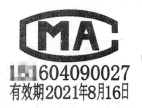 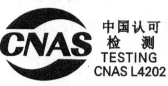 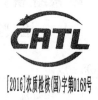 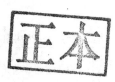

604090027
有效期2021年8月16日

CNAS L4202

[2016]农质检核(国)字第0168号

检 验 报 告

检品编号：█████2016X0102

样 品 名 称　　　　　　猪肉

送 检 单 位　　　　██省畜牧兽医执法总队

检 验 类 别　　　　　　委托检验

██省畜产品质量监测检验中心

说　明

1. 检验报告无"检验检测专用章"或检验单位公章无效。

2. 检验报告无经本单位批准，不得复制（全文复制除外）。

3. 检验报告无编制人、审核人、批准人的签章无效。

4. 检验报告涂改无效。

5. 对检验报告若有异议，应于收到检验报告之日起五日内（快速检验4小时）向检验单位提出，逾期不予受理。

6. 委托检验仅对来样负责。

7. 本报告未经本所同意，不得作为广告宣传。

地　　址：███市███路█1号

电　　话：███ █ ██778808

邮政编码：██0008

传　　真：███ █ ██778672

██省畜产品质量监测检验中心
检 验 报 告

检品编号:███2016X0102

样品名称	猪肉	型号规格	/
		商　标	/
送检单位	██省畜牧兽医执法总队	检验类别	委托检验
被检单位	██县██食品有限公司	原编号或	2-P-10
生产单位	/	生产日期	
抽样地点	屠宰场	送样日期	2016年07月04日
样品数量	约500g×2	送样者	刘█、梁█
抽样基数	285头	样品等级、状态	抽样袋封装、冷冻
检验依据	GB/T 9695.15-2008,农业部1025号公告-18-2008	检验项目	水分、沙丁胺醇、克伦特罗、莱克多巴胺
所用主要仪器	液质联用仪(Y0124)、分析天平(Y0838)	实验环境条件	符合要求
检验结论	经送样检验,依据农业部公告第806号、GB/T 18394-2001规定,水分项目不符合标准,判定不合格。 签发日期: 2016年07月06日		
备注	/		

批准人: ███　　　审核人: 宋██　　　编制人: 方██

██省畜产品质量监测检验中心

检 验 结 果 报 告 书

检品编号：██2016█0102

序号	检验项目，单位	标准值	检测值	检测限	单项结论	检验方法
1	水分，%	≤77	77.6	/	不合格	GB/T 9695.15-2008
2	沙丁胺醇，μg/kg	不得检出	未检出	0.25	合格	农业部1025号公告-18-2008
3	克伦特罗，μg/kg	不得检出	未检出	0.25	合格	农业部1025号公告-18-2008
4	莱克多巴胺，μg/kg	不得检出	未检出	0.25	合格	农业部1025号公告-18-2008

以下空白

屠宰厂（场、点）屠宰检疫月登记表

屠宰畜禽种类：猪口 牛口 羊口 禽口　　　　　　单位：头、只、羽、张　　　　　　　　年　月　日

日期	入场动物数	回收证明数	持证动物数	佩标数量	无耳标数	准宰数	检出病畜禽数	同步检疫				结果处理				耳标回收数	驻场负责人签名
								屠宰数	检疫数	合格数	检出病畜禽数	动物产品检疫证号段	产品证用证数	病畜禽处理数	处理原因		
7.1	285	11	285	285	0	285	0	285	285	285	0						
7.2	383	10	383	383	0	383	0	383	383	383	0						
7.3	465	15	465	465	0	465	0	465	465	465	0						
7.4	384	10	384	384	0	384	0	384	384	384	0						
7.5	306	6	306	306	0	306	0	306	306	306	0						
7.6	293	7	293	293	0	293	0	293	293	293	0						
7.7	327	10	327	327	0	327	0	327	327	327	0						
7.8	304	7	304	304	0	304	0	304	304	304	0						
7.9	684	9	684	684	0	684	0	684	684	684	0						
7.10	428	16	428	428	0	428	0	428	428	428	0						
7.11	298	6	298	298	0	298	0	298	298	298	0						
合计																	

说明：所有屠宰厂（场、点）均需填写。

███县生猪定点屠场（点）"瘦肉精"抽检记录表

屠宰场（点）名称 _____

待宰（头）数	抽检（头）数	耳标号码	抽检项目 莱克多巴胺	抽检结果	沙丁胺醇	抽检结果	盐酸克伦	抽检结果	屠宰场（点）负责人	抽检人	抽检时间	备注
12	1	62602522166	莱克多巴胺	阴性	沙丁胺醇	阴性	盐酸克伦	阴性			7.1	屠███
79	2	626030980-7.810	莱克多巴胺	阴性	沙丁胺醇	阴性	盐酸克伦	阴性				4684922
15	1	62602533472	莱克多巴胺	阴性	沙丁胺醇	阴性	盐酸克伦	阴性				4694349
15	1	62602533453	莱克多巴胺	—	沙丁胺醇		盐酸克伦	—				4684248
30	1	62602533329	莱克多巴胺		沙丁胺醇		盐酸克伦					4694350
30	1	62602533367	莱克多巴胺	—	沙丁胺醇		盐酸克伦	—				4694351
15	1	62606180874	莱克多巴胺		沙丁胺醇		盐酸克伦					4107204
20	1	62606180792	莱克多巴胺	—	沙丁胺醇		盐酸克伦	—				4107203
23	1	62206180839	莱克多巴胺		沙丁胺醇		盐酸克伦					4110538
24	1	62██06180872	莱克多巴胺	—	沙丁胺醇		盐酸克伦	—				4110539

表单编号：

出厂日期 （月、日）	购货业主姓名 及联系方式	销售品种	数量（头 或公斤）	销售市场或单位	动物检疫 合格证明编号	肉品品质检验 合格证编号	生猪来源 （生猪货主名称）	登记人员 签字
2016. 7.2.	张■	猪白条	500	■市	■4694354	■893105l	陈■	奇■■
7.2.	夏■	猪白条	3000	■市■县	4694354 4694353	■893l654	陈■	奇■■
7.2.	薛■	猪白条	1020	■场■市	■4694355	■674l05	陈■	奇■■
7.2.	朱■	猪白条	8660	山■场■市	4694356 4694357 358	■674l07 ■674l06	陈■	奇■■
7.2.	蒋■	猪白条	2700	■场■市	■40 6395	■674l08	陈■	奇■■
7.2.	柴■	猪白条	800	■场■市	■40 6395	■674l09	陈■	奇■■
7.2.	文■	猪白条	500	■场■市	■40 6395	■674l10	陈■	奇■■

　　　　县生猪定点屠场（点）"瘦肉精"抽检记录表

屠宰场（点）名称：＿＿＿＿＿＿＿＿＿＿＿＿＿＿＿＿

待宰（头）数	抽检（头）数	抽检耳标号码	抽检项目						屠宰场（点）负责人	抽检人	抽检时间	备注
			莱克多巴胺	抽检结果	沙丁胺醇	抽检结果	盐酸克伦	抽检结果				
2	1	6260284872	莱克多巴胺	—	沙丁胺醇	—	盐酸克伦	(			7.1	
22	1	6220553225	莱克多巴胺	—	沙丁胺醇	—	盐酸克伦	—			7.2	410 638
32	1	622062768	莱克多巴胺	—	沙丁胺醇	—	盐酸克伦	—			7.2	410 639
170	4	622062962 91 384.396.494	莱克多巴胺	—	沙丁胺醇	—	盐酸克伦	—			7.2	410 6385
25	1	6260353792	莱克多巴胺	—	沙丁胺醇	—	盐酸克伦	—			7.2	469425
32	1	6260353237	莱克多巴胺	—	沙丁胺醇	—	盐酸克伦	—			··	4694353
22	1	6260353275	莱克多巴胺	—	沙丁胺醇	—	盐酸克伦	—			··	4694354
15	1	626030904	莱克多巴胺	—	沙丁胺醇	—	盐酸克伦	—			⌣	4694355
20	1	6260309038 5	莱克多巴胺	—	沙丁胺醇	—	盐酸克伦	—			⌣	4694257
15	1	62603533215	莱克多巴胺	—	沙丁胺醇	—	盐酸克伦	—			⌣	4694356

█████县███食品有限公司入库记录表

日期	品名	单位	数量	仓库负责人	备注
2016.6.29.	鲜白条	头	384	齐██ 李██	
2016.6.30.	鲜白条	头	399	齐██ 李██	
2016.7.1.	鲜白条	头	285	齐██ 李██	
7.2.	鲜白条	头	383	齐██ 李██	
7.3.	鲜白条	头	465	齐██ 李██	
7.4.	鲜白条	头	384	齐██ 李██	
7.5.	鲜白条	头	306	齐██ 李██	
7.6.	鲜白条	头	295	齐██ 李██	
7.7.	鲜白条	头	327	齐██ 李██	
7.8.	鲜白条	头	304	齐██ 李██	
7.9.	鲜白条	头	484	齐██ 李██	

屠宰厂（场、点）同步检疫日登记表

屠宰畜禽种类：猪☑ 牛□ 羊□ 禽□　　单位：头、只、羽、张、枚　　　年　月　日

货主	屠宰数	检疫数	合格			不合格			耳标回收数	复检人员签名
			数量	动物产品检疫证号段	产品检疫证用证数	数量	原因	处理方法		
7.11 陈■	22	22	22							
陈■	82	82	82							
陈■	60	60	60							
陈■	30	30	30							
陈■	91	91	91							
7.2 陈■	170	170	170							
陈■	75	75	75							
陈■	1050	43	1050							
陈■	3128	5	3128							
7.3 陈■	25	25	25							
陈■	174	174	174							
赵■	24	24	24							
李■	30	30	30							
陈■	61	61	61							
陈■	35	35	35							
陈■	50	50	50							
陈■	66	66	66							
7.4 陈■	180	180	180							
陈■	82	82	82							
陈■	60	60	60							
陈■	64	64	64							
7.5 陈■	170	170	170							
陈■	48	48	48							
陈■	38	38	38							
陈■	50	50	50							
合计										

说明：此表限猪日屠宰规模在100头以上的使用。

屠宰厂（场、点）屠宰检疫日登记表

屠宰畜禽种类：猪口 牛口 羊口 禽口　　　　　　　　　单位：头、只、羽、张　　　　　　　　　年　月　日

畜主姓名	产地	宰前检查									同步检疫				结果处理			备注
		入场动物数	持证情况		畜禽标识		检查及处理				官方兽医签名	屠宰数	检疫数	检出病畜禽数	复检人员签名	动物产品检疫证号段	病畜禽处理		
			回收证明数	持证动物数	佩标数量	无耳标数	待宰动物观察情况	准宰数	准宰通知单编号	检出病畜禽数	处理方法							数量	处理方式	
陈		22	1	22	22		健康	22											
陈		82	4	82	82		健康	82											
陈		60	2	60	60		健康	60	50000										
陈		30	2	30	30		健康	30											
陈		91	2	91	91		健康	91											
陈		170	1	170	170		健康	170											
陈		25	1	25	25		健康	25	70200										
陈		138	45	138	138		健康	108											
陈		50	3	50	50		健康	50											
陈		25	1	25	25		健康												
陈		174	1	174	174		健康		60200										
赵		24	1	24	24		健康												
杨		30	1	30	30		健康												
合计																			

说明：1、回收的检疫证明按日装订附表后；2、回收证明数填写张数；3、宰前检查处理方法填写急宰、禁宰或销毁，病畜禽处理方式填写高温、化制、销毁；
4、备注栏填写检出的病畜禽病名；5、此表限猪日屠宰规模在 头以下及禽、牛、羊的使用。

<h1 style="text-align:center">■■□市畜牧局
证据材料登记表</h1>

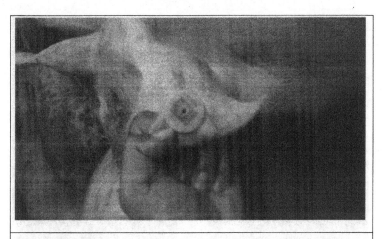

证据制作说明：

1、收集人：省总队

2、收集时间：2016 年 7 月 1 日

3、收集地点：■■■县■■食品有限公司

4、收集方式：拍照

5、证据内容：省总队抽检

▉▉市畜牧局
证据材料登记表

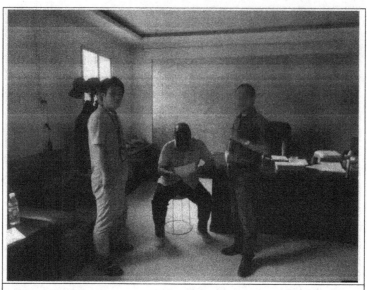

证据制作说明：

1、收集人：杨▉▉　张▉▉

2、收集时间：2016 年 7 月 12 日

3、收集地点：▉▉县▉▉食品有限公司

4、收集方式：拍照

5、证据内容：询问笔录（老板）

■■市畜牧局
证据材料登记表

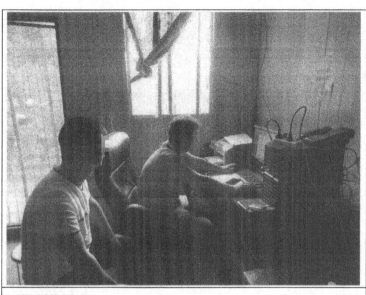

证据制作说明：

1、收集人：杨■■ 张■■

2、收集时间： 2016 年 7 月 12 日

3、收集地点： ■■县■■ 食品有限公司

4、收集方式：拍照

5、证据内容：询问笔录（车间主任）

■■市畜牧局
证据材料登记表

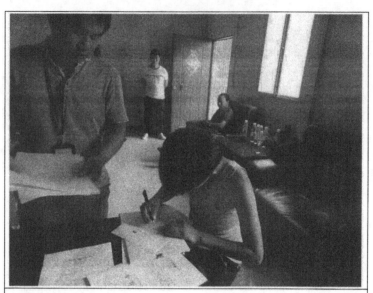

证据制作说明：

1、收集人：杨■■ 张■■

2、收集时间： 2016 年 7 月 12 日

3、收集地点：■■县■■食品有限公司

4、收集方式：拍照

5、证据内容：询问笔录（销售人员）

██□市畜牧局
证据材料登记表

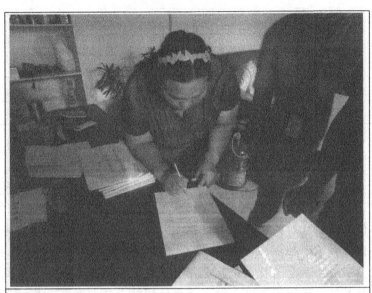

证据制作说明：

1、收集人：杨██　张███

2、收集时间： 2016 年 7 月 12 日

3、收集地点：████县██食品有限公司

4、收集方式：拍照

5、证据内容：询问笔录（驻场官方兽医）

案件处理意见书

案由	屠宰注水或者注入其他物质的生猪案					
当事人	**个人**	姓名	/			
		性别	/	年龄	/	电话	/
		住址	/			
	单位	名称	▇▇县▇▇食品有限公司	法定代表人（负责人）		吴▇▇
		地址	▇▇县▇▇乡▇▇楼	电话		139▇▇▇▇

案件调查经过	2016年7月1日，省执法总队对▇▇县▇▇食品有限公司进行监督检查时，在屠宰场负责人吴▇▇及车间主任在场的情况下，在屠宰线上抽取4份猪肉样，当场填写抽样单经该场负责人吴▇▇签字后，送至省畜产品质量监测检验中心做瘦肉精及水分监测，7月6日，检验报告中2份肉样水分超标（分别为77.6%、78.9%），省执法总队立即函告我市畜禽屠宰管理大队，我市于7月12日对该场进行调查取证，调查中对该场屠宰场宰前检查日登记表、屠宰检疫日登记表、同步检疫日登记表、屠宰检疫月登记表、瘦肉精抽检记录表、入库记录表、产品流行记录表及销售记录照像并复印取证，对该场负责人吴▇▇、车间主任张▇、销售人员张▇及驻场检疫员段▇▇做了《询问笔录》，至此调查终结。整个调查过程中有照片为证。

所附证据材料	1、省总队畜产品抽样单； 2、检验报告； 2、询问笔录（4份）； 3、该公司相关记录； 4、相关照片； 5、该公司执业执照； 6、当事人及相关人员的身份证复印件

调查结论及处理意见	一、调查结论：经调查，██县██食品有限公司屠宰注水或者注入其他物质的生猪的一案，涉案两头生猪，每头110公斤，24.2元/公斤，货值5333元。当事人违反了《生猪屠宰管理条例》第十五条：生猪定点屠宰厂（场）不得屠宰注水或者注入其他物质的生猪 二、处理意见：依据《生猪屠宰管理条例》第二十八条：生猪定点屠宰厂（场）屠宰注水或者注入其他物质的生猪的，由畜牧兽医行政主管部门责令改正，没收注水或者注入其他物质的生猪、生猪产品以及违法所得，并处货值金额1倍以上3倍以下的罚款，对其主要负责人处1万元以上2万元以下的罚款；货值金额难以确定的，并处2万元以上5万元以下的罚款之规定，参照及《生猪屠宰行政处罚自由裁量权执行标准》第八条第三款之规定，本机关认定当事人违法行为属于情节较为严重的，执法人员认为应责令当事人责令改正，并建议作出如下处罚决定： 　　1、没收违法所得5333元；2、罚款10666元（货值金额2倍的罚款）；3、对主要负责人处1.4万元罚款。共计罚款29999元。 执法人员签名： 杨██书██　　　2016年7月19日
执法机构意见	同意以上处罚 　　　　　　　签名：冯██ 2016年7月19日
法制机构意见	同意任██ 　　　　　　　签名：任██ 2016年7月19日
执法机关意见	同意以上处罚 　　　　　　　签名：王██ 2016年7月19日

▇□市畜牧局
责令改正通知书

▇▇县▇▇食品有限公司：

你（单位）<u>生猪定点屠宰厂（场）屠宰注水或者注入其他物质的</u><u>生猪的（经省执法总队抽检两份肉样，检验报告中 2 份肉样水分超标，</u><u>分别为 77.6%、78.9%）</u>的行为，违反了 <u>《生猪屠宰管理条例》第十</u><u>五条：生猪定点屠宰厂（场）不得屠宰注水或者注入其他物质的生猪。</u><u>依照《生猪屠宰管理条例》第二十八条：生猪定点屠宰厂（场）屠宰</u><u>注水或者注入其他物质的生猪的，由畜牧兽医行政主管部门责令改正</u><u>之规定</u>，本机关责令你（单位）☐立即按下列要求改正违法行为：

一、<u>生猪定点屠宰厂（场）不得屠宰注水或者注入其他物质的</u><u>生猪。</u>

（逾期不改正的，本机关将依照<u>《生猪屠宰管理条例》</u>之规定依法处理。）

执法机关（印章）

2016 年 7 月 19 日

■■市畜牧局
行政处罚事先告知书

■■■管告〔2016〕 1 号

■■县■■食品有限公司：

经调查，你（单位）■■县■■食品有限公司屠宰注水或者注入其他物质的生猪的一案，涉案两头生猪，每头110公斤，24.2元/公斤，货值5333元。

你（单位）违反了《生猪屠宰管理条例》第十五条：生猪定点屠宰厂（场）不得屠宰注水或者注入其他物质的生猪。

证据列举及说明有：证据一、营业执照及负责人复印件：证明案件当事人身份；证据二、省总队抽样单及检验报告：检验报告中2份肉样水分超标，证明该场屠宰注水生猪及数量2份；证据三、屠宰场有关记录宰前检查日登记表、屠宰检疫日登记表、同步检疫日登记表、屠宰检疫月登记表、瘦肉精抽检记录表、入库记录表、产品流行记录表，共同证明了该场当天进场生猪数量、屠宰数量及销售数量；证据四：四份《询问笔录》及照片共同证明了该场屠宰注水生猪；证据五、负责人吴■■、车间主任张■、销售人员张■三份《询问笔录》、抽样单、销售记录及照片共同证明了货值5333元。

依据《生猪屠宰管理条例》第二十八条：生猪定点屠宰厂（场）屠宰注水或者注入其他物质的生猪的，由畜牧兽医行政主管部门责令改正，没收注水或者注入其他物质的生猪、生猪产品以及违法所得，并处货值金额1倍以上3倍以下的罚款，对其主要负责人处1万元以上2万元以下的罚款；货值金额难以确定的，并处2万元以上5万元以下的罚款；拒不改正的，责令停业整顿；造成严重后果的，由设区的市级人民政府取消其生猪定点屠宰厂（场）资格及《生猪屠宰行政处罚自由裁量权执行标准》第八条第三款之规定，本机关认定当事人违法行为属于情节较为严重的。本机关拟作出如下处罚决定：

1、没收违法所得 5333 元；2、罚款 10666 元（货值金额 2 倍的罚款）；3、对主要负责人处 1.4 万元罚款。共计罚款 29999 元。

根据《中华人民共和国行政处罚法》第三十一条、第三十二条之规定，你（单位）可在收到本告知书之日起三日内向本机关进行陈述申辩，逾期不陈述申辩的，视为你(单位)放弃上述权利。

执法机关（印章）

2016 年 7 月 14 日

执法机关地址：＿＿█０市██区██路██号＿＿＿＿＿＿＿＿＿＿

联系人：＿＿张███、杨███＿＿＿电话：＿＿████-██93896

证　　明

　　我是■■县■■食品有限公司负责人吴■■，身份证号■■■■196301030419，我《收到■■市畜牧局行政处罚事先告知书》（■■■管　告〔2016〕1号）后，自动放弃陈述申辩、申请听证，并积极接受处理，以后按照规定合法经营。

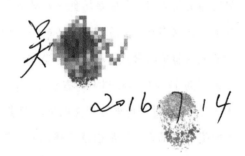

2016.7.14

重大案件集体讨论记录

案　　由：屠宰注水或者注入其他物质的生猪案

当事人：■■县■■食品有限公司

讨论时间：2016 年 7 月 14 日 10 点

地　　点：■■市动物卫生监督所办公室

主持人：王■■　汇报人：杨■■、毛■■　记录人：何■■

参加人：王■■、张■■

　　主要违法事实：2016 年 7 月 1 日，省执法总队对■■县■■食品有限公司进行监督检查时，在屠宰场负责人吴■■及车间主任在场的情况下，在屠宰线上抽取 4 份猪肉样，当场填写抽样单经该场负责人吴■■签字后，送至省畜产品质量监测检验中心做瘦肉精及水分监测，7 月 6 日，检验报告中 2 份肉样水分超标（分别为 77.6%、78.9%），省执法总队立即函告我市畜禽屠宰管理大队，我市于 7 月 12 日对该场进行调查取证，调查中对该场屠宰场宰前检查日登记表、屠宰检疫日登记表、同步检疫日登记表、屠宰检疫月登记表、瘦肉精抽检记录表、入库记录表、产品流行记录表及销售记录照像并复印取证，对该场负责人吴■■、车间主任张■、销售人员张■及驻场检疫员段■■做了《询问笔录》，至此调查终结。整个调查过程中有照片为证。

　　以上违法事实主要证据如下：证据一、营业执照及负责人复印件：证明案件当事人身份；证据二、省总队抽样单及检验报告：检验报告中 2 份肉样水分超标，证明该场屠宰注水生猪及数量 2 份；证据三、屠宰场有关记录宰前检查日登记表、屠宰检疫日登记表、同步检疫日登记表、屠宰检疫月登记表、瘦肉精抽检记录表、入库记录表、产品流行记录表，共同证明了该场当天进场生猪数量、屠宰数量及销售数量；证据四：四份《询问笔录》及照片共同证明了该场屠宰注水生猪；证据五、负责人吴■■、车间主任张■、销售人员张■三份《询问笔录》、抽样单、销售记录及照片共同证明了货值 5333 元。

　　办案人员认为：■■县■■食品有限公司屠宰注水或者注入其他物质的生猪的一案，涉案两头生猪，每头 110 公斤，24.2 元/公斤，货值 5333 元。当事人

第 1 页　共 2 页

违反了《生猪屠宰管理条例》第十五条：生猪定点屠宰厂（场）不得屠宰注水或者注入其他物质的生猪；依据《生猪屠宰管理条例》第二十八条：生猪定点屠宰厂（场）屠宰注水或者注入其他物质的生猪的，由畜牧兽医行政主管部门责令改正，没收注水或者注入其他物质的生猪、生猪产品以及违法所得，并处货值金额1倍以上3倍以下的罚款，对其主要负责人处1万元以上2万元以下的罚款；货值金额难以确定的，并处2万元以上5万元以下的罚款之规定，参照及《生猪屠宰行政处罚自由裁量权执行标准》第八条第三款之规定，本机关认定当事人违法行为属于情节较为严重的，执法人员认为应责令当事人责令改正，并建议作出如下处罚决定：1、没收违法所得5333元；2、罚款10666元（货值金额2倍的罚款）；3、对主要负责人处1.4万元罚款。共计罚款（29999元）；于当日下达了▓▓市畜牧局所行政处罚事先告知书周牧屠管告〔2016〕1号，当事人在收到行政处罚事先告知书周牧屠管告〔2016〕1号后，明确表示放弃陈述申辩，放弃听证。

讨论记录：就▓▓县▓▓食品有限公司屠宰注水或者注入其他物质的生猪的一案参加会议人员逐人发言，进行讨论。

　　王▓▓：同意办案人员处罚意见。

　　张▓▓：同意办案人员处罚意见。

讨论决定：本案案情重大，情节严重。支持办案人员处罚意见，决定给予当事人如下行政处罚：

　　1、没收违法所得5333元；2、罚款10666元（货值金额2倍的罚款）；3、对主要负责人处1.4万元罚款。共计罚款29999元。

参加人员签字：

主持人签字：　　　　　　　　　　　　　记录人签字：

行政处罚决定审批表

案由	经营、运输依法应当检疫而未经检疫的动物案					
当事人	个人	姓名	/			
		性别	/	年龄	/	电话	/
		住址	/			
	单位	名称	■■县■■食品有限公司	法定代表人（负责人）	吴■■	
		地址	■■县■■乡■■楼	电话	139■■■■	
陈述申辩或听证情况	当事人■■县■■食品有限公司在收到行政处罚事先告知书【■■■管告〔2016〕1号】后，明确表示放弃陈述申辩、举行听证。					

处理意见	建议维持《行政处罚事先告知书》拟给予的处罚内容，即： 1、没收违法所得 5333 元；2、罚款 10666 元（货值金额 2 倍的罚款）；3、对主要负责人处 1.4 万元罚款。共计罚款 29999 元 执法人员签名： 2016年7月19日
执法机构意见	同意以上处罚 签名： 2016年7月19日
法制机构意见	同意 签名： 2016年7月17日
执法机关意见	同意以上处理 签名： 2016年7月19日

送 达 回 证

案　　由	生猪定点屠宰厂（场）屠宰注水或者注入其他物质的生猪的案				
受送达人	▨▨县▨▨食品有限公司				
送达单位	▨▨市畜牧局				
送达文书及文号	送达地点	送达人	送达方式	收到日期	收件人签名
行政处罚决定书书 ▨▨▨管罚 〔2016〕1号	▨▨市动物畜禽屠宰管理大队	杨▨▨ 毛▨▨	直接送达	2016.7.19	姜▨▨
/					
备注					

送 达 回 证

案　　由	生猪定点屠宰厂（场）屠宰注水或者注入其他物质的生猪的案				
受送达人	■■县■■■食品有限公司				
送达单位	■口市畜牧局				
送达文书及文号	送达地点	送达人	送达方式	收到日期	收件人签名
行政处罚事先告知书■牧屠管告〔2016〕1号	■口市动物畜禽屠宰管理大队	杨■■毛■■	直接送达	2016.7.14	
/					
备注					

送 达 回 证

案　　　由	生猪定点屠宰厂（场）屠宰注水或者注入其他物质的生猪的案				
受送达人	██县██食品有限公司				
送达单位	██市畜牧局				
送达文书及文号	送达地点	送达人	送达方式	收到日期	收件人签名
责令改正通知书	██市动物畜禽屠宰管理大队	杨██ 毛██	直接送达	2016.7.19	吴██
/					
备注					

行政处罚结案报告

案　　由	屠宰注水或者注入其他物质的生猪的案		
当事人	■■县■■食品有限公司		
立案时间	2016 年 7 月 6 日	处罚决定送达时间	2016 年 7 月 19 日

处罚决定：
　　1、没收违法所得 5333 元；2、罚款 10666 元（货值金额 2 倍的罚款）；3、对主要负责人处 1.4 万元罚款。共计罚款 29999 元。

执行情况：
　　当事人已履行完毕，建立予以结案。

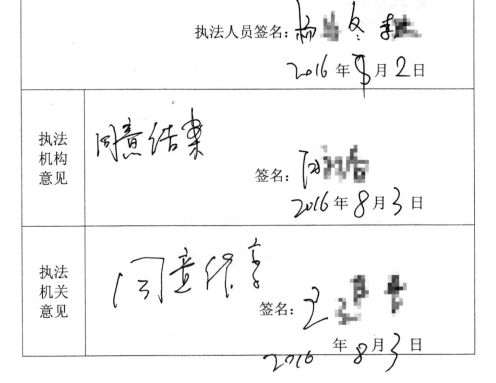

执法人员签名：杨■■■

2016 年 8 月 2 日

执法机构意见	同意结案　　　签名：冯■■　　2016 年 8 月 3 日
执法机关意见	同意结案　　　签名：王■■　　2016 年 8 月 3 日

备 考 表

本案卷包括使用的文书，收集的证据及罚没收据清单，共60页。

立卷人：杨████

2016 年 8 月 2 日

本案卷执法文书及相关证据归档完整，符合要求。

审查人：丁██████

2016 年 8 月 2 日

三、评析意见

（一）案由

1. 本案的案由

本案处罚机关确定的案由为：屠宰注水或注入其他物质的生猪案。

2. 评查意见

本案的案由定性不准确。

3. 评查理由

本案的案由对违法行为的定性不符合《生猪屠宰管理条例》第十五条的规定。根据本案《询问笔录》《畜产品抽样单》《检验报告》等证据材料，只能证明该屠宰场屠宰的两头生猪水分超标，不符合《畜禽肉水分限量》（GB 18394－2001）的规定，并没有直接证据能够证明这两头生猪是由于注水或者注入其他物质导致水分超标。因此，本案违法行为的定性符合《生猪屠宰管理条例》第十一条的规定。

（二）主体适格方面

1. 处罚主体适格方面

本案的处罚主体是××市××局，处罚主体适格。

2. 被罚主体适格方面

本案的被处罚主体是××县××食品有限公司，被处罚主体适格。

（三）事实认定方面

1. 本案行政处罚机关认定的事实

第一，本案行政处罚机关认定××县××食品有限公司存在屠宰注水的生猪的行为。

第二，本案行政处罚机关认定屠宰场主要负责人为"吴××"。

第三，本案行政处罚机关认定违法情节较为严重。

第四，本案行政处罚机关认定涉案生猪2头，每头110公斤，市场价格24.2元/公斤，货值金额为5333元。

2. 评查意见

本案事实认定不清，证据不足。

第一，本案行政处罚机关对当事人屠宰注水的生猪事实调查不深入，证据不足，缺少对涉嫌注水生猪相关证据的获取和认定。

第二，××县××食品有限公司营业执照复印件上显示法定代表人是"倪××"，而非吴××，案件调查过程中缺少对负责人的认定和相关授权委托证明。

第三，本案行政处罚机关获取的当事人营业执照复印件和所有拍照收集的证据均无提供人或当事人的签名（盖章）确认；

第四，货值金额的价格认定缺少相关的询价或物价部门出具的生猪价格证明。

3. 评查理由

第一，本案没有直接证据能够证明这两头生猪是由于注水或者注入其他物质导致水分超标，且没有直接证据证明当事人明知注水生猪仍进行屠宰活动。

第二，本案对屠宰场负责人身份的确认应有法定代表人的委托证明。

第三，本案的五张现场照片，由于未经当事人、执法人员等签名确认，不具有证据的证明效力。

第四，关于货值金额的认定应当依据《最高人民法院、最高人民检察院关于办理生产、销售伪劣商品刑事案件具体应用法律若干问题的解释》（法释〔2001〕10号）第2条第3款：货值金额以违法生产、销售的伪劣产品的标价计算；没有标价的，按照同类合格产品的市场中间价格计算。货值金额难以确定的，按照国家计划委员会、最高人民法院、最高人民检察院、公安部1997年4月22日联合发布的《扣押、追缴、没收物品估价管理办法》的规定，委托指定的估价机构确定。

（四）法律适用方面

1. 本案处罚机关认定的法律适用

本案处罚机关认为当事人的行为违反了《生猪屠宰管理条例》第十五条的规定，依据《生猪屠宰管理条例》二十八条的规定对当事人予以处罚。

2. 评查意见

法律适用错误。

3. 具体理由

由于没有足够证据证明本案屠宰的生猪是注水或者注入其他物质，难以认定违法事实存在，故其适用法律错误。

（五）程序合法性

本案部分执法程序违反法定程序。

1. 评查意见

第一，本案《案件处理意见书》执法人员提出拟处理意见日期是7月19日，而重大案件集体讨论时间是7月14日，重大案件集体讨论时间在《案件处理意见书》之前，执法程序违法。

第二，本案《案件处理意见书》执法机关领导签署意见日期是7月19日，而《行政处罚事先告知书》成文及送达日期均是7月14日，未经领导审批案件处理意见，先行告知当事人处罚决定，执法程序违法。

第三，本案处罚机关在《行政处罚事先告知书》中未告知当事人有要求申请听证的权利，执法程序违法。

2. 评查理由

第一，《农业行政处罚程序规定》第三十七条规定，执法人员在调查结束后，认为案件事实清楚，证据充分，应当制作《案件处理意见书》，报农业行政处罚机关负责人审批。案情复杂或者有重大违法行为需要给予较重行政处罚的，应当由农业行政处罚机关负责人集体讨论决定。《农业行政执法文书制作规范》第二十八条规定，案件处理意见书是指案件调查结束后，执法人员就案件调查经过、证据材料、调查结论及处理意见报请执法机关负责人审批的文书。"执法机关意见"栏，由农业执法机关负责人写明意见。对重大、复杂或者争议较大的案件，应当注明经执法机关负责人集体讨论。因此，应在出具《案件处理意见书》之前开展重大案件集体讨论。

第二，《农业行政处罚程序规定》第三十七条第一款规定，执法人员在调查结束后，认为案件事实清楚，证据充分，应当制作《案件处理意见书》，报农业行政处罚机关负责人审批。第三十八条规定，在作出行政处罚决定之前，农业行政处罚机关应当制作《行政处罚事先告知书》，送达当事人，告知拟给予的行政处罚内容及其事实、理由和依据，并告知当事人可以在收到告知书之日起三日内，进行陈述、申辩。符合听证条件的，告知当事人可以要求听证。

第三，《中华人民共和国行政处罚法》第四十二条第一款：行政机关作出责令停产停业、吊销许可证或者执照、较大数额罚款等行政处罚决定之前，应当告知当事人有要求举行听证的权利；当事人要求听证的，行政机关应当组织听证。当事人不承担行政机关组织听证的费用。

（六）本案中存在的其他问题

1. 行政复议主体的问题

本案仅将××市人民政府作为行政复议的主体是不完整的。《中华人民共和国行政复议法》第十二条规定：对县级以上地方各级人民政府工作部门的具体行政行为不服的，由申请人选择，可以向该部门的本级人民政府申请行政复议，也可以向上一级主管部门申请行政复议。本案行政复议主体应该是××市人民政府或上一级畜牧兽医主管部门。

2. 行政诉讼时效的问题

本案处罚机关确定的行政诉讼时效为三个月是不正确的。《中华人民共和国行政诉讼法》第四十六条规定：公民、法人或者其他组织直接向人民法院提起诉讼的，应当自知道或者应当知道作出行政行为之日起六个月内提出。因此，本案行政诉讼时效应为六个月。

3. 有关文书的问题

本案部分文书制作不符合《农业部关于印发〈农业行政执法文书制作规范〉和农业行政执法基本文书格式的通知（农政发〔2012〕3号）》规定的要求。一是本案《行政处罚决定书》中处罚金额小写数字（29999元）与大写数字（叁万元整）不一致。二是《行政处罚决定审批表》中案由错误，与本案无关。三是执法人员执法证复印件不应入卷。四是本案四份《询问笔录》中执法人员表明身份时均称"我们是××市畜禽屠宰管理大队执法人员"，表述不准确，因本案处罚主体是××市××局，应有"受××市××局委托执法"更为准确。五是《缴款书》加盖"××市畜禽屠宰管理大队财务专用章"错误，应加盖"××市××局财务专用章"。六是《行政处罚结案报告》日期处有涂改，应做技术处理。

（七）思考与探讨

1. 有关现场检查的问题

本案中执法人员现场检查过程中，未对待宰圈等屠宰场点注水高发区域进行检查，未查看是否有注水工具，执法过程存在瑕疵。

2. 有关重大问题集体讨论的问题

《重大案件集体讨论记录》中除了2名案件承办人员和1名记录人外，只有2名机关领导出席发表意见不符合规定，且未注明相关人员职务。参加讨论人员应以部门行政主要领导和分管执法的领导为主，参加集体讨论的领导应不少于部门领导职数的3/4。

3. 有关抽样检测的问题

为确保食品安全，我们在执法过程中应用抽样检测越来越多，抽样检测对查处违法行为提供了有力的技术支撑。但在实践过程中，由于检测时间过长，导致不合格肉产品流向餐桌的情况时有发生，对于执法人员收集相关证据材料造成一定困难，建议及时应用快速检测手段。

案例十四　闫××对生猪注水或者注入其他物质案

一、案例概述

(一)案件来源

2017年3月28日,××市××局接到××省畜禽定点屠宰管理办公室《关于核查××县××肉类有限公司、××区××生猪定点屠宰厂涉嫌给生猪打针注水等问题的函》,次日,××市××局执法人员对××市××区××生猪定点屠宰厂进行突击检查,发现厂内人员涉嫌对生猪注水或者注入其他物质。

(二)案件经过及事实认定

2017年3月28日,××市××局接到上级函告后,立即于2017年3月29日12:20,对××市××区双丰生猪定点屠宰厂进行突击检查,现场发现屠宰厂南院待宰区域内2名男子分别手持白色和红色棍状物体,另1名男子将1个金色手提袋放在待宰圈内,然后去解绑待宰圈中间上方的水管,对生猪进行喷水。执法人员查看手提袋,发现有泡沫盒1个,针管2套,空瓶6个,白色透明不明液体4瓶。在另2个待宰圈中间横梁上发现挂有3根稍细的软塑料胶管,每根长度2米左右,每根管一端接有10公分*铁管,另端接有10公分硬塑料管,在胶管上有不明黏液,旁边挂有铁钩一把。

2017年3月29日16:30—17:10,对张××(××市××区××生猪定点屠宰厂法定代表人)、2017年3月29日17:30—18:30,对闫××(该批生猪货主)、2017年3月29日18:40—18:53,对张××(张××爱人)、2017年3月29日21:08—21:36,对闫××(闫××雇佣的工人)、2017年3月29日19:36—20:25,对吴××(闫××雇佣的工人)、2017年3月29日20:26—21:03,对闫××(闫××雇佣的工人)等6人分别进行了询问,并制作了《询问笔录》。同时,现场制作《现场检查(勘验)笔录》《查封(扣押)决定书》《查封(扣押)现场检查笔录》,但当事人拒绝签字。

2017年3月29日,本案行政处罚机关分别委托××科技有限公司和××市××水产品质量检测中心随机选取该批待宰生猪14头,现场抽取肉样10批次,尿样5批次,并对不明液体进行采样检测。其中一批次样品水分检测结果为77.1%,高于国家标准(77%),尿样、不明液体的莱克多巴胺、盐酸克伦特罗、沙丁胺醇等检测结果均为阴性。2017年3月30日,将该批剩余生猪屠宰后逐头采样检测,检测结果均为阴性。

经调查,认定本案当事人对生猪注水或者注入其他物质的事实。

(三)适用法律及处罚决定

××市××局认定当事人的行为违反了《生猪屠宰管理条例》第十五条的规定,应当依据《生猪屠宰管理条例》第二十七条第一款的规定予以处罚。

2017年4月17日,××市××局给当事人送达了《行政处罚事先告知书》。当事人在法定期限内未提出陈述申辩,未要求申请听证。2017年4月21日,××市××局对当事人作出没收注水工具、不明液体、注水或者注入其他物质的生猪产品,并处人民币

---

* 公分为非法定计量单位,1公分=1厘米。

19800元罚款的行政处罚决定。2017年4月21日，当事人履行了行政处罚的决定。

二、案卷

具体卷宗请扫二维码。

案例十四

三、评析意见

（一）案由

1. 本案的案由

本案行政机关确定的案由为：闫××对生猪注水或者注入其他物质案。

2. 评查意见

本案违法事实未查明，案由定性不准确。

3. 评查理由

一是仅凭现场发现的物品、《现场检查（勘验）笔录》《询问笔录》等证据材料均无法有效证明该批次生猪确实被注水或者注入其他物质，违法事实难以准确认定。二是本案的案由由于事实不清，对违法行为的定性符合《生猪屠宰管理条例》第十五条的规定较为牵强。三是本案的案由表述形式不符合《农业部关于印发〈农业行政执法文书制作规范〉和农业行政执法基本文书格式的通知（农政发〔2012〕3号）》附件1《农业行政执法文书制作规范》第八条的规定：文书中"案由"填写为"违法行为定性＋案"，例如：无农药登记证生产农药案。在立案和调查取证阶段文书中"案由"应当填写为："涉嫌＋违法行为定性＋案"中规定的要求。

（二）主体适格方面

1. 处罚主体适格方面

本案的处罚主体是××市××局，处罚主体适格。

2. 被罚主体适格方面

（1）本案的被罚主体

本案的被处罚主体是：闫××。

（2）评查意见

本案的被处罚主体不一定适格，处罚主体可能是闫××，也可能是××市××区××生猪定点屠宰厂。

（3）评查理由

本案执法人员是在××市××区××生猪定点屠宰厂发现的涉嫌违法行为，无委托代宰协议等相关证据，仅凭屠宰厂法定代表人在《询问笔录》中口述屠宰的生猪"不是本厂的，都是代宰"，孤证认定违法主体就是所谓的"代宰户"过于牵强。

（三）事实认定方面

1. 本案处罚机关认定的事实

第一，闫××对生猪注水或者注入其他物质。第二，本案处罚机关认定该案性质恶劣。第三，本案处罚机关认定注水工具、不明液体及注水或注入其他物质的生猪产品1头为涉案物品。

2. 评查意见

本案事实认定不清，证据不足，未形成完整证据链。

3. 评查理由

第一，仅凭现场发现的物品、《现场检查（勘验）笔录》《询问笔录》等证据材料均无法有效证明该批次生猪确实被注水或者注入其他物质，违法事实难以准确认定，应进一步就。

第二，对当事人之前是否有过注水或注入其他物质的行为相关时间和生猪数量均未调查清楚。

第三，该批次中抽样生猪未按规范工艺正常屠宰，有一批次样品经检测水分超标不能完全作为注水的事实证据。

第四，证据十三和证据十五是2名工人的驾驶证复印件，驾驶证不能单独用来证明涉案人员身份，且没有当事人的签名确认。证据十四是1名工人的身份证复印件，缺少正面，无法确定该身份证明是否在有效期内。生猪定点屠宰证和营业执照均无当事人签名（盖章）确认。拍照收集的证据均无当事人签名（盖章）确认。

（四）法律适用方面

1. 本案行政处罚机关认定的法律适用

本案处罚机关认为当事人的行为违反了《生猪屠宰管理条例》第十五条的规定，应当依据《生猪屠宰管理条例》第二十七条第一款的规定对当事人予以处罚。

2. 评查意见

法律适用有瑕疵。

3. 评查理由

第一，《生猪屠宰管理条例》第二十七条涉及被处罚主体很多，本案因证据链不完整、事实不清，难以完全排除屠宰厂屠宰注水生猪等其他违法因素。

第二，本案没有对自由裁量权的使用进行单独说明，只是在《重大案件集体讨论记录》中表述当事人户籍非本地和拒不配合案件调查。当事人的户籍情况和接受处罚的态度，不应作为认定违法情节是否严重的依据，而本案却以此为理由，认定情节严重，从重处罚。

（五）程序合法性

本案部分执法程序违反法定程序。

1. 评查意见

第一，《现场检查（勘验）笔录》中执法人员未表明身份、出示证件，执法程序违法。

第二，本案集体讨论时间是4月13日，而《案件处理意见书》签字日期是4月14日，明显是在调查取证阶段进行了重大案件集体讨论，且参加集体讨论的人员并非处罚机关领导，而是执法办案人员，执法程序违法。

2. 评查理由

第一，《农业行政处罚程序规定》第十九条规定，执法人员调查处理农业行政处罚案件时，应当向当事人或者有关人员出示执法证件。有统一执法服装或执法标志的应当着装或佩戴执法标志。农业行政执法证件由农业部统一制定，省级以上农业行政主管部门法制工作机构负责执法证件的发放和管理工作。

第二，《农业行政处罚程序规定》第三十七条规定，执法人员在调查结束后，认为案件事实清楚，证据充分，应当制作《案件处理意见书》，报农业行政处罚机关负责人审批。案情复杂或者有重大违法行为需要给予较重行政处罚的，应当由农业行政处罚机关负责人集体讨论决定。《农业行政执法文书制作规范》第二十八条规定，案件处理意见书是指案件调查结束后，执法人员就案件调查经过、证据材料、调查结论及处理意见报请执法机关负责人审批的文书。"执法机关意见"栏，由农业执法机关负责人写明意见。对重大、复杂或者争议较大的案件，应当注明经执法机关负责人集体讨论。因此，应在出具《案件处理意见书》之前开展重大案件集体讨论。

（六）本案中存在的其他问题

本案部分案件文书制作不符合《农业部关于印发〈农业行政执法文书制作规范〉和农业行政执法基本文书格式的通知（农政发〔2012〕3号）》规定的要求。一是《行政处罚决定书》中处罚决定"没收注水或者注入其他物质的生猪产品1头"表述不准确，产品的单位应用"公斤"表示；《行政处罚决定书》中应表述为："当事人"，而非"你"。二是制式缴款书上所写的缴款期限与处罚缴款期限不符。三是案件文书材料未按《农业行政执法文书制作规范》第四十五条的规定的顺序整理归档。《农业行政执法文书制作规范》第四十五条规定，案件文书材料按照下列顺序整理归档：（一）案卷封面；（二）卷内目录；（三）行政处罚决定书；（四）立案审批表；（五）当事人身份证明；（六）询问笔录、现场检查（勘验）笔录、抽样取证凭证、证据登记保存清单、登记物品处理通知书、查封（扣押）决定书、解除查封（扣押）决定书、鉴定意见等文书；（七）检验报告、销售单据、许可证等有关证据材料；（八）案件处理意见书、行政处罚事先告知书等；（九）行政处罚听证会通知书、听证笔录、行政处罚听证会报告书等听证文书；（十）行政处罚决定审批表；（十一）送达回证等回执证明文件；（十二）执行的票据等材料；（十三）罚没物品处理记录等；（十四）履行行政处罚决定催告书、强制执行申请书、案件移送函等；（十五）行政处罚结案报告；（十六）备考表。《农业行政执法文书制作规范》第六条规定，文书设定的栏目，应当逐项填写，不得遗漏和随意修改。无需填写的，应当用斜线划去。

（七）思考与探索

为确保食品安全，抽样检测被越来越多的应用于我们的执法办案中，成为行政处罚的重要证据，但本案中××市××水产品质量监测中心出具的无名白色液体物质结果函，未说明检测方法，可能会导致检测结果的误差，从而影响行政处罚的结果。

案例十五　倪××对生猪注水案

一、案例概述

（一）案件来源

2017年1月3日，××市××区××局接到上级机关《关于调查处理生猪注水的函》，要求其根据群众举报内容，对××区××镇××村×组指路牌小路进去约0.5公里处倪××经营的生猪中转场（以下简称"倪××生猪中转场"）涉嫌对生猪注水进行调查核实。

（二）案件经过及调查结果

2017年1月3日，××市××区××局接到上级机关《关于调查处理生猪注水的函》。2017年1月5日，××市××区××局综合执法大队对倪××生猪中转场进行调查，经初步核实与举报内容基本相符，决定立案调查。2017年2月9日4:04分，执法人员通过查看安装在倪××生猪中转场内的监控，发现有人进入猪圈用铁钩钩住猪上颚，往猪嘴里注水。2月18日凌晨，××市××区××局联合上级单位及当地公安通过监控发现了当事人倪××在中转场内使用铁钩及橡胶软管给13头生猪注水的事实，同时在现场查获了已注水的生猪13头及注水工具。执法人员立即进行现场勘验，按规程对13头生猪和注水工具进行逐一登记、扣押。

2017年2月18日7:50—8:51，在××镇派出所对当事人进行询问调查，制作了《询问笔录》。2017年2月18日14:16—14:52，对事发地附近居民李××、2017年2月18日15:59—16:35，对××区××镇××站副站长刘××、2017年2月18日15:08—15:50，对向××区××镇××村防疫员罗××等3人分别进行询问调查，制作了《询问笔录》。证明该场地址从没有检疫出证或者疫病免疫，其性质和状态为生猪中转场。

经调查，认定本案当事人对生猪注水的违法事实。

（三）适用法律及处罚决定

××区××局认定当事人的行为违反了《生猪屠宰管理条例》第十五条第一款的规定，应当依照《生猪屠宰管理条例》第二十七条第一款的规定予以处罚。

2017年3月10日，××区××局给当事人送达了《行政处罚事先告知书》，对倪××拟作出没收注水生猪13头及注水工具，并处99684元罚款。2017年3月10日，当事人对××市××区价格认证中心认定的价格有异议，通过陈述申辩申请价格复核。经价格认证中心复核，认定该批1350公斤猪肉市场收购价为8.3元/斤（复核后的货值金额为22410元）。3月22日当事人提出听证申请，××市××区××局于4月6日举行听证会，当事人对办案过程、证据材料无异议，提出以13头注水猪的拍卖金额作为货值金额认定标准的要求，同时希望从轻处罚。办案机关经研究未认可当事人提出的货值金额认定要求，4月27日向当事人送达《行政处罚决定书》，对当事人处没收注水生猪13头，没收注水工具，并处89640元罚款。2017年5月18日，当事人履行了行政处罚的决定。

二、案卷

具体卷宗请扫二维码。

案例十五

三、评析意见

（一）案由
本案行政处罚机关确定的案由为：对生猪注水案，定性正确、表述规范。

（二）主体适格方面

1. 处罚主体适格方面

本案的处罚主体是××市××区××局，处罚主体适格。

2. 被罚主体适格方面

本案的被处罚主体是倪××，被处罚主体适格。

（三）事实认定方面

1. 本案处罚机关认定的事实

第一，本案处罚机关认定当事人倪××对生猪注水。

第二，本案处罚机关认定该案性质恶劣。

第三，本案处罚机关认定 13 头注水生猪及注水工具（水管 1 根）为涉案物品。

2. 评查意见

本案当事人对生猪注水案的事实清楚，证据确凿。

3. 评查理由

第一，77％的猪肉水分国家限量标准，是猪肉产品质量是否合格的鉴定依据之一，可作为屠宰注水猪的次要证据，配合现场或通过监控获取的注水的证据一同使用。在实践执法过程中，对注水量很难进行界定，注水量的多少与行政处罚及自由裁量基准无关联。

第二，本案处罚机关收集了视频资料、注水工具、生猪，已形成完整证据链条。但在视频证据来源方面，应该描述视频资料由谁提供，这样证据更加充足有力。

第三，对货值金额的认定依据充分，进行了价格认定和复核，确定为 22410 元。

（四）法律适用方面
本案法律适用准确。

（五）程序合法性

1. 评查意见

本案部分执法程序违反法定程序。

第一，《现场检查（勘验）笔录》本案处罚机关执法人员未出示证件、表明身份，形式要件不合法，执法程序违法。

第二，《案件处理意见书（审批表）》中，行政负责人审批意见不规范，应注明是"经重大案件集体讨论"的意见，执法程序违法。

第三，《扣押决定书》××（屠宰）扣〔2017〕1号送达回证当事人拒绝签字，行政机关未邀请基层组织或见证人签字，送达无效，执法程序违法。

第四，本案处罚机关未责令当事人立即（限期）改正违法行为，执法程序违法。

第五，本案处罚机关未在查封扣押期间作出行政处罚决定。同时，在未作出行政处罚决定时，便对涉案扣押生猪进行拍卖，不符合程序规定，执法程序违法。

2. 评查理由

第一，《农业行政处罚程序规定》第十九条规定，执法人员调查处理农业行政处罚案件时，应当向当事人或者有关人员出示执法证件。有统一执法服装或执法标志的应当着装或佩戴执法标志。农业行政执法证件由农业部统一制定，省级以上农业行政主管部门法制工作机构负责执法证件的发放和管理工作。

第二，《农业行政执法文书制作规范》第二十八条第四款规定，"执法机关意见"栏，由农业执法机关负责人写明意见。对重大、复杂或者争议较大的案件，应当注明经执法机关负责人集体讨论。

第三，《农业行政处罚程序规定》第五十二条第二款规定，当事人或者代收人拒绝接收、签名、盖章的，送达人可以邀请有关基层组织或者其所在单位的有关人员到场，说明情况，把《行政处罚决定书》留在其住处或者单位，并在送达回证上记明拒绝的事由、送达的日期，由送达人、见证人签名或者盖章，即视为送达。

第四，《中华人民共和国行政处罚法》第二十三条规定，行政机关实施行政处罚时，应当责令当事人改正或者限期改正违法行为。

第五，《中华人民共和国行政强制法》第二十五条规定，查封、扣押的期限不得超过三十日；情况复杂的，经行政机关负责人批准，可以延长，但是延长期限不得超过三十日。法律、行政法规另有规定的除外。延长查封、扣押的决定应当及时书面告知当事人，并说明理由。对物品需要进行检测、检验、检疫或者技术鉴定的，查封、扣押的期间不包括检测、检验、检疫或者技术鉴定的期间。检测、检验、检疫或者技术鉴定的期间应当明确，并书面告知当事人。检测、检验、检疫或者技术鉴定的费用由行政机关承担。《中华人民共和国行政处罚法》第二十六条规定，对查封、扣押的场所、设施或者财物，行政机关应当妥善保管，不得使用或者损毁；造成损失的，应当承担赔偿责任。对查封的场所、设施或者财物，行政机关可以委托第三人保管，第三人不得损毁或者擅自转移、处置。因第三人的原因造成的损失，行政机关先行赔付后，有权向第三人追偿。因查封、扣押发生的保管费用由行政机关承担。《中华人民共和国行政处罚法》第二十七条规定，行政机关采取查封、扣押措施后，应当及时查清事实，在本法第二十五条规定的期限内作出处理决定。对违法事实清楚，依法应当没收的非法财物予以没收；法律、行政法规规定应当销毁的，依法销毁；应当解除查封、扣押的，作出解除查封、扣押的决定。

（六）本案中存在的其他问题

本案部分文书制作不符合《农业部关于印发〈农业行政执法文书制作规范〉和农业行政执法基本文书格式的通知（农政发〔2012〕3号）》规定的要求。一是部分《居民身份证》复印件无执法人员签字，无收集时间。二是部分页码编写错误，应为右上角。如《××市价格人证中心文件》自价鉴〔2017〕1号第2页编号为左上角。三是目录空白处未做处理。《农业行政执法文书制作规范》第六条规定，文书设定的栏目，应当逐项填写，不得遗漏和随意修改。无需填写的，应当用斜线划去。

（七）思考与探讨

（1）查封扣押行为未变更物品的所有权关系，执法机关未妥善保管扣押的财物，在查封扣押期间作出的拍卖决定，造成了活猪的损毁。同时这一行为将扣押的活猪变成了拍卖所得款，事实上改变了行政强制的对象。

（2）本案执法人员在制作《现场检查（勘验）笔录》时，应对现场监控的设备安装的位置进行描述。收集证据时，应对监控设备及相关区域进行拍照确认。从而做到印证视听资料出处与询问笔录内容相互印证。

第 六 章

为违法从事生猪屠宰活动提供生猪屠宰场所案

案例十六 孟××为未经定点从事生猪屠宰活动提供屠宰场所案

一、案例概述

（一）案件来源

2017年1月23日9:10，××市××局接到群众举报，反映当事人孟××将位于××市××街镇××村××号的住处作为未经定点从事生猪屠宰活动的屠宰场所。

（二）案件经过及事实认定

2017年1月23日9:10，在××市××街镇××村××号当事人住处，××市农林局执法人员经现场检查，发现有生猪屠宰设施和设备。

2017年1月26日12:58—13:25，对本案当事人进行询问调查，制作了《询问笔录》。经调查，认定当事人为未经定点从事生猪屠宰活动提供屠宰场所的事实。

（三）适用法律及处罚决定

××市××局认定当事人的行为违反了《生猪屠宰管理条例》第十七条的规定，应当依照《生猪屠宰管理条例》第三十条的规定予以处罚。

2017年2月6日，××市××局给当事人送达了《行政处罚事先告知书》。当事人在法定期限内未提出陈述申辩，未申请听证。2017年2月20日，××市××局向当事人送达了《行政处罚决定书》，对当事人处以警告，罚款5000元的行政处罚决定。当事人按期履行了行政处罚决定。

二、案卷

■ ■ 市 ■ ■ 局

类　　别：　<u>行政执法</u>

案　　号：　<u>■农林（定屠）罚（2017）1号</u>

案　　由：　<u>未经定点从事生猪屠宰活动提供屠宰场所案</u>

当事人姓
名或名称：　<u>孟■■</u>

立案时间：　<u>2017年1月24日</u>

处罚内容：　<u>罚款人民币伍仟元。</u>

结案时间：　<u>2017年3月15日</u>

执法单位：　<u>■■市■■■■局</u>

承办人：　<u>杨■、陈■■</u>

卷内共有__22__页

归档时间 <u>2017</u> 年 <u>3</u> 月 <u>15</u> 日

归档人姓名 <u>杨■</u>

保存期限 <u>长期</u> 年

目　　录

██ 市 █ █ 局

行 政 处 罚 决 定 书

██农林（定屠）罚〔2017〕1号

当 事 人：孟██

性 别：男

年 龄：48 岁

住 址：██省██市██街镇████村 333-2 号

当事人违法为未经定点从事生猪屠宰活动提供屠宰场所一案，经本机关依法调查，现查明：

根据群众举报，执法人员对当事人的场所进行现场勘验，发现有生猪屠宰设施和设备，当事人的行为涉嫌违反《生猪屠宰管理条例》第十七条"任何单位和个人不得为未经定点违法从事生猪屠宰活动的单位或者个人提供生猪屠宰场所或者生猪产品储存设施，不得为对生猪或者生猪产品注水或者注入其他物质的单位或者个人提供场所。"的规定。

2017 年 1 月 24 日经██市农林局批准立案，该案承办人员为杨咏、陈成红。

2017 年 1 月 26 日局执法人员对当事人进行询问谈话，向当事人索要了相关证据材料，并进一步核实了情况

经调查取证证实，当事人在████镇████村 ████ 号提供场所供他人屠宰生猪，该场所属非定点屠宰场，当事人提供该场所用于屠宰生猪的行为属为未经定点从事生猪屠宰活动提供屠宰场所。当事人

提供场所未向他人收取费用。

该违法行为事实清楚，证据确凿，违反了《生猪屠宰管理条例》第十七条"任何单位和个人不得为未经定点违法从事生猪屠宰活动的单位或者个人提供生猪屠宰场所或者生猪产品储存设施，不得为对生猪或者生猪产品注水或者注入其他物质的单位或者个人提供场所。"的规定。

以上违法事实有下列证据证实：当事人身份证明证实违法主体；涉案现场照片打印件、现场勘验笔录、询问笔录证实当事人违法事实。

本机关认为：

当事人的上述违法行为事实清楚，证据形式合法、内容客观，具有关联性、能够相互印证，其违法事实足以认定。当事人违法为未经定点从事生猪屠宰活动提供屠宰场所的行为违反了《生猪屠宰管理条例》第十七条"任何单位和个人不得为未经定点违法从事生猪屠宰活动的单位或者个人提供生猪屠宰场所或者生猪产品储存设施，不得为对生猪或者生猪产品注水或者注入其他物质的单位或者个人提供场所。"的规定。

本机关于2017年2月10日向当事人发出《行政处罚事先告知书》[■农林（定屠）告〔2017〕1号]后，当事人在规定时间内未向本机关提出陈述申辩、申请听证。

根据《生猪屠宰管理条例》第三十条"为未经定点违法从事生猪屠宰活动的单位或者个人提供生猪屠宰场所或者生猪产品储存设施，或者为对生猪、生猪产品注水或者注入其他物质的单位或者个人提供场所的，由畜牧兽医行政主管部门责令改正，没收违法所得，对单位并处2万元以上5万元以下的罚款，对个人并处5000元以上1万元以下的罚款。"的规定，本机关作出如下处罚决定：

1、警告；

2、处罚款人民币伍仟元（5000.00元）。

当事人必须在收到本处罚决定书之日起15日内持本决定书到**农行**██████**路支行（帐户：**██**市财政局非税收入清算分户；帐号为：** ████████████████**；地址：**██**市**██**街道**██**路2号）缴纳罚款。逾期不按规定缴纳罚款的，每日按罚款数额的 3%加处罚款。

当事人对本处罚决定不服的，可以在收到本处罚决定书之日起60 日内向██市人民政府或██市农业局申请行政复议，或者自收到本处罚决定书之日起六个月内直接向██市人民法院提起行政诉讼。行政复议和行政诉讼期间，本处罚决定不停止执行。

当事人逾期不申请行政复议或提起行政诉讼、也不履行本行政处罚决定的，本机关将依法申请人民法院强制执行。

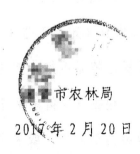

██市农林局

2017 年 2 月 20 日

行政处罚立案审批表

农林（定屠）立〔2017〕1号

案件来源	群众举报		受案时间	2017.01.24
案　由	涉嫌为未经定点从事生猪屠宰活动提供屠宰场所案			

<table>
<tr><td rowspan="5">当事人</td><td rowspan="3">个人</td><td>姓　名</td><td>孟飞██</td><td>性别</td><td>男</td><td>年　龄</td><td>48岁</td></tr>
<tr><td>身份证号</td><td colspan="3">██████196911290357</td><td>联系电话</td><td>██8058</td></tr>
<tr><td>住　址</td><td colspan="5">██省██市██镇██村██-██号</td></tr>
<tr><td rowspan="2">单位</td><td>名　称</td><td colspan="2">/</td><td>法定代表人
（负责人）</td><td>/</td></tr>
<tr><td>地　址</td><td colspan="2">/</td><td>联系电话</td><td>/</td></tr>
</table>

简要案情	1月23日根据群众举报我局执法人员和██街镇政府工作人员对当事人的场所进行了现场勘验，发现生猪屠宰设施和设备。当事人涉嫌在提供场所供他人屠宰生猪，当事人的行为涉嫌违反《生猪屠宰管理条例》第十七条"任何单位和个人不得为未经定点违法从事生猪屠宰活动的单位或者个人提供生猪屠宰场所或者生猪产品储存设施，不得为对生猪或者生猪产品注水或者注入其他物质的单位或者个人提供场所。"的规定。
承办人意见	建议立案查处. 　　签名：██████3104 ██████ ██████3087 2017年 1月 24日
执法机构意见	同意 　　签名：██ 2017年 1月 24日
法制机构意见	███████████████████████████ 2017年 1月 20日
处罚机关意见	签名：██ 年 月 日
备　注	

当事人身份证照片打印件

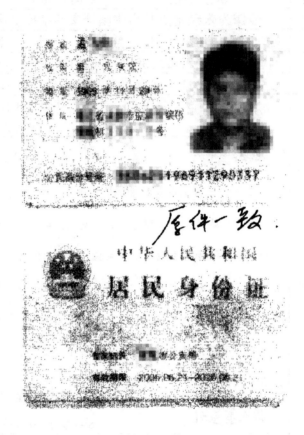

当事人签名： 孟飞标

拍摄时间： 2017年1月26日

拍摄地点： 南阳市 银 河

提取人员签名： 陈 3087

杨 3104

调 查（询 问）笔 录

案　　由：洞察为非法从事以争生猪屠宰活动提供屠宰场所的案

调查（询问）时间：二〇一二年1月26日12时58分至14时25分.

调查（询问）地点：███镇政府

被调查（询问）人：孟███　性别：男 民族：汉 身份证号码：████ 196911290357

工作单位：＿＿＿／＿＿＿ 职务或职业：＿＿／＿＿ 电话：＿＿／＿＿

住　　址：███镇███村█号　邮编：2118██　与本案关系：当事人

调查（询问）人：杨███ 、 陈███ 记录人：张███

工作单位：███市农林局

执法人员表明身份、出示证件及为被调查（询问）人确认的记录：我们是███市农林局机

关的行政执法人员，这是我们的执法证件（向当事人出示证件，杨███████3104

　　　　　陈███████308 ），请您过目确认。

被调查（询问）人对执法人员出示证件、表明身份的确认记录：我已看过　孟███

告知陈述（申辩）和申请回避的权利：根据《中华人民共和国行政处罚法》第三十七条第

三款和《农业行政处罚程序规定》第三十六条的规定，你有权申请执法人员回避。

询问内容：问：你对我们的身份和你所享有的权利是否知晓？是否申请执法人员回避？

答：知道了，不用回避。

问：现依法向你进行询问调查。你应当如实回答我们的询问并协助调查，作伪证要承担法律

责任，你听清楚了吗？

答：听清楚了。

问：2011年1月23日我局执法人员与███镇政府工作人员到你住处

现场检查时发现有生猪屠宰后留下的迹象，请你说下情况？

被调查（询问）人签字：孟███ 年1月26日

调查（询问）人签字：杨███ 3104 陈███ 2011年1月26日
███████087

记录人签字：陈███ 2011年1月26日

第1页共2页

调 查（询 问）笔 录

答：如下，因为年关来了，有人到我家里来杀年猪，数量不多的。

问：为什么他们要到你家里来杀年猪？

答：因为我家里场所比较好，杀猪水平不错，可以帮他们一起杀。

问：你收了多少钱？来你这杀猪的人有没有杀专卖的？

答：因为来的是年猪，猪是他们自家养的，所以我只帮忙不收钱的。杀猪的人主要是自己吃或送人的，也有个别来卖掉的。

问：你讲一下哪几个人？他们的名字和数量？

答：具体是谁我记不清楚，不知道的。

问：你是否知道未经定点不得从事生猪屠宰活动，也不得为生猪屠宰活动提供场所和设施？

答：我在知道了。原来想着快过年了大家到我家里去宰杀年猪，数量也少，也不觉得是问题。

问：请你想一下，有没有补充？

答：没有了，希望从轻处理。

以上我已看过情况属实

张██ 2017、1、26.

被调查（询问）人签字：孟████ 年 1月26日

调查（询问）人签字：孙████ 郑陆██ 2017年 1月26日
███

记录人签字：陈██ 201 年 1月26日

第2页共2页

· 308 ·

涉案现场照片

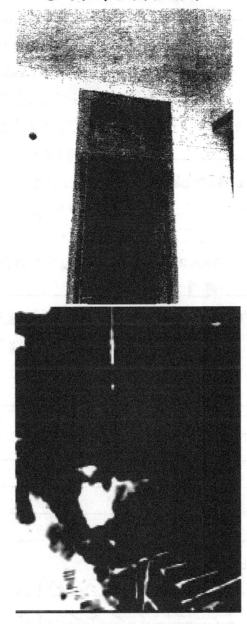

当事人签名：　　昌飞樯

拍摄时间：　　2017年1月23日

拍摄地点：　　▮▮市▮▮▮▮▮▮▮▮▮▮▮▮▮

提取人员签名：　扬▮　▮▮▮▮3104

现场检查（勘验）笔录

检查（勘验）时间：2017年 1月23日 9 时10分至10 时05分

检查（勘验）地点：▨▨市▨▨乡▨▨镇▨▨村▨▨号

被检查（勘验）人名称：＿＿＿／＿＿＿ 法定代表人（负责人）：／

被检查（勘验）人姓名：高▨▨ 性别：男 民族：汉 身份证号码：▨▨▨1969112908▨；

工作单位：＿＿／＿＿ 职务或职业：／ 电话：▨▨▨805▨

住　　　　址：▨▨市▨▨乡▨▨村▨▨号 邮编：▨8▨▨▨

现场负责人：＿／＿ 职务：／ 身份证号：＿／＿ 本案关系：／

其他见证人：＿／＿ 单位或住址：／

检查（勘验）人及执法证号码：杨▨▨▨▨、陈▨▨▨▨ 记录人：孙▨▨

工作单位：▨▨市农林局

告知事项：我们是农林局执法人员，现对你处检查，请你们配合。

现场情况：发现生猪屠宰设施和设备，存在生猪屠宰迹象。

与现状一致 高▨▨

被检查（勘验）人或现场负责人签字：高▨▨ 2017 年 1月23日

见证人签字：＿／＿ ／ 年 ／月 ／日

检查（勘验）人签字：杨▨、 陈▨▨ 记录人签字：孙▨▨
▨▨▨▨104

第 1 页共 页

案件处理意见书

案由		违法为未经定点从事生猪屠宰活动提供屠宰场所案					
当事人	个人	姓名	孟▉▉	性别	男	年　龄	48岁
		身份证号	▉▉▉196911290357		联系电话		▉▉8058
		地址	▉▉省▉▉市▉▉▉镇▉▉▉村 ▉▉-1号				
	单位	名称	/		法定代表人（负责人）		/
		地址	/		联系电话		/
案件调查经过		根据群众举报，执法人员对当事人的场所进行现场勘验，发现有生猪屠宰设施和设备，当事人的行为涉嫌违反《生猪屠宰管理条例》第十七条"任何单位和个人不得为未经定点违法从事生猪屠宰活动的单位或者个人提供生猪屠宰场所或者生猪产品储存设施，不得为对生猪或者生猪产品注水或者注入其他物质的单位或者个人提供场所。"的规定。 　　2017年1月24日经▉▉市农林局批准立案，该案承办人员为杨▉▉、陈▉▉。 　　2017年1月26日局执法人员对当事人进行询问谈话，向当事人索要了相关证据材料，并进一步核实了情况。					

所附证据材料	（一）书证：	
	当事人身份证明	1份1页
	现场勘验笔录	1份1页
	（二）物证：	
	涉案现场照片打印件	1份1页
	（三）当事人的陈述：	
	询问笔录	1份2页

<table>
</table>

调查结论及处理意见

　　现经调查取证证实，当事人孟██在███镇███村██-█号提供场所供他人屠宰生猪，该场所属非定点屠宰场，当事人提供该场所用于屠宰生猪的行为属为未经定点从事生猪屠宰活动提供屠宰场所。当事人提供场所未向他人收取费用。

　　该违法行为事实清楚，证据确凿，违反了《生猪屠宰管理条例》第十七条"任何单位和个人不得为未经定点违法从事生猪屠宰活动的单位或者个人提供生猪屠宰场所或者生猪产品储存设施，不得为对生猪或者生猪产品注水或者注入其他物质的单位或者个人提供场所。"的规定。

　　根据《生猪屠宰管理条例》第三十条"为未经定点违法从事生猪屠宰活动的单位或者个人提供生猪屠宰场所或者生猪产品储存设施，或者为对生猪、生猪产品注水或者注入其他物质的单位或者个人提供场所的，由畜牧兽医行政主管部门责令改正，没收违法所得，对单位并处2万元以上5万元以下的罚款，对个人并处5000元以上1万元以下的罚款。"的规定，建议行政处罚如下：

	1、警告； 2、处罚款人民币伍仟元（5000.00元）。 <div style="text-align:right">执法人员签名： 2017年 2月 6 日</div>
执法 机构 意见	同意报局审批． <div style="text-align:right">签　名： 2017年 2月 6 日</div>
法制 工作 机构 意见	 <div style="text-align:right">2017年 2月 6 日</div>
处罚 机关 意见	 <div style="text-align:right">签　名： 年 2 月 6 日</div>

■ ■ 市 农 林 局
行政处罚事先告知书

■农林（定屠）告〔2017〕1号

孟■■：

经调查，你在■■■镇■■■村■■■号提供场所供他人屠宰生猪，该场所属非定点屠宰场，你提供该场所用于屠宰生猪的行为属为未经定点违法从事生猪屠宰活动的单位或者个人提供生猪屠宰场所。

你违反了《生猪屠宰管理条例》第十七条"任何单位和个人不得为未经定点违法从事生猪屠宰活动的单位或者个人提供生猪屠宰场所或者生猪产品储存设施，不得为对生猪或者生猪产品注水或者注入其他物质的单位或者个人提供场所。"的规定。

根据《生猪屠宰管理条例》第三十条"为未经定点违法从事生猪屠宰活动的单位或者个人提供生猪屠宰场所或者生猪产品储存设施，或者为对生猪、生猪产品注水或者注入其他物质的单位或者个人提供场所的，由畜牧兽医行政主管部门责令改正，没收违法所得，对单位并处2万元以上5万元以下的罚款，对个人并处5000元以上1万元以下的罚款。"的规定，本机关责令你改正为未经定点违法从事生猪屠宰活

动的单位或者个人提供生猪屠宰场所的行为，并拟作出如下
处罚决定：

　　1、警告；

　　2、处罚款人民币伍仟元（5000.00元）。

　　根据《中华人民共和国行政处罚法》第三十一条、三十
二条和第四十二条之规定，你可在收到本告知书之日起三日
内向本机关进行陈述申辩、申请听证，逾期不陈述申辩、申
请听证的，视为你放弃上述权利。

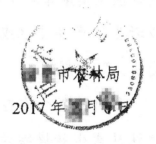

■■市农林局

2017 年 ■ 月 ■ 日

执法机关地址：■■市■■新村■■幢

联系人：杨■、陈■■　　电话：■■■■1530

责令改正通知书

孟████:

你在████镇████村████号提供场所供他人屠宰生猪，该场所属非定点屠宰场，你提供该场所用于屠宰生猪的行为属为未经定点违法从事生猪屠宰活动的单位或者个人提供生猪屠宰场所。

你违反了《生猪屠宰管理条例》第十七条"任何单位和个人不得为未经定点违法从事生猪屠宰活动的单位或者个人提供生猪屠宰场所或者生猪产品储存设施，不得为对生猪或者生猪产品注水或者注入其他物质的单位或者个人提供场所。"的规定。

本机关责令你在收到本通知书起立即停止为未经定点违法从事生猪屠宰活动的单位或者个人提供生猪屠宰场所的行为。

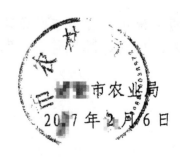

████市农业局

20██年██月██日

行政处罚决定审批表

案由	违法为未经定点从事生猪屠宰活动提供屠宰场所案					
当事人	个人	姓名	孟██			
		性别	男	年龄	48	电话	██8058
		住址	██省██市██镇██村 ██号			
	单位	名称	/		法定代表人（负责人）	/
		地址	/		电话	/

陈述申辩或听证情况

　　本机关于 2017 年 2 月 10 日向当事人发出了《██市农林局行政处罚事先告知书》[██农林(定屠)告〔2017〕1 号]，当事人在规定期限内未提出陈述申辩,申请听证。

处理 意见	维持行政处罚事先告知书所拟作的处罚决定: 　　1、警告; 　　2、处罚款人民币伍仟元（5000.00元）。 　　　　　　　执法人员签名:杨　　　　5104 　　　　　　　　　　　　　陈　　　　　3087 　　　　　　　　2017年　2月　20　日
执法 机构 意见	同意报局审批. 　　　　　　　　签名:徐 　　　　　　　　2017年　2月20　日
法制 机构 意见	民审查. 川等那向红导审批. 　　　　　　　　签名:林 　　　　　　　　2017年 2月 20　日
执法 机关 意见	 成 　　　　　　　　签名: 　　　　　　　　　年　2月20　日

送达回证

案　　由	涉嫌为非法违法从事生猪屠宰活动提供屠宰场所案			
受送达人 名称或姓名	邑▩▩			
送达单位	▩▩市农牧局			
送达地点	▩▩省▩▩市▩▩镇▩▩村▩▩号			
送达文书		送达人	收到日期	收件人签名
▩▩市农牧局行政处罚事先告知书 ▩农牧告字〔2017〕1号		杨▩▩ 陈▩▩	2017.2.10	邑▩▩▩
/		/	/	/
/		/	/	/
/		/	/	/
/		/	/	/
备注				

送达回证

案　由	没发动手经点从事生猪屠宰活动拉但屠宰场所牌			
受送达人名称或姓名	高 ██			
送达单位	██市农牧局			
送达地点	██省██市██镇██村██号			
送达文书	送达人	收到日期	收件人签名	
责令改正通知书	杨██ 陈██	2017.2.10	高██	
/	/	/	/	
/	/	/	/	
/	/	/	/	
/	/	/	/	
备注				

送达回证

案　　由	冯琳等为半经足点从事生猪屠宰活动提供屠宰场所一案			
受送达人名称或姓名	孟███			
送达单位	███农牧林局			
送达地点	███高███市███能███材███号			
送达文书		送达人	收到日期	收件人签名
███行政处罚决定书 ███农林违法罚〔2012〕1号		杨███ 陈███	2017.3.15	孟███
/		/	/	/
/		/	/	/
/		/	/	/
/		/	/	/
备注				

行政处罚结案报告

案　由	违法为未经定点从事生猪屠宰活动提供屠宰场所案		
当事人	孟 ▓▓		
立案时间	2017.01.24	处罚决定 送达时间	2017.03.15

处罚决定及执行情况：

　　根据 ▓农林（定屠）罚〔2017〕1 号行政处罚决定书给予当事人孟 ▓▓：1、警告；2、处罚款人民币伍仟元（5000.00元）。

　　当事人已履行处罚决定，建议结案。

执法人员签名：将▓ ▓▓▓3104
陈▓ ▓▓▓3087

2017年 5月12日

执法 机构 意见	《法审查》准此向案复审杂化. 签名：李▓ 2017年 5月12日
执法 机关 意见	同意 签名：浦▓▓ 年 5月12日

三、评析意见

(一) 案由

1. 本案的案由

本案行政机关确定的案由为：为未经定点从事生猪屠宰活动提供屠宰场所案。

2. 评查意见

本案的案由定性不准确、表述规范。

3. 评查理由

本案的案由对违法行为的定性应符合《生猪屠宰管理条例》第十七条的规定。应表述为：为未经定点违法从事生猪屠宰活动的个人（单位）提供生猪屠宰场所案。由于本案行政机关未调查清楚当事人是为个人提供，还是为单位提供场所，导致案由无法准确表述。

(二) 主体适格方面

1. 处罚主体适格方面

本案的处罚主体是××市××局，处罚主体适格。

2. 被罚主体适格方面

本案的被处罚主体是孟××，被处罚主体适格。

(三) 事实认定方面

1. 本案处罚机关认定的事实

本案行政机关认定当事人孟××涉嫌为未经定点从事生猪屠宰活动提供屠宰场所。

2. 评查意见

本案事实认定不清，证据不足。缺少对当事人违法行为现场相关证据的获取和事实的认定。

3. 评查理由

第一，现场检查（勘验）不深入细致，未详细记录当事人提供生猪屠宰场所的面积、位置、屠宰工具等信息，未记录屠宰后痕迹化场景，如血痕、猪毛等信息。

第二，未对当事人为个人或者单位提供生猪屠宰场所进行问询，导致本案定性不准确。未对举报人及场所周边可能知晓该场所屠宰生猪情况相关人进行询问调查，导致当事人是否是本人屠宰生猪还是提供场所事实不清。

第三，本案行政机关未收集屠宰工具作为物证，导致证据不足；当事人是否有生猪定点许可在本案中没有体现。

第四，违法所得认定不清，本案行政机关仅以当事人《询问笔录》中的陈述为依据，未深入开展调查，不足以认定当事人无违法所得。

(四) 法律适用方面

1. 本案处罚机关认定的法律适用

本案行政机关认为当事人的行为违反了《生猪屠宰管理条例》第十七条的规定，依据《生猪屠宰管理条例》第三十条的规定对当事人予以处罚。

2. 评查意见

法律适用基本准确。

3. 具体理由

第一，本案行政机关未能通过证据证明当事人的行为具有依法从轻处罚的情形，且自由裁量时并未阐述从轻处罚的理由，依据《生猪屠宰管理条例》第三十条的规定对当事人罚款 5000 元的较轻处罚，显属处罚不当。根据《中华人民共和国行政处罚法》第二十七条当事人有下列情形之一的，应当依法从轻或者减轻行政处罚：（一）主动消除或者减轻违法行为危害后果的；（二）受他人胁迫有违法行为的；（三）配合行政机关查处违法行为有立功表现的；（四）其他依法从轻或者减轻行政处罚的。

第二，本案行政机关对当事人作出警告的行政处罚无法律依据。

（五）程序合法性

本案部分执法程序违反法定程序。

1. 评查意见

第一，《现场检查（勘验）笔录》未体现执法人员出示证件、表明身份，形式要件不合法，执法程序违法。

第二，本案行政机关对当事人处 5000 元罚款的行政处罚决定，未开展集体讨论，执法程序违法。

第三，本案采取的送达方式为直接送达，但《行政处罚决定书》的时间是 2017 年 2 月 20 日，送达回证的时间为 2017 年 3 月 15 日，送达时间超出法定期限，执法程序违法。

2. 评查理由。

第一，《农业行政处罚程序规定》第十九条规定，执法人员调查处理农业行政处罚案件时，应当向当事人或者有关人员出示执法证件。有统一执法服装或执法标志的应当着装或佩戴执法标志。农业行政执法证件由农业部统一制定，省级以上农业行政主管部门法制工作机构负责执法证件的发放和管理工作。

第二，《农业行政处罚程序规定》第三十七条规定，执法人员在调查结束后，认为案件事实清楚，证据充分，应当制作《案件处理意见书》，报农业行政处罚机关负责人审批。案情复杂或者有重大违法行为需要给予较重行政处罚的，应当由农业行政处罚机关负责人集体讨论决定。第四十二条规定，农业行政处罚机关作出责令停产停业、吊销许可证或者执照、较大数额罚款的行政处罚决定前，应当告知当事人有要求举行听证的权利。当事人要求听证的，农业行政处罚机关应当组织听证。前款所指的较大数额罚款，地方农业行政处罚机关按省级人大常委会或者人民政府规定的标准执行；农业部及其所属的经法律、法规授权的农业管理机构对公民罚款超过三千元、对法人或其他组织罚款超过三万元属较大数额罚款。

第三，《农业行政处罚程序规定》第五十二条规定，《行政处罚决定书》应当在宣告后当场交付当事人；当事人不在场的，应当在七日内送达当事人，并由当事人在《送达回证》上签名或者盖章；当事人不在的，可以交给其成年家属或者所在单位代收，并在送达回证上签名或者盖章。当事人或者代收人拒绝接收、签名、盖章的，送达人可以邀请有关基层组织或者其所在单位的有关人员到场，说明情况，把《行政处罚决定书》留在其住处或者单位，并在送达回证上记明拒绝的事由、送达的日期，由送达人、见证人签名或者盖章，即视为送达。直接送达农业行政处罚文书有困难的，可委托其他农业行政处罚机关代为送达，也可以邮寄、公告送达。邮寄送达的，挂号回执上注明的收件日期为送达日期；

公告送达的，自发出公告之日起经过六十天，即视为送达。

（六）本案中存在的其他问题

（1）本案部分文书制作不符合《农业部关于印发〈农业行政执法文书制作规范〉和农业行政执法基本文书格式的通知（农政发〔2012〕3号）》规定的要求。一是《立案审批表》《案件处理意见书》《行政处罚决定审批表》无处罚机关审批意见。二是《目录》无备考表。《农业行政处罚文书制作规范》第四十四条第一款规定，案卷应当制作封面、卷内目录和备考表。

（2）当事人年龄界定问题。当事人年龄应为47周岁。《农业行政处罚文书制作规范》第十条第（二）项的规定，当事人为个人的，姓名应填写身份证或户口簿上的姓名；住址应填写常住地址或居住地址；"年龄"应以公历周岁为准。

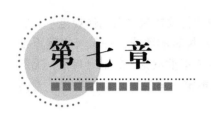

第七章

其 他

案例十七 李××购销含有盐酸克伦特罗及其他有害成分的畜的案

一、案例概述

（一）案件来源

2017 年 7 月 12 日 15：00，××市××区动物卫生监督所抽检发现，李××购买的 26 头生猪尿液样品疑似含有莱克多巴胺，立即立案调查处理。

（二）案件经过及调查结果

2017 年 7 月 12 日 15：00，李××将购买 26 头生猪运到××市××区××屠宰场，经××区动物卫生监督所现场抽检发现，有 1 份生猪尿液样品疑似含有莱克多巴胺，立即采取了证据登记保全措施，并抽样送检。

2017 年 7 月 13 日 15：30—50，对当事人李××进行询问。

2017 年 7 月 14 日，××区××所委托××市××有限公司进行实验室检测，并出具检验检测报告（报告编号：17020531），检测结果为样品含有莱克多巴胺 20 微克/升。

经调查，认定本案当事人购销含有盐酸克伦特罗及其他有害成分生猪的事实。

（三）适用法律及处罚决定

执法机关认定当事人的行为违反了《××市畜禽屠宰与检疫检验管理条例》第十四条的规定，应当依据《××市畜禽屠宰与检疫检验管理条例》第三十三条的规定予以处罚。

2017 年 7 月 14 日，执法机关向当事人送达了《销毁决定书》，制作《行政强制措施现场笔录》后对 26 头生猪进行了销毁处理。

2017 年 7 月 19 日，执法机关向李××送达了《登记保存物品处理通知书》《行政处罚事先告知书》《检验检测报告》（报告编号：17020531），当事人在法定期限内未提出陈述申辩，未要求申请听证。2017 年 7 月 24 日，对当事人作出了没收 26 头生猪的行政处罚决定。

二、案卷

案卷封面

行政执法机关全称：＿＿＿＿■■市■■区■■■■■■所＿＿＿＿

案卷类别：＿＿＿行政处罚案件＿＿＿

案件名称：关于李■■■购销含有盐酸克伦特罗及其它有害成分的畜的案

行政处罚决定书文号：＿＿■■动监罚〔2017〕10 号＿＿

当事人姓名（名称）：＿＿李■■＿＿＿＿＿

立案日期：2017 年 7 月 13 日　　　结案日期：2017 年 7 月 27 日

办案部门：＿＿■■市■■区动物卫生监督所＿＿＿

行政处罚决定执行情况	· 2017 年 7 月 14 日，本机关对涉案的 26 头生猪采取了销毁的行政强制措施。行政处罚决定已执行完毕。		
监督执法人员情况	姓名	杨■■	梁■■	/
	执法证件号	■■■■0013	■■■■0003	/
归档号	■■■■■17010	保存期限	永久
归档日期	2017 年 7 月 31 日	案卷终止页码	第 76 页

卷内目录

序号	文书编号	文书日期	题名	页号	备注
1	▓▓动监罚[2017]10号	2017.7.24	行政处罚决定书	1-3	
2	▓▓动监立[2017]10号	2017.7.13	行政处罚立案审批表	4	
3		2017.7.13	李▓▓身份证复印件	5	复印件
4	№▓▓75370	2017.7.11	动物检疫合格证明（动物B）	6	
5		2017.7.11	无"瘦肉精"等违禁药物承若书	7	
6	编号：▓▓0263	2017.7.12	抽样取证凭证	8	
7		2017.7.13	先行登记保存证据审批表	9	
8		2017.7.13	先行登记保存证据通知书	10	
9		2017.7.13	证据登记保存清单	11	
10		2017.7.13	先行登记保存证据现场笔录	12-13	
11		2017.7.13	送达回证（证据登记保存清单等文书）	14	
12		2017.7.13	询问笔录	15-17	
13		2017.7.14	委托检验协议书复印件	18-19	复印件
14	报告编号：▓▓0531	2017.7.14	检验检测报告复印件	20-22	复印件
15		2017.7.14	没收销毁决定审批表	23-24	
16		2017.7.14	登记保存物品处理通知书	25	
17	▓▓动监销毁[2017]7号	2017.7.14	销毁决定书	26-27	
18		2017.7.14	送达回证（销毁决定书等文书）	28	
19		2017.7.14	拍照现场封样的记录	29	
20		2017.7.14	拍照实物的记录	30-31	
21		2017.7.14	行政强制措施现场笔录	32-33	
22		2017.7.14	授权委托书	34	
23		2017.7.17	拍照销毁物品的记录	35-38	

第1页 共2页

序号	文书编号	文书日期	题名	页号	备注
24	NO:20170714■■■■■	2017.7.17	处理物品交接登记凭据复印件	39	复印件
25	■■监函 [2017]17 号	2017.7.17	"瘦肉精"涉案线索移送函	40-41	
26	■■监函 [2017]19 号	2017.7.17	关于核查莱克多巴胺阳性生猪的函	42	
27		2017.7.18	案件处理意见书	43-44	
28		2017.7.18	行政处罚事先告知审批表	45	
29	■■动监告 [2017]10 号	2017.7.18	行政处罚事先告知书	46-48	
30		2017.7.19	送达回证（行政处罚事先告知书）	49	
31		2017.7.24	案件集体讨论记录	50-51	
32		2017.7.24	行政处罚决定审批表	52-55	
33	编号：■■■■18589	2017.7.24	■■省没收财物收据	56	
34		2017.7.24	罚没物品处理记录	57	
35		2017.7.25	送达回证（处罚决定书等文书）	58	
36		2017.7.27	查收复函的记录	59	
37	■■监函[2017]8 号	2017.7.27	关于核查莱克多巴胺阳性生猪的复函	60-74	电子邮件
38		2017.7.27	行政处罚结案报告	75	
39	■■监函 [2017]21 号	2017.7.28	关于报送行政处罚备案材料的函	76	终止页码

第 2 页 共 2 页

■■■市■■区■■■■■■所
行政处罚决定书

■■动监罚〔2017〕10 号

当事人:李■■■,男,31 岁,身份证:■■■■198601042712

地址:广■■县■■镇■■村委张村■■■号,联系电话:135■■■■■■。

当事人购销含有盐酸克伦特罗及其它有害成分的畜一案,经本机关依法调查,现查明:

2017 年 7 月 12 日,本机关检查发现,当事人李■■■购买了一批 26 头生猪,经抽样检验,1 份尿液样品疑似含有莱克多巴胺。7 月 13 日,本机关受理此案,经请示批准立案调查。经调查,2017 年 7 月 12 日,当事人李■■■购买 26 头生猪,运到■■市■■区■■街道■■■社区■■屠宰场,存放在生猪待宰圈 003 号栏。本机关对该批生猪进行抽样检验,检测结果为尿液样品含有莱克多巴胺 20μg/L。以上事实主要证据如下:第一组证据包括《询问笔录》和李■■■的身份证复印件,共同证明:当事人李■■■的身份及违法主体的适格性。第二组证据包括《询问笔录》《动物检疫合格证明(动物 B)》(№4414375370)和《拍照实物的记录》2 份,共同证明:当事人李■■■购进 26 头生猪,存放于■■市■■■■■肉业有限公司待宰圈 003 号栏里。第三组证据包括《询问笔录》和《无"瘦肉精"等违禁药物承若书》,共同证明:当事人李

第1页 共3页

■■采取了避免购买含有"瘦肉精"等违禁药物生猪的措施，不知道购买的这批生猪含有盐酸克伦特罗及其它有害成分。第四组证据包括《检测报告书》（报告编号：■■■■■■）、《抽样取证凭证》（编号：■■■■■）、《拍照现场封样的记录》和《委托检验协议书》，共同证明：本机关抽取了当事人李■■那批生猪的尿液样品 2 份，其中 1 份疑似含有莱克多巴胺，将可疑样品送■■市■■检测科技有限公司进行检测，检测结果为含有莱克多巴胺 20 μg/L。

中华人民共和国农业部公告第 176 号中《禁止在饲料和动物饮水中使用的药物品种目录》列明：莱克多巴胺和盐酸克伦特罗等是肾上腺素受体激动剂。

本机关认为：上述证据足以证明当事人李■■购销含有盐酸克伦特罗及其它有害成分的畜。其行为违反了《■■市畜禽屠宰与检疫检验管理条例》第十四条规定：即"禁止购销或者屠宰含有盐酸克伦特罗及其它有害成分的畜。"2017年 7 月 19 日，本机关向当事人李■■送达了《■■市■■区动物卫生监督所行政处罚事先告知书》（■■动监告[2017]10 号）。当事人在法定期限内未向本机关陈述申辩、申请听证。立案后，当事人认识到生猪含有盐酸克伦特罗的危害性，积极配合本机关依据《■■市畜禽屠宰与检疫检验管理条例》第十六条第二款的规定销毁该批生猪 26 头。

依据《■■市畜禽屠宰与检疫检验管理条例》第三十三条规定："违反本条例第十四条规定，购销或者屠宰含有盐酸克伦特罗及其它有害成分的畜的，由市、区动物防疫检疫监督机构对畜及其产品予以没收销毁，知道或者应当知道畜含有盐酸克伦特罗及其它有害成分而购销或者屠宰的，对购销者或者屠宰场并处违法经营额五倍的罚款；构成犯罪的，依法追究刑事责任。"依据《██区经济促进局行政处罚自由裁量权实施标准》关于购销或者屠宰含有盐酸克伦特罗及其它有害成分的畜的规定："按要求进行了快速检测筛选，不知道购销或者屠宰的畜含有盐酸克伦特罗及其它有害成分的，予以没收销毁。"本机关作出如下处罚决定：

没收 26 头生猪。

当事人对本处罚决定不服的，可以在收到本处罚决定书之日起 60 日内向██市██区经济促进局申请行政复议；或者六个月内向██市██区人民法院提起行政诉讼。

██市██区动物卫生监督所

201█ 年 7 月 24 日

第 3 页　共 3 页

行政处罚立案审批表

███动监立〔2017〕10 号

案件来源	检查发现		受案时间	2017 年 7 月 13 日
案 由	涉嫌购销含有盐酸克伦特罗及其它有害成分的畜的案			

当事人	个人	姓名	李██		电话	135████████
		性别	男	年龄	31	身份证号	██████198601042712
		住址	广██县██镇█村村委█村 ██ 号			
	单位	名称		法定代表人（负责人）		
		地址		电话		

简要案情	2017 年 7 月 12 日，李██购买 26 头生猪，进入██市█████肉业有限公司，经本机关抽样检验，疑似含有盐酸克伦特罗及其它有害成分。当事人涉嫌违反了《███市畜禽屠宰与检疫检验管理条例》第十四条，即禁止购销或者屠宰含有盐酸克伦特罗及其它有害成分的畜的规定。建议立案调查。 　　　　　　　　受案人签名：梁████ 　　　　　　　　2017 年 7 月 13 日

执法机关意见	同意立案，请█████查处。 　　　　　　　签名：杨██ 　　　　　　　二〇〇7年 7 月 13 日

备 注	

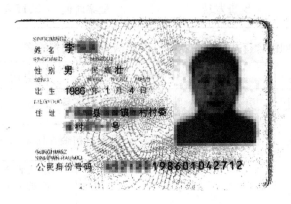

本人提供 与原件相符

2017.7.13

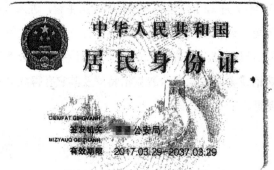

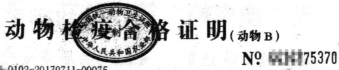

动物检疫合格证明（动物B）

№ █████75370

货 主	杨██			联系电话		139███████	
动物种类	猪	数量及单位		贰拾陆头	用 途	屠宰	

| 启运地点 | ██市 | 市（州） | ██区 | 县（市、区） | ██镇 | 乡（镇） |
| | | | | | | 村（养殖场、交易市场） |

| 到达地点 | ██市 | 市（州） | ██区 | 县（市、区） | ██街道办 | 乡（镇） |
| | ██屠宰场 | | | | | 村（养殖场、屠宰场、交易市场） |

牲畜耳标号	1440705██、1440705██、1440705██、1440705██ 1440705██

（第二联）（共二联）

本批动物经检疫合格，应于当日内到达有效。

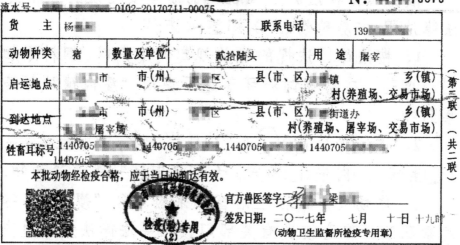

官方兽医签字：█ 梁██

签发日期：二〇一七年 七月 十日 十九时

（动物卫生监督所检疫专用章）

注：1. 本证书一式两联，第一联动物卫生监督所留存，第二联随货同行。
2. 本证书限省域内使用。

无"瘦肉精"等违禁药物承诺书

根据《畜牧法》、《农产品质量安全法》等相关法律法规,本养殖场(户)郑重承诺:

1、按法律、法规的有关规定使用饲料、饲料添加剂、兽药。在动物饲养环节绝不使用"瘦肉精"等违禁药物;

2、本场(户 20l7年 7月11日19时出栏26头(☑生猪、□肉牛、□肉羊)无"瘦肉精"等违禁药物;

3、本场(户)出栏活畜如果检测含"瘦肉精"等违禁药物,愿意接受有关部门按相关法律法规从重查处。

购买单位(人):

负责人:杨▒▒▒　　　　电话:139▒▒▒▒▒▒

承诺单位(盖章)

地　　　　址:海▒▒▒▒

负责人(签名):孙▒▒▒　　电话:133▒▒▒▒▒▒

二〇一七年七月十一日

抽样取证凭证

编号: ████████

受检货主（单位或者个人）: ████████

抽样时间: 2017 年 7 月 12 日

抽样地点: ██市██区██街道██社区█号屠宰场

依据《██市畜禽屠宰与检疫检验管理条例》第十五条第一款规定,本机关依法对你（单位）的待宰畜进行盐酸克伦特罗及其它有害成分的抽样检验。抽取的样品当场封样,由本机关执法人员和受检货主（或受委托人）签字（或盖章）确认。

动物种类	检疫证明号码	受检动物标识
██	████75370	██████
供货者（单位或个人）	**样品名称**	**抽样数量（头份）**
李████	████	2
样本基数（头、只）	**样品规格**	**存栏号**
██	15毫升/头份×3	
备注		

告知事项: 1、受检货主必须妥善保管留存样品,不得私自拆封、调换、毁损样品,否则,视为放弃复检权利;2、对经快速检测含有"瘦肉精"的,立即进行确证检测。对经确证检测含有"瘦肉精"的,依法封存、销毁该抽样批的畜。受检货主在法定时间内（自收到确证检测报告之日起5日内）可以向██市██区经济促进局提出书面复检申请,复检期间,对含有"瘦肉精"畜的行政强制措施不停止执行。如果受检货主逾期未提出复检申请,则视为承认检测结果。

货主签名或盖章: 李████ 抽样人员签名或盖章: 杜██ 尹██ 王█肖██

受委托人签名或盖章: 抽样单位（盖章）:

（区动物卫生监督所抽样专用章(3)）

2017年7月12日 2017年7月12日

██市██区动物卫生监督所

注: 本凭证一式三联,第一联存根,第二联交受检货主,第三联交检验单位

先行登记保存证据审批表

案　　由		涉嫌购销含有盐酸克伦特罗及其它有害成分的畜案						
当事人	个人	姓名	李██			电话	135██████	
		性别	男	年龄	31	身份证号	██████198601042712	
		住址	广██县██镇█村村委█村 ██-█ 号					
	单位	名称				法定代表人（负责人）		
		地址				电话		
先行登记保存证据的理由、依据及保存方式		2017 年 7 月 12 日，李██购买 26 头生猪，进入██市██████肉业有限公司，经抽样检验，疑似含有含有盐酸克伦特罗及其它有害成分。当事人的畜可能灭失，为了防止屠宰、销售、转移、隐匿，依据《中华人民共和国行政处罚法》第三十七条第二款规定，建议采取先行登记保存措施。 ☑ 就地保存； □ 异地保存于＿＿＿＿＿＿＿＿＿＿＿。 　　　　　　　承办人签名：██████ 　　　　　　　2017 年 7 月 13 日						
执法机构意见		签名： 　　　　　年　　月　　日						
法制机构意见		签名： 　　　　　年　　月　　日						
执法机关意见		同意登记保存。　　　签名：██ 　　　　　　　　　　　2 17 年 7 月 13 日						
备　　注								

■■市■■区动物卫生监督所
先行登记保存证据通知书

当事人：李■■，男，31岁，身份证号码：■■■198601042712

地址：广■■县■■镇■村村委■村■■■号，联系电话：135■■■■■。

　　因你涉嫌 购销含有盐酸克伦特罗及其它有害成分的畜 ，本机关依照《中华人民共和国行政处罚法》第三十七条第二款之规定对你存放在 ■■市■■■■肉业有限公司的猪待宰圈里的 26头猪 采取就地保存措施。登记保存期间，你不得屠宰、销售、转移、隐匿。

执法人员：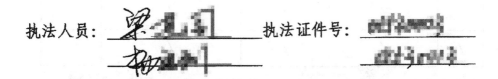　　执法证件号：

当事人签名或盖章：　　　（见证人签名或盖章：　　　）

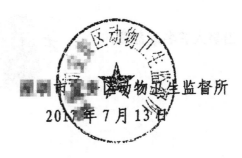

■■市■■区动物卫生监督所

2017年7月13日

证据登记保存清单

当事人：李███，男，31 岁，身份证号码：██████198601042712

地址：广███县██镇██村村委██村 ██-█ 号，联系电话：

135████████。

时　间：2017 年 7 月 13 日

地　点：██市████区██街道████ 2# 屠宰场

因你涉嫌 ___购销含有盐酸克伦特罗及其它有害成分的畜___，本机关依照《中华人民共和国行政处罚法》第三十七条第二款之规定对你在 ___██市████肉业有限公司生猪待宰圈___ 的下列物品：

☑就地保存，登记保存期间，你不得屠宰、销售、转移、隐匿；

☐异地保存于_____。

序号	物品名称	单位	数量（大写）	备注
1	生猪	头	贰拾陆	
/	/	/	/	
/	/	/	/	

执法人员：翠███　　执法证件号：████████

　　　　　李███

市████区动物卫生监督所

2017 年 7 月 13 日

当事人签名或盖章：李███

先行登记保存证据现场笔录

时间：<u>2017</u> 年 <u>7</u> 月 <u>13</u> 日 <u>15</u> 时 <u>30</u> 分至 <u>15</u> 时 <u>50</u> 分

地 点：<u>██市████肉业有限公司██屠宰场</u>

当事人：<u>李██</u>

执法机关：<u>██市██区动物卫生监督所</u>

执法人员：<u>梁██</u>　　　执法证件号：<u>████████</u>

　　　　　<u>杨██</u>　　　执法证件号：<u>████████</u>

记录人：<u>梁██</u>

现场情况：<u>执法人员通知当事人到场，向当事人出示执法证，表明身</u>

<u>份，告知当事人有申请回避权利、配合调查义务。告知当事人不得销</u>

<u>毁或者转移证据。并将相关情况笔录如下：</u>

　　<u>1、2017 年 7 月 12 日 15 时许，当事人李██运输一车生猪到██</u>

<u>██市████肉业有限公司，共 26 头，附有《动物检疫合格证明（动</u>

<u>物 B）》，号码为████████。本机关依据《██市畜禽屠宰与检疫检</u>

<u>验管理条例》第十五条第一款规定进行抽样检验。</u>

　　<u>2、抽样后，当事人的 26 头生猪分别存放在待宰圈的 003 号猪栏</u>

<u>内。</u>

当事人签名或盖章：　　　　　　（见证人签名或盖章：　　　　）

执法人员签名或盖章：

执 法 证 件 号：

　　　　　　　　　　　日　期：　2017 年 7 月 13 日

第1页 共 2 页

笔 录 纸

3、2017年7月12日下午，经本机关抽样检验，当事人购进的26头生猪疑似含有盐酸克伦特罗及其它有害成分。本机关随即告知当事人暂缓屠宰该批生猪。

4、执法人员拍摄了3张照片，记录涉案畜的存放位置。

5、执法人员当场宣告先行登记保存证据通知书和证据登记保存清单，并交付给当事人。

6、本机关将可疑样品送███市███检测科技有限公司进行检测。

（以下空白）

我已认真阅读以上内容情况属实

2017、7、13

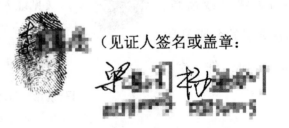

当事人签名或盖章：　　　　　　　　（见证人签名或盖章：　　　）

执法人员签名或盖章：

执 法 证 件 号 ：

日　期：2017年7月13日

送达回证

案 由	涉嫌购销含有盐酸克伦特罗及其它有害成分的畜的案				
受送达人	李▓▓				
送达单位	▓▓市▓区动物卫生监督所				
送达文书及文号	送达地点	送达人	送达方式	收到日期	收件人签名
▓▓市▓▓区动物卫生监督所先行登记保存证据通知书	▓▓市▓▓肉业有限公司▓屠宰场	杨▓▓梁▓▓	直接送达	2017 7 ▓▓	李▓▓
证据登记保存清单	▓▓市▓肉业有限公司▓屠宰场	杨▓▓梁▓▓	直接送达	2017.7.13	李▓▓
备注					

询问笔录

案　　由：　涉嫌购销含有盐酸克伦特罗及其它有害成分的畜案

询问时间：　2017 年 7 月 13 日 15 时 30 分至 15 时 50 分

询问地点：　██市██区██街道████社区██屠宰场

询问机关：　██市██区动物卫生监督所

询问人：　　　梁██　　　.执法证件号：　　██████

　　　　　　　杨██　　　执法证件号：　　██████

记录人：　　梁██

被询问人：姓名　李██　　性别　男　　年龄　31

　　　　　身份证号　████198601042712　　　职业　农民

　　　　　工作单位　无

　　　　　联系电话　135██████　　　　　职务　无

　　　　　住址　广███县██镇█村村委█村███号

问：我们是　██市██区动物卫生监督所　执法人员（出示执法证件），

现依法向你进行询问调查。你应当如实回答我们的询问并协助调查，

作伪证要承担法律责任，你听清楚了吗？

答：　听清楚了。并核对执法人员梁██和杨██的执法证件无异。

问：　你有申请回避的权利，你申请回避吗？

答：　不需要。

被询问人签名或盖章：

第█页共 3 页

笔 录 纸

问：你叫什么名字，你的性别、年龄以及你的联系电话？

答：李██，男，31 岁，电话是 135██████。

问：请出示你的身份证。

答：好的。

问：调查结束后我们需要你在身份证复印件上签名、标注日期。

答：好的。

问：你现在住哪里？

答：我现在住██，具体的不清楚了。

问：2017 年 7 月 12 日，你提交的《动物检疫合格证明（动物 B）》（号码：██████）载明的货主是杨██，货主发生变更了吗？

答：这些猪是我通过中介从一个养殖户那里买过来的。检疫证是提前开好的。对于原来的货主，应该是谁去办理检疫证就写谁的名字。

问：请说一下你购买这些生猪的经过。

答：我经常到那个场买猪，都没问题。7 月 11 日，通过中介██介绍，订购了 26 头猪。7 月 12 日，我去抓猪，索要了《动物检疫合格证明（动物 B）》（号码：██████），然后就把猪运来了。

问：请问你有对这批猪进行"瘦肉精"快速检测吗？

被询问人签名或盖章：

执法人员签名或盖章：

执 法 证 件 号 ：

日　期：2017 年 7 月 13 日

笔 录 纸

答：没有检过，但向养殖户索取了《无"瘦肉精"等违禁药物承若书》。

问：请简述一下你这批猪进场的情况。

答：到达后，办理入场手续，经过公司、检疫部门抽检，抽检时，我进了猪栏，后来，在《抽样取证凭证》上签名，又在《样品封存信息》袋上签名。

（以下空白）

我已认真阅读以上内容情况属实

2017.7.13

被询问人签名或盖章：

执法人员签名或盖章：

执法证件号：

日　期：2017 年 7 月 13 日

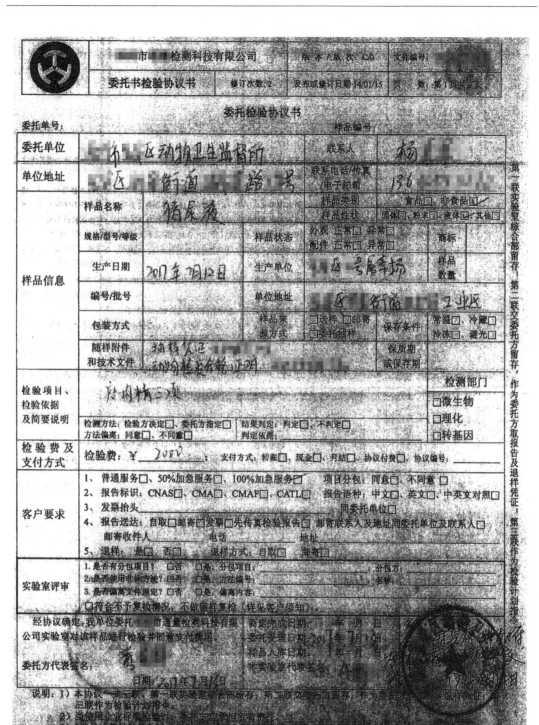

▇▇市▇▇检测科技有限公司		版 本 / 版 次：C/0		文件编号：▇▇▇▇
委托书检验协议书	修订次数：2	发布或修订日期 14/01/15	页 数：第 2 页共 2 页	

客户须知

1、 委托方为单位需提供企业营业执照及相关证明文件以供本公司核实，个人委托需提供身份证明文件以供本公司核实且留存复印件。

2、 本实验室按照协议书及有关标准中列明的条款与条件进行检验；检验数据仅对来样有效。委托检验的检验依据为委托方技术要求的，委托方需提供技术要求或企业标准复印件一份备检。

3、 检测周期从本公司收到符合检验要求的样品和完整的《委托检验协议书》起开始计算，下午 15：00 以后接受的申请（或收到检测费）作为下一个工作日计算；一般周期为 5-7 工作日，星期六、日及公众假日为非工作日；特殊情况另定，加急服务由双方协商检验周期及加急费；普通服务按承诺的检验周期完成，涉及分包项目的产品双方协商检验周期。

4、 委托方如需混测样品或提供的样品为混合样品，请填写本司提供的《样品混测保证书》，经审核后方可进行检测

5、 客户应在"商定完成日期"后 30 天内领取检测报告及退样，否则我室有权自行处理；危险品、贵重物品不予邮寄，邮寄报告、出具报告副本等费用由委托方支付。

6、 未作"退样"声明的样品，检测后样品由我室自行处理；领取报告后请在报告领取处办理退样手续，如未办理退样手续，我室按未退样声明的样品处理。

7、 本协议书作为领取检测报告及退样凭证，领取报告时间为"商定完成日期"的 16：00 时后。

8、 报告的更改，委托方由于信息填写错误或不准确导致报告的更改，由委托方负责。委托方需填写本公司《检测报告修改/补充申请表》，经公司审核同意后可更改原报告，并在发放同时收回原报告。

9、 委托方需要本公司人员外出采样或现场检测的，委托方需另付费用（协商决定）且必须确保采样人员的人身、财产安全不受采样现场的不安全因素影响，否则，采样人员和测试单位受到的一切损失由委托方承担。

10、 委托方如对测试结果有异议，应在报告签发后 15 日内提出。如委托方提出需要复检，本公司仅限对原样且按照原方法进行复检；如委托方提供新样品或改变检测方法，则按照新的委托检验业务处理，委托方需缴纳相应检测费用；如复检结果与原结果在方法允许误差范围内一致，委托方需要重复支付该项目检测费用；如复检结果与原结果在方法允许误差范围内不一致，本公司免费换发新检测报告。

11、 不予复检情况如下：①原样品已经退回客户；②原样品无法保存；③原样品已用完或剩余量不满足检测要求；④原样品已过期或已被销毁；⑤原样品或者其待测成分不稳定的；⑥微生物检验项目等不可重复测试的项目；⑦其他法律法规规定的或行业规定、习惯不受理的情况。

地址：▇▇市▇▇区▇▇街道▇▇▇科技创新园▇栋▇楼

邮政编码：▇▇▇▇

业务联系电话：▇▇▇▇150411　　　　业务传真电话：▇▇▇▇150410

客户服务电话：▇▇▇▇714502　　　　客服传真电话：▇▇▇▇960100

开 户 全 称：▇▇市▇▇检测科技有限公司

开 户 银 行：平安银行▇▇▇▇支行

帐　　　号：▇▇▇▇▇▇▇▇

作息时间：上午：8：30～12：30　下午：13：30～17：00（星期六、日、法定节假日休息）

市 检测科技有限公司实验室

Laboratory of Total-Test Technology Co.,Ltd.

TEQR-TPD31-01-B-1

报告编号（Report No.）：

第 1 页，共 3 页

本公司实验室通过CMA认证，编号为：

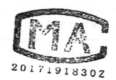

201719183OZ

检 验 检 测 报 告

TEST & INSPECTION REPORT

样品名称：
(Sample Description)
　　　　　　　　　　　猪尿液

委托单位：
(Applicant)
　　　　　　　市　　区动物卫生监督所

地址：市 区 街道 科技创新园 栋 楼
邮编：
电话： 714502 传真： 960100
电子信箱： .com.cn

TFQR-TPD31-01-B-1

██市██检测科技有限公司实验室　　正 本

Laboratory of ██████ Total-Test Technology Co.,Ltd.

检 验 检 测 报 告

报告编号：██████　　　　　　　　　　　　　　　第 2 页，共 3 页

样品名称			猪尿液	抽样时间☑/抽样取证凭证编号☑		██████
商标	/	型号/规格/等级	15毫升/份	样品编号		██████
委托单位		██████区动物卫生监督所		限期使用日期/保质期		/
委托单位地址		██区██街道██东路██号		业务类别		委托送检
被抽样单位		李██		样品数量		1 份
抽样地点		██市██区██街道██社区██屠宰场	被抽样样品产地来源	██市██区	委托单号	██████
被抽样样品检疫证号		██████	被抽样样品货主	杨██	抽样基数	/
委托单位联系人		杨██	联系电话/传真号码	136██████	受理日期	2017-07-13
获样方式		送样	样品状态	正常	验讫日期	2017-07-13
检验依据		农业部 1063 号公告-3-2008《动物尿液中 11 种 β-受体激动剂的检测 液相色谱-串联质谱法》				
检测环境条件		按标准要求				
检验结论			检验检测结果见第 3 页 20██年7月13日 此处及骑缝处无██检验检测专用章本报告无效			
备 注		1. 本实验室保证检验检测的科学性、公正性和准确性，对检验检测的数据负责，对委托单位所提供的样品和技术资料保密。 2. 委托送检样品信息由客户提供，本实验室对其真实性不负任何责任。 3. 报告无主检、审核、报告签发人签字，或涂改，或未盖本实验室检验检测专用章无效。 4. 未经本实验室书面同意，不得部分复制、涂改本报告，不得将报告用于广告及商品宣传等用途。 5. 送样委托检验检测结果仅对来样的检验检测项目有效。 6. 食品生产经营者收到检测报告如有异议，自收到之日起七个工作日内向实施抽样检验的食品药品监督管理部门或者其上一级食品药品监督管理部门提出复检申请。				

报告签发人：　██████　　　　　　职　　██区██████签字人

地址：██市██区██街道██科技创新园██栋██楼
邮编：██████
电话：██████714502　传真：██████960100
电子信箱：██████

LFQR-TPD31-01-B-1

▇▇市▇▇检测科技有限公司实验室

Laboratory of ▇▇▇▇▇ Total-Test Technology Co.,Ltd.

检 验 检 测 结 果

报告编号：▇▇▇▇▇　　　　　　　　　　　　　　　第 3 页. 共 3 页

序号	检测项目	检测方法	单位	检测低限	指标要求	检测结果	单项评价
1	克伦特罗（以盐酸克伦特罗计）	农业部 1063 号公告-3-2008	μg/L	0.1	/	未检出	/
2	莱克多巴胺	农业部 1063 号公告-3-2008	μg/L	0.1	/	20	/
3	沙丁胺醇	农业部 1063 号公告-3-2008	μg/L	0.1	/	未检出	/
————以下空白————							

主检：＿＿＿＿＿＿＿＿＿＿＿　　　　　审核：＿＿＿＿＿＿＿＿＿＿＿

地址：▇▇市▇▇区▇▇街道▇▇▇科技创新版▇杰▇楼
邮编：▇▇▇
电话：▇▇▇714502　传真：▇▇▇960100
电子信箱：▇▇▇▇▇▇.com.cn

没收销毁决定审批表

<table>
<tr><td rowspan="6">当事人</td><td rowspan="4">个人</td><td>姓名</td><td colspan="5">李██</td></tr>
<tr><td>性别</td><td>男</td><td>年龄</td><td>31</td><td>电话</td><td>135████████</td></tr>
<tr><td>住址</td><td colspan="5">广██县██镇█村村委█村 ██-█ 号</td></tr>
<tr><td rowspan="2">单位</td><td>名称</td><td colspan="2"></td><td>法定代表人</td><td></td></tr>
<tr><td>地址</td><td colspan="2"></td><td>电话</td><td></td></tr>
</table>

<table>
<tr><td rowspan="1">案发经过</td><td>
2017 年 7 月 12 日，当事人运载一车附有《动物检疫合格证明（动物 B）》（№██375370）的生猪，数量为 26 头，到达██市█████肉业有限公司。进场后，本机关对该批生猪进行抽样检验，制作《抽样取证凭证》（████），经检测，抽样样品疑似含有盐酸克伦特罗及其它有害成分。抽样后，存放在██市█████肉业有限公司的生猪待宰圈 003 号栏。2017 年 7 月 13 日，本机关将可疑样品送██市███检测科技有限公司进行检测，同时，对涉案生猪采取先行登记保存措施。7 月 14 日，取得《检测报告》正本（报告编号：████），检测结果为样品含有莱克多巴胺 20 μg/L。
</td></tr>
<tr><td>所附证据材料</td><td>
1、《动物检疫合格证明（动物 B）》（№████）
2、《抽样取证凭证》（████）；
3、《委托检验协议书》；
4、《拍照实物的记录》；
5、《检测报告》正本（报告编号：████）。
</td></tr>
</table>

处理意见	当事人李■■的 26 头生猪，经检验为含有莱克多巴胺的畜，依据《中华人民共和国农业部公告 第 176 号 》的附件《禁止在饲料和动物饮用水中使用的药物品种目录》列明：盐酸克仑特罗和莱克多巴胺等都是肾上腺素受体激动剂，该 26 头生猪检验不合格。依据《■■市畜禽屠宰与检疫检验管理条例》第十六条第二款的规定：即"经检疫检验合格的，由动物防疫检疫监督机构在畜胴体上加盖验讫印章、标示检疫检验条码并出具畜产品检疫合格证明；经检疫检验不合格的，该抽样批的畜和畜产品应当予以封存、销毁。"建议予以销毁。 执法人员签名：_____ 2017 年 7 月 14 日
执法机构意见	／／／／ 签名： 　　年　　月　　日
法制机构意见	／／／／ 签名： 　　年　　月　　日
执法机关意见	同意执法人员意见。 签名：_____ 2017 年 7 月 14 日

登记保存物品处理通知书

　　　　李████　　　　　　　　　　　　　　　:

　　本机关对 2017 年 7 月 13 日登记保存你的物品作出如下处理决定:

　　2016 年 7 月 12，本机关对你进场待宰的生猪进行抽样检验，制作了《抽样取证凭证》(编号: ██████)。7 月 13 日，将尿液样品送 ██ 市 ██ 检测科技有限公司进行检测，检测结果为尿液样品含有莱克多巴胺 20μg/L。依据《中华人民共和国农业部公告 第 176 号 》的附件《禁止在饲料和动物饮用水中使用的药物品种目录》列明: 盐酸克仑特罗和莱克多巴胺等都是肾上腺素受体激动剂。登记保存的生猪为含有盐酸克伦特罗及其它有害成分的生猪。依据《██ ██ 市畜禽屠宰与检疫检验管理条例》第十六条第二款的规定:即 "经检疫检验合格的，由动物防疫检疫监督机构在畜胴体上加盖验讫印章、标示检疫检验条码并出具畜产品检疫合格证明; 经检疫检验不合格的，该抽样批的畜和畜产品应当予以封存、销毁。" 本机关作出如下处理决定:

　　销毁登记保存的 26 头生猪。

　　(以下空白)

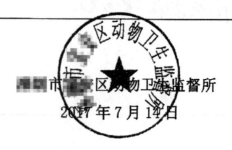

　　　　　　　　██ 市 ██ 区动物卫生监督所

　　　　　　　　　　2017 年 7 月 14 日

▓▓市▓▓区动物卫生监督所
销毁决定书

▓▓动监销毁[2017]7号

当事人:李▓▓,男,31岁,身份证号码:▓▓▓▓198601042712

地址:广▓▓县▓▓镇▓村村委▓村 ▓▓-▓ 号,联系电话:

135▓▓▓▓▓▓▓▓。

当事人李▓▓涉嫌购销含有盐酸克伦特罗及其它有害成分的畜一案,经本机关依法调查,现查明:当事人购销的26头生猪含有莱克多巴胺,依据《中华人民共和国农业部公告 第176号 》的附件《禁止在饲料和动物饮用水中使用的药物品种目录》列明:盐酸克仑特罗和莱克多巴胺等都是肾上腺素受体激动剂。以上违法事实有《动物检疫合格证明(动物B)》(№▓▓▓▓▓▓▓▓)、《抽样取证凭证》(0000263)、《委托检验协议书》、《拍照实物的记录》和《检测报告》正本(报告编号:▓▓▓▓▓▓▓▓)5份证据证明。

本机关认为:当事人购销含有盐酸克伦特罗的生猪的行为违反了《▓▓市畜禽屠宰与检疫检验管理条例》第十四条规定:即"禁止购销或者屠宰含有盐酸克伦特罗及其它有害成分的畜。"依据《▓▓市畜禽屠宰与检疫检验管理条例》第十六条第二款的规定:即"经检疫检验合格的,由动物防疫检疫监督机构在畜胴体上加盖验讫印章、标示检疫检验条码并出具畜产品检疫合格证明;经检疫检验不合格的,该抽样批的畜和畜产品应当予以封存、销毁。"本机关决定对当事人购销的26头生猪采取销毁的行政强制措施。

根据《中华人民共和国行政强制法》第八条第一款之规定,

第1页 共2页

当事人可在收到本销毁决定书后向本机关进行陈述、申辩，对本销毁决定不服的，可以在收到本销毁决定书之日起 60 日内向█████市███区经济促进局申请行政复议；或者六个月内向███市███区人民法院提起行政诉讼。行政复议和行政诉讼期间，本销毁决定不停止执行。

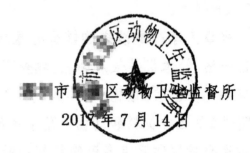

█████市███区动物卫生监督所

2017 年 7 月 14 日

第 2 页 共 2 页

送达回证

案 由	涉嫌购销含有盐酸克伦特罗及其它有害成分的畜的案				
受送达人	李■■				
送达单位	■■市■■区动物卫生监督所				
送达文书及文号	送达地点	送达人	送达方式	收到日期	收件人签名
登记保存物品处理通知书	■■市■■■■肉业有限公司■■屠宰场	杨■■梁■■	直接送达	2017.7.14	李
■■市■■区动物卫生监督所销毁决定书（■■■动监销毁〔2017〕7号）	■■市■■■■肉业有限公司■■屠宰场	杨■■梁■■	直接送达	2017.7.14	李
《检测报告》正本（报告编号：17020531）	■■市■■■■肉业有限公司■■屠宰场	杨■■梁■■	直接送达	2017.7.14	李
备注					

■■市■■区动物卫生监督所
拍照现场封样的记录

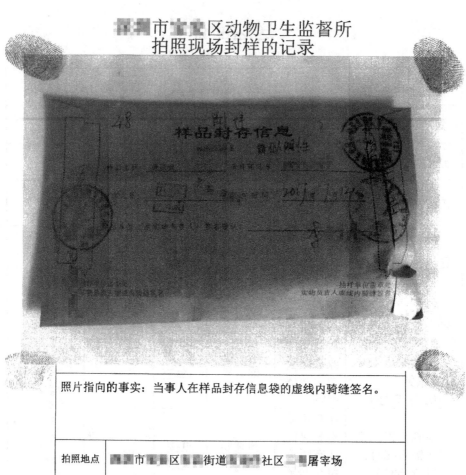

照片指向的事实：当事人在样品封存信息袋的虚线内骑缝签名。				
拍照地点	■■市■■区■■街道■■■社区■■屠宰场			
拍照时间	2017 年 7 月 12 日	拍照人员	杨■■	制作时间	2017 年 7 月 14 日
制作人员	梁■■	当事人（见证人）签名	以上内容属实 李■ 2017. 7. 14	

▨▨市▨▨区动物卫生监督所
拍照实物的记录

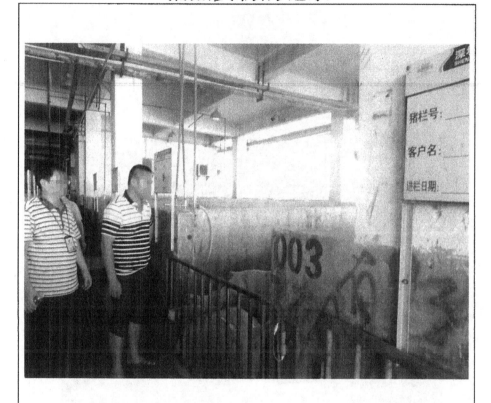

照片指向的事实：执法人员与当事人一起查看涉案的生猪，这些生猪存放在生猪待宰圈 003 号栏。

拍照地点	▨▨市▨▨区▨▨街道▨▨社区▨▨屠宰场待宰栏				
拍照时间	2017 年 7 月 13 日	拍照人员	梁▨▨	制作时间	2017 年 7 月 14 日
制作人员	梁▨▨	当事人（见证人）签名	拍照时本人在场 以上内容属实 李▨▨ 2017.7.14		

▨▨市▨▨区动物卫生监督所
拍照实物的记录

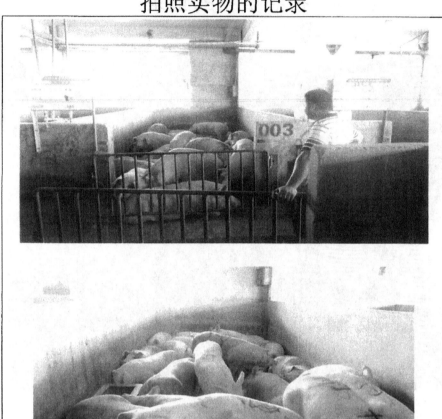

照片指向的事实：当事人在查看自己的生猪，这些生猪存放在生猪待宰圈 003 号栏。

拍照地点	▨▨市▨▨区▨▨街道▨▨社区▨▨屠宰场待宰栏				
拍照时间	2017 年 7 月 13 日	拍照人员	梁▨▨	制作时间	2017 年 7 月 14 日
制作人员	梁▨▨	当事人（见证人）签名	拍照时本人在场 以上内容属实 李▨▨ 2017年8月14		

行政强制措施现场笔录

时间：<u>2017</u> 年 <u>7</u> 月 <u>14</u> 日 <u>15</u> 时 <u>36</u> 分至 <u>16</u> 时 <u>35</u> 分

地 点 ：<u>██市████肉业有限公司██屠宰场</u>

当 事 人 姓 名：<u>李██</u>

法定代表人或负责人：<u>无</u> 联系电话 <u>135██████</u>

住所（住址）：<u>██县██镇█村村委█村 ██-█ 号</u>

见 证 人：<u>无</u> 身份证号码 <u>无</u>

单位或住址：<u>无</u> 联系电话 <u>无</u>

实施机关：<u>██市███区动物卫生监督所</u>

执法人员：<u>梁██</u> 执法证件号：<u>██████</u>

<u>杨██</u> 执法证件号：<u>██████</u>

记 录 人：<u>杨██</u>

现场情况及告知事项：<u>执法人员通知当事人到场。执法人员向当事人</u>
<u>出示执法证，表明身份，告知有申请回避权利、配合调查义务。宣告</u>
<u>《销毁决定书》，把《销毁决定书》当场交付当事人。当场告知采取</u>
<u>行政强制措施的理由、依据以及依法享有的权利、救济途径和义务。</u>

当事人的陈述、申辩： <u>当事人没有向本机关陈述、申辩。</u>

当事人签名或盖章：██████ （见证人签名或盖章： ）

执法人员签名或盖章：██████ ██████

执 法 证 件 号 ： ██████ ██████

日 期： 2017 年 7 月 14 日

第1页共 2 页

笔 录 纸

现场处理情况：　本机关要求▇▇市▇▇▇▇肉业有限公司将生猪待

宰圈 003 号栏的 26 头生猪送▇▇市城市废物处置中心作无害化处理

（备注：由▇▇市▇▇▇▇肉业有限公司派人装车，本机关实施监督

并打上铅封。废物处置中心接收后，即开具《处理物品交接登记凭据》。

《处理物品交接登记凭据》将由本机关随案存档）。

　　　（以下空白）

本人认真阅读以上内容

情况属实　　　　　　　　　　李▇▇▇

2017. 7. 14

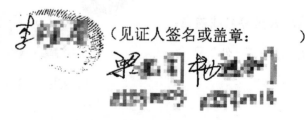

当事人签名或盖章：李▇▇▇　　（见证人签名或盖章：　　　　）

执法人员签名或盖章：

执 法 证 件 号：

日　期：2017 年 7 月 14 日

授 权 委 托 书

委托人： 姓名　　李▓▓　　身份证号　▓▓▓▓198601042712

　　　　 性别　　　男　　　联系电话　　135▓▓▓▓▓

受托人： 姓名　　刘▓▓　　身份证号　▓▓▓▓198601301212

　　　　 性别　　　男　　　联系电话　　186▓▓▓▓

受托人： 姓名　　　　　　　身份证号

　　　　 性别　　　　　　　联系电话

　　由于工作忙，我经常不在▓▓市▓▓▓▓肉业有限公司，现委托刘▓▓签收▓▓市▓▓区动物卫生监督所送达本人的法律文书。刘▓▓代理签收的法律文书，本人均予以认可送达，由此产生的法律责任由本人承担。

委托人：▓▓▓

2017年7月14日

████市██区动物卫生监督所
拍照销毁物品的记录

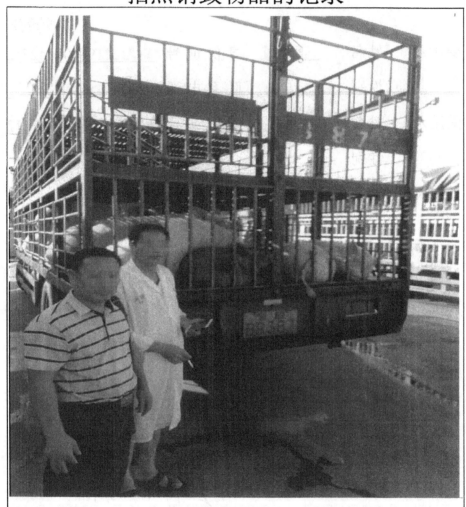

照片指向的事实：██市████肉业有限公司的将涉案的生猪装车，准备启运，本机关进行监督。

拍照地点	██市██区██街道███社区██屠宰场		
拍照时间	2017 年 7 月 14 日	拍照人员	杨██
制作时间	2017 年 7 月 17 日	制作人员	梁██

▓▓市 ▓▓区动物卫生监督所
拍照销毁物品的记录

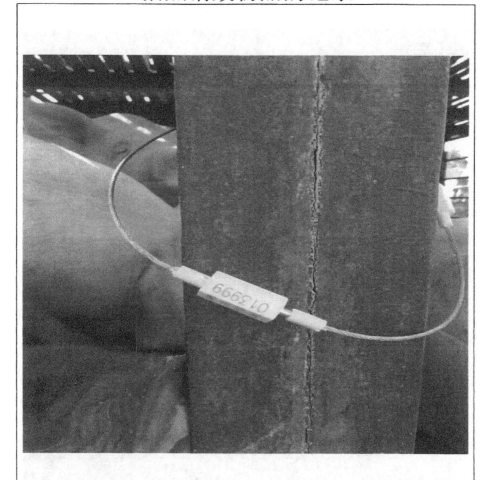

照片指向的事实：装车后打上铅封▓▓▓▓。

拍照地点	▓▓市▓▓区▓▓街道▓▓▓社区▓▓屠宰场		
拍照时间	2017 年 7 月 14 日	拍照人员	杨▓▓
制作时间	2017 年 7 月 17 日	制作人员	梁▓▓

▨▨市 ▨▨区动物卫生监督所
拍照销毁物品的记录

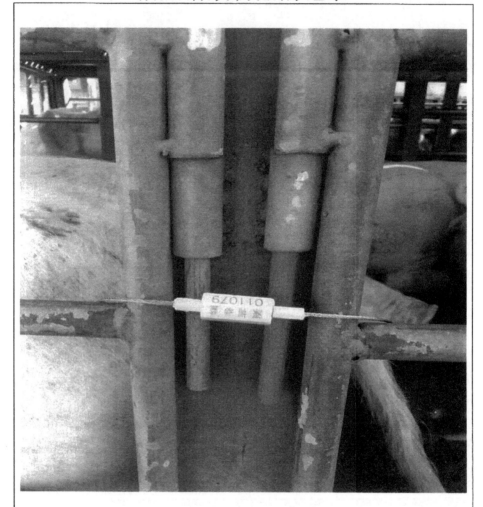

照片指向的事实：装车后打上铅封▨▨▨▨。

拍照地点	▨▨市▨▨区▨▨街道▨▨▨社区▨▨屠宰场		
拍照时间	2017 年 7 月 14 日	拍照人员	杨▨▨
制作时间	2017 年 7 月 17 日	制作人员	梁▨▨

███市██区动物卫生监督所
拍照销毁物品的记录

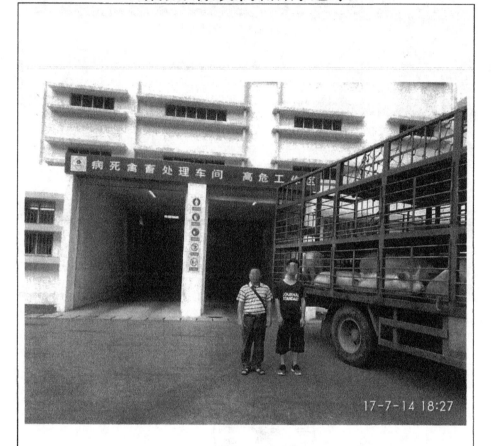

照片指向的事实：押运到███市城市废物处置中心。

拍照地点	██市城市废物处置中心病死畜禽处理车间		
拍照时间	2017 年 7 月 14 日	拍照人员	废物处置中心工作人员
制作时间	2017 年 7 月 17 日	制作人员	梁██

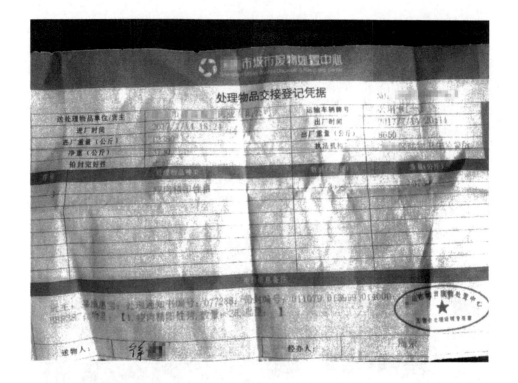

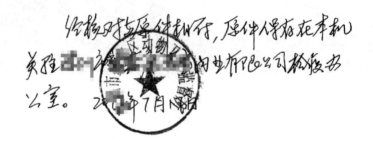

▆▆市▆▆区动物卫生监督所

▆▆监函〔2017〕17 号

"瘦肉精"涉案线索移送函

▆▆市公安局▆▆分局：

2017 年 7 月 12 日，李▆▆购买 26 头生猪，运到位于▆▆区▆▆街道的▆▆市▆▆▆▆肉业有限公司准备屠宰销售，经▆▆市▆▆区动物卫生监督所抽样检测，尿样中检出"瘦肉精"。依据《最高人民法院、最高人民检察院关于办理非法生产、销售、使用禁止在饲料和动物饮用水中使用的药品等刑事案件具体应用法律若干问题的解释》第三条规定，当事人的行政违法行为**涉嫌销售有毒、有害食品罪**。

根据农业部、公安部、工业和信息化部、商务部、卫生部、国家工商总局、国家质检总局和国家食品药品监管局等 8 部（局）共同制定的《"瘦肉精"涉案线索移送与案件督办工作机制》（农质发[2011]10 号）的规定，现将**此案线索**移送贵局，并请将有关情况通报本所为盼。

附：1.动物检疫合格证明(复印件);
　　2.抽样取证凭证(复印件);
　　3.检测报告(复印件);
　　4.询问笔录（复印件）。

（此页无正文）

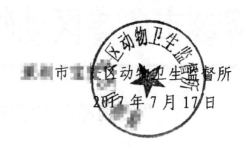

□□市□□区动物卫生监督所
20□7 年 7 月 17 日

（联系人：梁□□，□□□-□□788414）

送达回证

送达地点	□□市公安局□□□分局法制科	
送达方式	直接送达	
送达人		送达时间	
备注	建议拷绫案管□□□审查、并根据调查结果依法处理。 □□ 20□.7.7 法制科 同意。 □□□公安分局 20□.7.7	

■■■市■■■区动物卫生监督所

■■监函〔2017〕19号

关于核查莱克多巴胺阳性生猪的函

■■■市■■■区动物防疫监督所：

2017年7月12日，我区在生猪宰前莱克多巴胺抽样监测中，来自贵地的一批生猪有1份样品经检测呈阳性。该批生猪的《动物检疫合格证明（动物B）》号码为：■■■■■■■。根据《■■■市畜禽屠宰与检疫检验管理条例》第三十三条之规定，我所依法对该批生猪26头进行了无害化处理。

为进一步核实该批生猪来源，根据《中华人民共和国动物防疫法》和《中华人民共和国农产品质量安全法》的相关规定，请贵单位协助对该批生猪进行溯源并进行确认，届时我单位将对溯源情况上报上级农业行政主管部门。

特此致函，请即复函。

附件：1.《动物检疫合格证明（动物B）》（№■■■■■■■）

2.《检测报告》（报告编号：■■■■■■

2017年7月17日

联系人：梁■■■　　　　联系电话：■■■■788414
邮　编：■■■■　　　　传　真：■■■■781481
地　址：■■■市■区■■二区■■路■号

案件处理意见书

案由	涉嫌购销含有盐酸克伦特罗及其它有害成分的畜案						
当事人	个人	姓名	李██				
		性别	男	年龄	31	电话	135██████
		住址	██县██镇██村村委██村███号				
	单位	名称				法定代表人（负责人）	
		地址				电话	

案件调查经过	2017 年 7 月 12 日，当事人购买 26 头生猪，运到██市██区██街道██社区██屠宰场，向本机关提供《动物检疫合格证明（动物 B）》（№██████）和《无"瘦肉精"等违禁药物承若书》。本机关对该批生猪进行抽样检验，抽取尿液样品 2 份，制作了《抽样取证凭证》（编号：██████）。经实验室检测，有 1 份尿液样品疑似含有莱克多巴胺，本机关检疫检验人员拍摄封样照片 1 张。7 月 13 日，经请示批准立案调查，又经请示批准对该批生猪采取证据登记保存措施；对李██进行询问调查，制作《询问笔录》，提取了李██的身份证复印件；拍摄照片 3 张；本机关将可疑样品送██市██检测科技有限公司进行检测。7 月 14 日，本机关取得《检测报告书》（报告编号：██████），检测结果为尿液样品含有莱克多巴胺 20 μg/L；经请示批准对该批生猪采取销毁措施，将《销毁决定书》送达当事人，制作《行政强制措施现场笔录》。至此，本案调查终结。

所附证据材料	1、《动物检疫合格证明（动物 B）》（№██████）原件 1 份；2、《无"瘦肉精"等违禁药物承若书》原件 1 份；3、《抽样取证凭证》（编号：██████）原件 1 份；4、《委托检验协议书》原件 1 份； 5、《检测报告》正本（报告编号：██████）；6、《询问笔录》原件 1 份；7、《拍照现场封样的记录》1 份；8、《拍照实物的记录》2 份；9、李██的身份证复印件 1 份。

调查结论及处理意见	一、调查结论 1、《询问笔录》和李■■■的身份证复印件共同证明：李■■■的身份及其违法主体的适格性。2、《询问笔录》、《动物检疫合格证明（动物B）》（No.■■■■■■）和《拍照实物的记录》2份共同证明：李■■■购买生猪26头，存放于■■市■■■■肉业有限公司的待宰圈003号栏里。3、《询问笔录》《无"瘦肉精"等违禁药物承若书》共同证明：当事人李■■采取了避免购买含有"瘦肉精"等违禁药物生猪的措施，不知道购买的这批生猪含有盐酸克伦特罗及其它有害成分。4、《检测报告书》（报告编号：■■■■■）、《抽样取证凭证》（编号：■■■■）、《拍照现场封样的记录》和《委托检验协议书》共同证明：李■■■购进的该批生猪含有莱克多巴胺。 　　以上证据证明，2017年7月12日，当事人李■■■购买了26头的生猪，存放于■■市■■■■肉业有限公司的待宰圈003号栏里，经抽样检验，尿液样品含有莱克多巴胺。该行为违反了《■■■市畜禽屠宰与检疫检验管理条例》第十四条规定，即禁止购销或者屠宰含有盐酸克伦特罗及其他有害成分的畜。 　　二、处理意见 　　当事人李■■■的违法行为，应当给予行政处罚。依照《■■市畜禽屠宰与检疫检验管理条例》第三十三条规定，应当予以没收的行政处罚，并对含有莱克多巴胺的生猪实施销毁。依照《■■区经济促进局行政处罚自由裁量权实施标准》关于购销或者屠宰含有盐酸克伦特罗及其它有害成分的畜的规定："按要求进行了快速检测筛选，不知道购销或者屠宰的畜含有盐酸克伦特罗及其它有害成分的，予以没收销毁。"因此，建议给予当事人李■■■如下的处罚：没收26头生猪。 　　　　　　　　　　执法人员签名：罪■■ 柏■■ 　　　　　　　　　　2017年7月18日
执法机关意见	同意执法人员处理意见。 　　　　　　　签名：柏■■ 　　　　　2017年7月18日

行政处罚事先告知审批表

<table>
<tr><td rowspan="5">当事人</td><td rowspan="3">个人</td><td>姓名</td><td colspan="5" style="text-align:center">李■■</td></tr>
<tr><td>性别</td><td>男</td><td>年龄</td><td>31</td><td>电话</td><td>135■■■■■</td></tr>
<tr><td>住址</td><td colspan="5">■■■县■■镇■村村委■村■■号</td></tr>
<tr><td rowspan="2">单位</td><td>名称</td><td colspan="2"></td><td>法定代表人（负责人）</td><td colspan="2"></td></tr>
<tr><td>地址</td><td colspan="2"></td><td>电话</td><td colspan="2"></td></tr>
<tr><td rowspan="1">拟作出行政处罚决定的事实、理由</td><td colspan="6">

2017 年 7 月 12 日，当事人购买 26 头生猪，运到■■市■■区■■街道■■■社区■■屠宰场。本机关对该批生猪进行抽样检验，检测结果为尿液样品含有莱克多巴胺 20μg/L。

依据《■■■市畜禽屠宰与检疫检验管理条例》第三十三条规定："违反本条例第十四条规定，购销或者屠宰含有盐酸克伦特罗及其它有害成分的畜的，由市、区动物防疫检疫监督机构对畜及其产品予以没收销毁，知道或者应当知道畜含有盐酸克伦特罗及其它有害成分而购销或者屠宰的，对购销者或者屠宰场并处违法经营额五倍的罚款；构成犯罪的，依法追究刑事责任。"

依照《■■区经济促进局行政处罚自由裁量权实施标准》关于购销或者屠宰含有盐酸克伦特罗及其它有害成分的畜的规定："按要求进行了快速检测筛选，不知道购销或者屠宰的畜含有盐酸克伦特罗及其它有害成分的，予以没收销毁。"

建议拟作出如下行政处罚决定：没收 26 头生猪。

执法人员签名：栗■■ 杨■■

2017 年 7 月 18 日

</td></tr>
<tr><td>执法机关意见</td><td colspan="6">

同意执法人员意见。

签名：杨■■

2017 年 7 月 18 日

</td></tr>
</table>

■■市 ■■区动物卫生监督所
行政处罚事先告知书

■■动监告〔2017〕10号

李■■：

经调查，2017 年 7 月 12 日，你购进 26 头生猪，存放于 ■■市■■■肉业有限公司待宰圈 003 号栏里，经本机关抽样检验，抽样样品含有莱克多巴胺。以上事实主要证据如下：第一组证据包括《询问笔录》和你的身份证复印件，证明：你的身份及违法主体的适格性。第二组证据包括《询问笔录》、《动物检疫合格证明（动物 B）》（№■■■■）和《拍照实物的记录》2 份，共同证明：你购进 26 头生猪，存放于■■市■■■肉业有限公司待宰圈 003 号栏里。第三组证据包括《询问笔录》和《无"瘦肉精"等违禁药物承若书》，共同证明：你采取了避免购买含有"瘦肉精"等违禁药物生猪的措施，不知道购买的这批生猪含有盐酸克伦特罗及其它有害成分。第四组证据包括《检测报告书》（报告编号：■■■■）、《抽样取证凭证》（编号：■■■■）、《拍照现场封样的记录》和《委托检验协议书》，共同证明：本机关抽取了你那批生猪的尿液样品 2 份，其中 1 份疑似含有莱克多巴胺，将可疑样品送■■市■■检测科技有限公司进行检测，检测结果为含有莱克多巴胺 20μg/L。

第 1 页共 3 页

中华人民共和国农业部公告第176号中《禁止在饲料和动物饮水中使用的药物品种目录》列明：莱克多巴胺和盐酸克伦特罗等是肾上腺素受体激动剂。

依据《██市畜禽屠宰与检疫检验管理条例》第十六条第二款的规定："经检疫检验合格的，由动物防疫检疫监督机构在畜胴体上加盖验讫印章、标示检疫检验条码并出具畜产品检疫合格证明；经检疫检验不合格的，该抽样批的畜和畜产品应当予以封存、销毁。" 2017年7月14日，本机关对你那批生猪（共26头）实施了销毁的行政强制措施。

你违反了《██市畜禽屠宰与检疫检验管理条例》第十四条规定："禁止购销或者屠宰含有盐酸克伦特罗及其它有害成分的畜。"

依据《██市畜禽屠宰与检疫检验管理条例》第三十三条规定："违反本条例第十四条规定，购销或者屠宰含有盐酸克伦特罗及其它有害成分的畜的，由市、区动物防疫检疫监督机构对畜及其产品予以没收销毁，知道或者应当知道畜含有盐酸克伦特罗及其它有害成分而购销或者屠宰的，对购销者或者屠宰场并处违法经营额五倍的罚款；构成犯罪的，依法追究刑事责任。"依据《██区经济促进局行政处罚自由裁量权实施标准》关于购销或者屠宰含有盐酸克伦特罗及其它有害成分的畜的规定："按要求进行了快速检测筛选，不知道购销或者屠宰的畜含有盐酸克伦特罗及其它有害成分的，予以没收销毁。"本机关拟作出如下处罚决定：

没收 26 头生猪。

根据《中华人民共和国行政处罚法》第三十一条、三十二条和第四十二条之规定，你可在收到本告知书之日起三日内向本机关进行陈述申辩、申请听证，逾期不陈述申辩、申请听证的，视为你放弃上述权利。

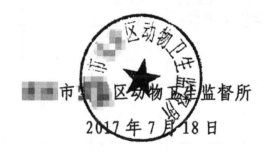

■■■市■■区动物卫生监督所

2017 年 7 月 18 日

执法机关地址：■■■市■■区■■■2 区■■路■ 号

联系人：梁■■■　　　　　　　电话：■■■■■

第 3 页共 3 页

送达回证

案　　由	购销含有盐酸克伦特罗及其它有害成分的畜的案				
受送达人	李██				
送达单位	██市██区动物卫生监督所				
送达文书及文号	送达地点	送达人	送达方式	收到日期	收件人签名
██市██区动物卫生监督所行政处罚事先告知书（██动监告〔2017〕10号）	██市██████肉业有限公司██屠宰场	梁██杨██	直接送达	2017.7.19	李██
备注					

案件集体讨论记录

案由	李▨▨涉嫌购销含有盐酸克伦特罗及其它有害成分的畜案
时间	2017 年 7 月 24 日
地点	▨▨市▨▨区动物卫生监督所▨楼会议室
基本案情	2017 年 7 月 12 日,本机关对李▨▨的一批附《动物检疫合格证明（动物 B）》（№▨▨▨▨▨▨）的 26 头生猪抽取 2 份尿液样品,其中 1 份样品含有莱克多巴胺。经请示批准立案调查、采取证据登记保存措施和销毁措施,于 7 月 18 日调查终结。 　　承办人员对该案作出调查结论、提出处理意见如下： 　　2017 年 7 月 12 日,当事人李▨▨购买了 26 头的生猪,存放于▨▨市▨▨▨▨肉业有限公司的待宰圈 003 号栏里,经抽样检验,尿液样品含有莱克多巴胺,没有发现当事人知道含有莱克多巴胺的证据。该行为违反了《▨▨▨市畜禽屠宰与检疫检验管理条例》第十四条规定,即禁止购销或者屠宰含有盐酸克伦特罗及其他有害成分的畜。 　　当事人李▨▨的违法行为,应当给予行政处罚。依照《▨▨▨市畜禽屠宰与检疫检验管理条例》第三十三条规定,应当予以没收的行政处罚,并对含有莱克多巴胺的生猪实施销毁。依照《▨▨区经济促进局行政处罚自由裁量权实施标准》关于购销或者屠宰含有盐酸克伦特罗及其它有害成分的畜的规定："按要求进行了快速检测筛选,不知道购销或者屠宰的畜含有盐酸克伦特罗及其它有害成分的,予以没收销毁。"因此,建议给予当事人李▨▨如下的行政处罚：没收 26 头生猪。
听证情况	7 月 19 日,送达当事人《行政处罚事先告知书》,在法定期限内,当事人没有提出陈述申辩、申请听证。

第 1 页　共 2 页

<table>
<tr><td rowspan="1">参加讨论人员的意见和理由</td><td>

梁███、杨███：汇报案情和案件处理意见。

杨███：通过办案人员对案情的汇报，现在请大家审核，就本案展开讨论。下面我先发表一下意见，当事人李████违反了《███市畜禽屠宰与检疫检验管理条例》第十四条之规定：即"禁止购销或者屠宰含有盐酸克伦特罗及其它有害成分的畜。"根据其违法事实、性质、情节和社会危害程度，将本案的违法行为定为比较严重，从目前掌握的证据看，当事人没有主观违法的故意。根据《███市畜禽屠宰与检疫检验管理条例》第三十三条的规定，应当对当事人李████做出适当的行政处罚。我同意办案人员意见。应当给予当事人李████如下行政处罚：没收 26 头生猪。

刘███：该案自立案以来，程序合法，事实清楚，证据确凿、充分。当事人李████的行为违反了《███市畜禽屠宰与检疫检验管理条例》的有关规定，应当按照条例规定予以处罚。我同意███同志对本案提出的处理意见。

陈███：我同意上述意见。

庞███：我同意上述意见。
</td></tr>
</table>

参加讨论人员的意见和理由	梁███、杨███：汇报案情和案件处理意见。 杨███：通过办案人员对案情的汇报，现在请大家审核，就本案展开讨论。下面我先发表一下意见，当事人李████违反了《███市畜禽屠宰与检疫检验管理条例》第十四条之规定：即"禁止购销或者屠宰含有盐酸克伦特罗及其它有害成分的畜。"根据其违法事实、性质、情节和社会危害程度，将本案的违法行为定为比较严重，从目前掌握的证据看，当事人没有主观违法的故意。根据《███市畜禽屠宰与检疫检验管理条例》第三十三条的规定，应当对当事人李████做出适当的行政处罚。我同意办案人员意见。应当给予当事人李████如下行政处罚：没收 26 头生猪。 刘███：该案自立案以来，程序合法，事实清楚，证据确凿、充分。当事人李████的行为违反了《███市畜禽屠宰与检疫检验管理条例》的有关规定，应当按照条例规定予以处罚。我同意███同志对本案提出的处理意见。 陈███：我同意上述意见。 庞███：我同意上述意见。
讨论结论	当事人李████购销含有盐酸克伦特罗及其它有害成分的畜，事实清楚，证据确凿。没有证据证明当事人在实施购销行为时有主观违法的故意。应当依法给予当事人如下行政处罚：没收 26 头生猪。

参加人员	姓名	工作部门	职务	签名	标注日期
	杨██	/	副所长	杨██	2017年7月24日
	刘██	/	副所长	刘██	2017年7月24日
	陈██	/	执法员	陈██	2017年7月24日
	庞██	/	执法员	庞██	2017年7月24日
	杨██	/	执法员	杨██	2017年7月24日
	梁██	/	执法员	梁██	2017年7月24日
备注：本机关没有设置执法机构、法制机构等工作部门。				

第 2 页 共 2 页

行政处罚决定审批表

案由	购销含有盐酸克伦特罗及其它有害成分的畜的案						
案件来源	检查发现						
当事人	个人	姓名	李▦▦				
		性别	男	年龄	31	电话	135▦▦▦
		住址	▦▦县▦▦镇▦村村委▦村▦▦号				
	单位	名称			法定代表人（负责人）		
		地址			电话		
	案件调查经过	2017 年 7 月 12 日,当事人购买 26 头生猪,运到▦▦市▦▦区▦▦街道▦▦社区▦屠宰场,向本机关提供《动物检疫合格证明（动物 B）》（№▦▦▦▦▦）和《无"瘦肉精"等违禁药物承若书》。本机关对该批生猪进行抽样检验,抽取尿液样品 2 份,制作了《抽样取证凭证》（编号:　▦▦▦▦▦）。经实验室检测,有 1 份尿液样品疑似含有莱克多巴胺,本机关检疫检验人员拍摄封样照片 1 张。7 月 13 日,经请示批准立案调查,又经请示批准对该批生猪采取证据登记保存措施;对李▦▦进行询问调查,制作《询问笔录》,提取了李▦▦的身份证复印件;拍摄照片 3 张;本机关将可疑样品送▦▦市▦▦检测科技有限公司进行检测。7 月 14 日,本机关取得《检测报告书》（报告编号:　▦▦▦▦）,检测结果为尿液样品含有莱克多巴胺 20μg/L;经请示批准对该批生猪采取销毁措施,将《销毁决定书》送达当事人,制作《行政强制措施现场笔录》。至此,本案调查终结。						

第 1 页　共 4 页

陈述申辩情况	当事人的陈述申辩	2017 年 7 月 19 日，本机关向当事人送达《行政处罚事先告知书》（██动监告[2017]10 号）。当事人在法定期限内未向本机关陈述申辩、申请听证。
	执法人员的复核意见	无
听证情况	当事人听证会上陈述申辩和证据	无
	听证结论	无
法制机构负责人的审核意见（重大行政处罚决定）		本机关没有设置法制机构（本机关对本案进行了集体讨论）。

第 2 页 共 4 页

违法事实	2017 年 7 月 12 日,当事人购买 26 头生猪,运到███市███区███街道███社区███屠宰场。本机关对该批生猪进行抽样检验,检测结果为尿液样品含有莱克多巴胺 20μg/L。
相关证据	1、《动物检疫合格证明(动物 B)》(№███████)原件 1 份;2、《无"瘦肉精"等违禁药物承若书》原件 1 份;3、《抽样取证凭证》(编号:███████)原件 1 份;4、《委托检验协议书》原件 1 份; 5、《检测报告》正本(报告编号:███████);6、《询问笔录》原件 1 份;7、《拍照现场封样的记录》1 份;8、《拍照实物的记录》2 份;9、李███的身份证复印件 1 份。
处罚依据	依据《███市畜禽屠宰与检疫检验管理条例》第三十三条规定:"违反本条例第十四条规定,购销或者屠宰含有盐酸克伦特罗及其它有害成分的畜的,由市、区动物防疫检疫监督机构对畜及其产品予以没收销毁,知道或者应当知道畜含有盐酸克伦特罗及其它有害成分而购销或者屠宰的,对购销者或者屠宰场并处违法经营额五倍的罚款;构成犯罪的,依法追究刑事责任。" 依照《███区经济促进局行政处罚自由裁量权实施标准》关于购销或者屠宰含有盐酸克伦特罗及其它有害成分的畜的规定:"按要求进行了快速检测筛选,不知道购销或者屠宰的畜含有盐酸克伦特罗及其它有害成分的,予以没收销毁。"

第 3 页 共 4 页

处理意见	建议维持《███市██区动物卫生监督所行政处罚事先告知书》（██动监告〔2017〕10号）所拟的处罚决定，即：没收26头生猪。 执法人员签名：梁██ 杨████ 2017年7月24日
执法机构意见	（此栏空白） 签名： 年　月　日
法制机构意见	（此栏空白） 签名： 年　月　日
执法机关意见	同意执法人员意见。 签名：杨██ 2017年7月24日

省级收财物收据

2017 年 月 24 日

被没收财物单位或个人姓名	李			地址	社区 居等物	
没 收 财 物 案 由	收销会有毒成生任特里及其它有毒成分的肉					
没收财（币种）、物名称	单 位	规 格	数量（大写）		金额（大写）	
生猪	大	一	贰拾陆		无害化处理	
办单			被没收财物单位或个人（签章）			
处罚单位（盖章）		开票人：		经收人：		省财政厅印制

第四联 随案存档

罚没物品处理记录

记录时间：____2017 年 7 月 24 日____

处理物品及处理方式：

    罚没物品(含有"瘦肉精"的牛)经检验不合格，本机关已于2017 年 7 月 14 日依法采取了销毁的行政强制措施。当日，█████市█████ ██肉业有限公司将检验不合格的 26 头生猪进行装车；装车后，本机 关打上铅封（铅封编号：██████、██████），由本机关执法人员押运， 送 ███市城市废物处置中心实施销毁处理；███市城市废物处置中心 接收后，开具了《处理物品交接登记凭据》（NO：███████████1)。在 处理过程中，拍摄 4 张照片。

    （以下空白）

执法人员签名：

执法机构负责人签名：

送达回证

案　　由	购销含有盐酸克伦特罗及其它有害成分的畜的案				
受送达人	李██				
送达单位	██市██区动物卫生监督所				
送达文书及文号	送达地点	送达人	送达方式	收到日期	收件人签名
██市██区动物卫生监督所行政处罚决定书（██动监罚〔2017〕10号）	██市██肉业有限公司██屠宰场	梁██杨██	直接送达	2017.7.25	
██省没收财物收据（EG01118589）	██市██肉业有限公司██屠宰场	梁██杨██	直接送达	2017.7.25	
备注					

查收复函的记录

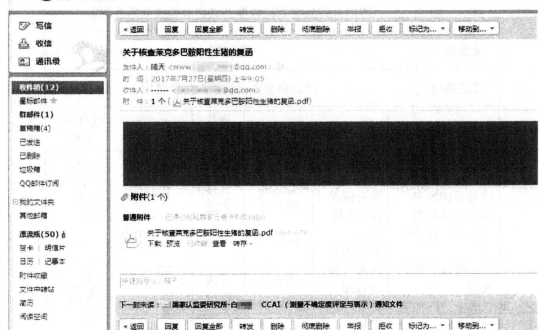

███市██区动物防疫监督所

██动监函〔2017〕8号

关于核查莱克多巴胺阳性生猪的复函

██市██区动物卫生监督所:

2017年7月19日下午,收到贵所关于核查莱克多巴胺阳性生猪的函(█动监〔2017〕19号)后,我所高度重视并将有关情况上报区农林局,随后由农业综合行政执法股、区畜牧兽医局及我所工作人员组成调查组到██镇农业综合服务中心及对涉事养殖场展开调查。一是对找到负责该片区的检疫员进行了解情况,查看了该动物检疫合格证明的存根及电子出证记录,证实该证明由检疫员梁██所开具,据他所说:"2017年7月10日收到该场需外调生猪的通知后,立即到现场对26头生猪按要求做好检疫工作,并查看养殖档案、生猪佩戴耳标情况,并对该批上市生猪进行抽样,共抽取1个猪尿样,经"瘦肉精"快速检测卡检测,结果为阴性,并未发现有其他异常情况,于2017年7月11日在检疫申报点出具动物检疫合格证明(号码:██████)。"二是调查组在██镇农业综合服务中心工作人员陪同下到涉嫌使用违禁药物生猪养殖场进行调查,该养殖场负责人杨███来自███,执法人员对该场存栏生猪 173 头（其中大猪 6 头，中猪 167 头）进行封存，并对该场生猪及农业投入品进行抽样，共抽取生猪尿液样品 5 份，饲料及饲料添加剂样品 4 份，并按程序对猪尿、饲料及饲料添加剂样品进行封样，并告知该场负责人待检测结果出来前，禁止场内所有生猪调运。我所于 2017 年 7 月 24 日收到经■■市农产品质量监督检验测试中心的检验报告，样品检测项目"莱克多巴胺"的结果均为合格，并将检测结果报送区农林局农业综合行政执法股跟踪处理。

特此回复

附件：《检测报告》（报告编号：■■■-■■■-■■，
■■■-■■■-■■）

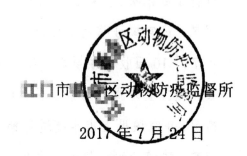

■■市■■区动物防疫监督所

2017 年 7 月 24 日

联系人：付■■　　　　　联系电话：■■■-■■99521

地址：广■省■■市■■区■■路■■新村■座二楼

邮编：■■■■■

报告编号：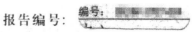

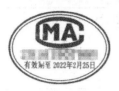 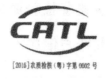

正 本

检 测 报 告

TEST REPORT

门市农产品质量监督检验测试中心

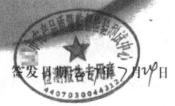

▮▮市农产品质量监督检验测试中心

样品和委托方信息

样品名称	饲料、饲料、饲料、小、中、猪壮骨催长专用料（猪用复合预混合饲料）	检测类别	委托检测
委托单位	▮▮市▮▮区农林局	委托单位地址	▮▮▮▮▮新村▮座
受检单位	——	受检单位地址	——
邮政编码	▮▮▮▮▮	电话/传真	137▮▮▮▮▮
抽( )送(√)样人	陆▮▮	委托书/抽样方案编号	▮▮▮▮▮▮
抽( )送(√)样日期	2017 年 7 月 20 日	抽样地点	——
抽样环境条件	——	抽样基数	——
抽样依据	——		
主要仪器	液相色谱仪（JMNJ-002）		
分包	——		
偏离	——		
不确定度	——		
其他	——		
检验结论	——		
备注	方法检出限为：莱克多巴胺 0.5μg/g。		

主检：▮▮▮　　　审核：麦▮▮▮　　　批准：闫▮▮

日期：2017.7.21　　日期：207.7.21　　职务：技术负责人

日期：2017.7.24

█████市农产品质量监督检验测试中心
检 测 结 果

样品名称	饲料		样品状态	颗粒，正常	样本来源	——
样品编号	████████		样品数量	500g	生产日期（批号）	——
样品原号	杨██ 1		判定依据	农业部第 176 号公告		

检 测 结 果

序号	检测项目	单位	检测结果	检测方法或标准	标准要求值	单项判定
1	莱克多巴胺	μg/g	未检出	GB/T 20189-2006	不得检出	合格

本栏空白

▨▨市农产品质量监督检验测试中心

检 测 结 果

样品名称	饲料	样品状态	粉状，正常	样本来源	——
样品编号	▨▨▨▨▨▨	样品数量	500g	生产日期（批号）	——
样品原号	杨▨▨2	判定依据		农业部第 176 号公告	
检 测 结 果					
序号	检测项目	单位	检测结果	检测方法或标准	标准要求值	单项判定
1	莱克多巴胺	μg/g	未检出	GB/T 20189-2006	不得检出	合格

本栏空白

██市农产品质量监督检验测试中心
检 测 结 果

样品名称	饲料		样品状态	固体，正常	样本来源	——
样品编号	████████		样品数量	500g	生产日期（批号）	——
样品原号	杨██ 3		判定依据	农业部第 176 号公告		

检 测 结 果						
序号	检测项目	单位	检测结果	检测方法或标准	标准要求值	单项判定
1	莱克多巴胺	µg/g	未检出	GB/T 20189-2006	不得检出	合格

本栏空白

░░市农产品质量监督检验测试中心
检 测 结 果

样品名称	小、中、猪壮骨催长专用料（猪用复合预混合饲料）	样品状态	粉状，正常	样本来源	—
样品编号	░░░░░░	样品数量	500g	生产日期（批号）	——
样品原号	杨░░4	判定依据	农业部第 176 号公告		

检 测 结 果					
序号	检测项目	单位	检测结果	检测方法或标准	标准要求值	单项判定
1	莱克多巴胺	μg/g	未检出	GB/T 20189-2006	不得检出	合格

以下空白

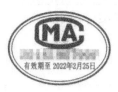

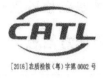

报告编号：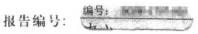

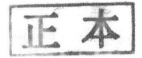

检 测 报 告

TEST REPORT

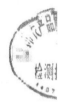

门市农产品质量监督检验测试中心

▮▮市农产品质量监督检验测试中心

样品和委托方信息

样品名称	猪尿、猪尿、猪尿、猪尿、猪尿	检测类别	委托检测
委托单位	▮▮市▮▮区农林局	委托单位地址	▮▮▮▮▮新村▮座
受检单位	——	受检单位地址	——
邮政编码	▮▮▮▮	电话/传真	137▮▮▮▮▮
抽( )送(√)样人	陆▮▮	委托书/抽样方案编号	▮▮▮▮▮
抽( )送(√)样日期	2017 年 7 月 20 日	抽样地点	——
抽样环境条件	——	抽样基数	——
抽样依据	——		
主要仪器	气质联用仪（JMNJ-004）		
分包	——		
偏离	——		
不确定度	——		
其他	——		
检验结论	——		
备注	方法检出限：莱克多巴胺 2.0μg/L.		

主检：泰▮▮　审核：麦▮▮▮　批准：闫▮▮▮
职务：技术负责人
日期：2017.7.21　日期：2017.7.21　日期：2017.7.25

■■市农产品质量监督检验测试中心

检 测 结 果

样品名称		猪尿		样品状态	液体，正常	样本来源	——
样品编号				样品数量	100mL	生产日期（批号）	——
样品原号		杨■■1		判定依据		中华人民共和国农业部公告第 176 号	

检 测 结 果

序号	检测项目	单位	检测结果	检测方法或标准	标准要求值	单项判定
1	莱克多巴胺	μg/L	未检出	农业部 1031 号公告—3—2008	不得检出	合格

本栏空白

管理编号：▮▮▮▮▮▮　　　第 4 页 共 6 页　　　报告编号：▮▮▮▮▮▮

▮▮市农产品质量监督检验测试中心

检 测 结 果

样品名称	猪尿	样品状态	液体，正常	样本来源	——
样品编号	▮▮▮▮▮	样品数量	100mL	生产日期（批号）	——
样品原号	杨▮▮5	判定依据	中华人民共和国农业部公告第176号		

检 测 结 果

序号	检测项目	单位	检测结果	检测方法或标准	标准要求值	检测项目
1	莱克多巴胺	μg/L	未检出	农业部 1031 号公告—3—2008	不得检出	合格

本栏空白

▉▉市农产品质量监督检验测试中心

检 测 结 果

样品名称	猪尿	样品状态	液体，正常	样本来源	——
样品编号	▉▉▉▉▉	样品数量	100mL	生产日期（批号）	——
样品原号	杨▉▉2	判定依据	中华人民共和国农业部公告第 176 号		

检 测 结 果

序号	检测项目	单位	检测结果	检测方法或标准	标准要求值	检测项目
1	莱克多巴胺	μg/L	未检出	农业部 10 1 号公告—3—2008	不得检出	合格

本栏空白

▨门市农产品质量监督检验测试中心

检 测 结 果

样品名称	猪尿	样品状态	液体，正常	样本来源	——
样品编号	▨▨▨▨▨	样品数量	100mL	生产日期（批号）	——
样品原号	杨▨▨6	判定依据	中华人民共和国农业部公告第 176 号		

检 测 结 果

序号	检测项目	单位	检测结果	检测方法或标准	标准要求值	检测项目
1	莱克多巴胺	μg/L	未检出	农业部 1031 号公告—3—2008	不得检出	合格

本栏空白

管理编号：▨▨▨▨▨ 第 6 页 共 6 页 报告编号：▨▨▨▨▨▨

▨▨市农产品质量监督检验测试中心

检 测 结 果

样品名称	猪尿	样品状态	液体，正常	样本来源	——
样品编号	▨▨▨▨▨	样品数量	100mL	生产日期（批号）	——
样品原号	杨▨▨7	判定依据	中华人民共和国农业部公告第 176 号		

检 测 结 果

序号	检测项目	单位	检测结果	检测方法或标准	标准要求值	检测项目
1	莱克多巴胺	μg/L	未检出	农业部 1031 号公告—3—2008	不得检出	合格

以下空白

行政处罚结案报告

案　　由	购销含有盐酸克伦特罗及其有害成分的畜的案						
当事人	个人	姓名	李██			电话	135████
		性别	男	年龄	31	身份证号	████198601042712
		住址	██县██镇█村村委█村 ███ 号				
	单位	名称				法定代表人（负责人）	
		地址				电话	
立案时间	2017 年 7 月 13 日		处罚决定送达时间		2017 年 7 月 25 日		
基本违法事实	2017 年 7 月 12 日，当事人购买 26 头生猪，运到██市██区██街道██社区██屠宰场。本机关对该批生猪进行抽样检验，检测结果为尿液样品含有莱克多巴胺 20 μg/L。						
处罚决定及执行情况：	本机关作出如下处罚决定：没收 26 头生猪。该处罚决定已执行完毕。建议结案。 执法人员签名：梁██ 杨██ 2017 年 7 月 27 日						
执法机关意见	同意结案。 签名：杨██ 2017 年 7 月 27 日						
备　　注							

■■市■■区动物卫生监督所

■■监函〔2017〕21号

关于报送行政处罚备案材料的函

区政府法制办公室:

    根据区政府法制办公室《关于报送重大行政处罚备案材料的通知》(■■法制函[2014]57号)文件要求,现将我所查处李■■购销含有盐酸克伦特罗及其它有害成分的畜的案的材料报送备案。请予审查。

    附件: ■■动监罚[2017]10号案卷材料复印件。

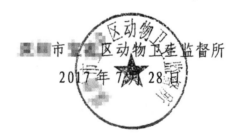

■■市■■区动物卫生监督所

2017年7月28日

卷 内 备 考 表

本案卷有文件材料 <u>39</u> 件，共 <u>76</u> 页。

情况说明：

承办人：梁■■■、杨■■■

立卷人：梁■■■

2017年 7 月 31 日

检查人：袁■■

2017年 7 月 31 日

三、评析意见

(一)案由

本案处罚机关确定的案由为：购销含有盐酸克伦特罗及其他有害成分的畜的案，定性正确、表述规范。

(二)主体适格方面

1. 处罚主体适格方面

本案的处罚主体是××区××所，处罚主体适格。

2. 被罚主体适格方面

本案的被处罚主体是李××，被处罚主体适格。

(三)事实认定方面

1. 本案处罚机关认定的事实

第一，本案处罚机关委托第三方检测机构进行2次抽检，均检出莱克多巴胺成分，查清被抽检样品含有盐酸克伦特罗等有害物质的违法事实。

第二，本案处罚机关认定当事人主观上无故意购买、贩运、屠宰含"瘦肉精"等违禁药物生猪。

第三，本案处罚机关认定当事人李××的26头生猪均为涉案畜。

2. 评查意见

本案事实清楚，证据确凿。

3. 评查理由

第一，通过《检测报告书》《抽样取证凭证》等证据，共同证明被抽检生猪尿液含有莱克多巴胺。

第二，当事人李××在××养殖场购买的26头生猪，附有两张检疫合格证明和《无"瘦肉精"等违禁药物承诺书》，采取了避免购买含有"瘦肉精"等违禁药物生猪的措施，主观上无故意购买、贩运、屠宰含"瘦肉精"等违禁药物生猪。

第三，通过《询问笔录》和《动物检疫合格证明》（动物B）及现场照片共同证明当事人购进26头生猪，并存放在某屠宰场待宰圈内。

(四)法律适用方面

本案法律适用准确。

1. 本案处罚机关认定的法律适用

本案机关认为当事人的行为违反了《××市畜禽屠宰与检疫检验管理条例》第十四条的规定，依据《××市畜禽屠宰与检疫检验管理条例》第三十三条的规定对当事人予以处罚。

2. 评查意见

本案适用的是《××市畜禽屠宰与检疫检验管理条例》，法条引用正确，自由裁量得当。

3. 评查理由

第一，通过《检测报告书》《抽样取证凭证》《拍照现场封样的记录》《委托检验协议书》等证据，共同证明被抽检生猪尿液含有莱克多巴胺。

第二，中华人民共和国农业部公告第 176 号中《禁止在饲料和动物饮水中使用的药物品种目录》列明：莱克多巴胺和盐酸克伦特罗等是肾上腺素受体激动剂。

第三，《××区经济促进局行政处罚自由裁量实施标准》规定，按要求进行快速检测筛选，不知道购销或者屠宰的畜含有盐酸克伦特罗及其他有害成分的，予以没收销毁。

第四，当事人积极配合本案机关依据《××市畜禽屠宰与检疫检验管理条例》第十六条第二款的规定销毁该批 26 头生猪。

（五）程序合法性

本案部分执法程序违反法定程序。

1. 评查意见

第一，本案《行政处罚事先告知审批表》《行政处罚事先告知书》时间均为 2017 年 7 月 18 日，《案件集体讨论记录》为 2017 年 7 月 24 日，《案件集体讨论记录》时间在后，执法程序违法。重大案件集体讨论的时间，应当在执法人员提出拟处理意见之后，执法机关负责人签署意见之前。

第二，本案机关未对当事人的违法行为进行责令改正，执法程序违法。

第三，虽然采取了先销毁再处罚的手段，但是符合《××市畜禽屠宰与检疫检验管理条例》的规定，因此程序合法。但是在行政处罚的程序上有瑕疵。

2. 评查理由

第一，《农业行政处罚程序规定》第三十七条规定，执法人员在调查结束后，认为案件事实清楚，证据充分，应当制作《案件处理意见书》，报农业行政处罚机关负责人审批。案情复杂或者有重大违法行为需要给予较重行政处罚的，应当由农业行政处罚机关负责人集体讨论决定。

第二，《中华人民共和国行政处罚法》第二十三条规定，行政机关实施行政处罚时，应当责令当事人改正或者限期改正违法行为。

第三，《中华人民共和国行政处罚法》第三十一条规定，行政机关在作出行政处罚决定之前，应当告知当事人作出行政处罚决定的事实、理由及依据，并告知当事人依法享有的权利。

《中华人民共和国行政处罚法》第四十二条第一款：行政机关作出责令停产停业、吊销许可证或者执照、较大数额罚款等行政处罚决定之前，应当告知当事人有要求举行听证的权利；当事人要求听证的，行政机关应当组织听证。当事人不承担行政机关组织听证的费用。

（六）本案中存在的其他问题

有关文书的问题。本案部分文书制作不符合《农业部关于印发〈农业行政执法文书制作规范〉和农业行政执法基本文书格式的通知（农政发［2012］3 号）》规定的要求。一是案卷封面、《行政处罚立案审批表》没有使用统一的文书格式。二是《卷内备考表》本案卷材料是 1 件，共 76 页。而不是 39 件，这里的"件"指的是案件的数量。三是《先行登记保存证据审批表》《送达回证》留有空白处。

（七）思考与探讨

1. 关于封存、销毁的思考

《××市畜禽屠宰与检疫检验管理条例》第十六条规定：经检疫检验合格的，由动物防疫检疫监督机构在畜胴体上加盖验讫印章、标示检疫检验条码并出具畜产品检疫合格证明；经检疫检验不合格的，该抽样批的畜和畜产品应当予以封存、销毁。

《中华人民共和国行政强制法》第九条规定：行政强制措施的种类：（一）限制公民人身自由；（二）查封场所、设施或者财物；（三）扣押财物；（四）冻结存款、汇款；（五）其他行政强制措施。

本案机关将封存、销毁作为行政强制措施使用，是否有法律依据。如果将"封存"理解为强制措施种类中的"查封"，依据《农业行政执法文书制作规范》第二十五条，查封（扣押）决定书是指农业执法机关在案件调查过程中依照有关法律法规对涉案场所、设施或者财物采取强制措施，实施查封（扣押）的文书。本案中《没收、销毁决定审批表》应改为《封存、销毁决定审批表》，没收属于行政处罚种类。《销毁决定书》应改为《封存、销毁决定书》。依据第二十七条规定：机关采取查封、扣押措施后，应当及时查清事实，在本法第二十五条规定的期限内作出处理决定。对违法事实清楚，依法应当没收的非法财物予以没收；法律、行政法规规定应当销毁的，依法销毁；应当解除查封、扣押的，作出解除查封、扣押的决定。

建议：如果本案机关无法律依据使用行政强制措施，本案中机关已使用证据先行登记保存，可以在《登记保存物品处理通知书》中，注明对 26 头生猪进行没收、销毁。

2. 关于追根溯源，防堵漏洞的思考

一是本案处罚机关向生猪来源地××市××区××所发出《关于核查莱克多巴胺阳性生猪的函》，经××市农产品质量监督检验测试中心的检验，抽取的样品莱克多巴胺均检测合格。二是向××市公安局××分局发出《"瘦肉精"涉案线索移送函》，将涉嫌销售有毒、有害食品罪案件线索及时移交公安部门，避免出现有刑不移的职务犯罪。

图书在版编目（CIP）数据

生猪屠宰行政处罚案卷选编／中国动物疫病预防控
制中心（农业农村部屠宰技术中心）主编 ．—北京：中国农
业出版社，2020.9（2024.4 重印）
ISBN 978 - 7 - 109 - 27542 - 3

Ⅰ.①生… Ⅱ.①中… ②农… Ⅲ.①猪—屠宰加工
—行政处罚法—案例—中国 Ⅳ.①D922.45

中国版本图书馆 CIP 数据核字（2020）第 211334 号

中国农业出版社出版

地址：北京市朝阳区麦子店街 18 号楼
邮编：100125
责任编辑：刁乾超 王 凯
版式设计：王 晨 责任校对：吴丽婷
印刷：北京印刷集团有限责任公司
版次：2020 年 9 月第 1 版
印次：2024 年 4 月北京第 2 次印刷
发行：新华书店北京发行所
开本：787mm×1092mm 1/16
印张：26
字数：630 千字
定价：120.00 元